全国中医药行业高等教育"十四五"创新教材

中医药院校创新创业基础教程

（供中医学、中药学、针灸推拿学等专业用）

主　编　张元龙　马重阳

U0343415

全国百佳图书出版单位

中国中医药出版社

·北 京·

图书在版编目（CIP）数据

中医药院校创新创业基础教程 / 张元龙，马重阳主编 . —
北京：中国中医药出版社，2021.8（2022.1重印）
全国中医药行业高等教育"十四五"创新教材
ISBN 978 - 7 - 5132 - 7046 - 5

Ⅰ . ①中… Ⅱ . ①张… ②马… Ⅲ . ①大学生—创业—
中医学院—教材 Ⅳ . ① G647.38

中国版本图书馆 CIP 数据核字（2021）第 125508 号

中国中医药出版社出版

北京经济技术开发区科创十三街 31 号院二区 8 号楼
邮政编码 100176
传真 010 - 64405721
河北省武强县画业有限责任公司印刷
各地新华书店经销

开本 787×1092 1/16 印张 21.25 字数 463 千字
2021 年 8 月第 1 版 2022 年 1 月第 2 次印刷
书号 ISBN 978 - 7 - 5132 - 7046 - 5

定价 70.00 元
网址 www.cptcm.com

服 务 热 线 010—64405510
购 书 热 线 010—89535836
维 权 打 假 010—64405753

微信服务号 zgzyycbs
微商城网址 https://kdt.im/LIdUGr
官 方 微 博 http://e.weibo.com/cptcm
淘宝天猫网址 http://zgzyycbs.tmall.com

如有印装质量问题请与本社出版部联系（010—64405510）

全国中医药行业高等教育"十四五"创新教材

《中医药院校创新创业基础教程》编委会

主　　编　张元龙（浙江中医药大学）
　　　　　马重阳（浙江中医药大学）
副 主 编　谢书铭（浙江中医药大学）
　　　　　梁泽华（浙江中医药大学）
　　　　　汪筱兰（浙江中医药大学）
　　　　　田润平（北京中医药大学）
编　　委　（按姓氏笔画排序）
　　　　　王建钟（浙江中医药大学）
　　　　　沈备娟（浙江中医药大学）
　　　　　张文恺（浙江中医药大学）
　　　　　林觊民（浙江中医药大学）
　　　　　胡丽伟（浙江中医药大学）
　　　　　裘生梁（浙江中医药大学）
秘　　书　郑沂欣（浙江中医药大学）

主编简介

张元龙，男，汉族，1964 年出生，浙江绍兴人。先后毕业于浙江师范大学和上海交通大学，获双学士学位，2006 年获伊迪斯·科文大学（澳）教育学硕士学位，研究生学历。1985 年加入中国共产党，1986 年参加工作，2011 年晋升为研究员。曾任浙江师范大学党委委员、组织（统战）部部长，浙江海洋大学党委委员、纪委书记、副校长等职，现任浙江中医药大学党委副书记。主要从事高等教育管理、高校党建与思想政治教育研究，在省内外20 余种刊物上公开发表学术论文 40 余篇，参与编著教材和论著 9 部。

马重阳，男，现为浙江中医药大学党委委员、宣传部部长，法律硕士，副教授，曾任浙江中医药大学学工部部长、学生处处长、创业学院院长。从事大学生思想政治教育和创业教育工作，主持省部级课题 3 项，发表相关学术论文 10 余篇，以副主编参编教材 1 部。

序

中医药是中华民族的瑰宝，凝聚着中国人民的智慧，习近平总书记提出中医药发展要"传承精华、守正创新"。如何培养出能传承好、创新好、发展好中医药事业的优秀人才，是新时代中医药教育面临的重大历史课题。

2015年，国务院办公厅印发的《关于深化高等学校创新创业教育改革的实施意见》吹响了全国高等中医药院校积极探索创新创业教育的号角。2017年，首届全国中医药高等院校大学生创新创业大赛在北京中医药大学隆重举办。2018年，首届全国中医药高等院校创新创业教育论坛在山东中医药大学成功举办。2019年，全国中医药高等教育学会创新创业研究会在长春中医药大学正式成立。全国高等中医药院校对创新创业教育的探索如火如荼，不断取得理论与实践的突破，浙江中医药大学主持编写的《中医药院校创新创业基础教程》便是这一探索过程的成果之一。

当前已出版了一些创新创业教材，但还没有出现一本完全聚焦高等中医药院校的创新创业基础教材。这在一定程度上影响了高等中医药院校创新创业基础课程的整体效果，降低了学生的课程体验感受，《中医药院校创新创业基础教程》的出版将会很好地填补这一空白。

作为全国首本聚焦高等中医药院校的创新创业基础教材，其编写体现了"五新"特点。

第一，理念新。教材的设计以服务课堂教学为核心目标，依据BOPPPS有效课程设计原理，充分考虑学生课堂注意力曲线，按照"课程导入、目标确立、知识讲述、互动讨论、课程总结、课后实践"六步骤进行设计。

第二，体例新。每个章节设计了八个"章元素"，分别是创言创语、学习目标、理论知识、视野拓展、课堂互动、思考题、本章小结、实践探索，"章元素"打破了传统章节构成元素单一和设计形式平面的现状，对传统教材枯燥冗长的理论阐述内容进行切割，使知识体系立体化，适应大学生"微阅读"习惯。

第三，形式新。教材的每一章节均配套了线上微课，协助使用本教材的教师构建翻转课堂，还可作为课程教学的知识补充，同时个别章节还提供虚拟仿真实验教学工具，让学生通过虚拟情景模拟更好地掌握课程知识点，突出了立体化教材的特点。

第四，内容新。教材中除了一般创新创业的基本章节外，还融入了一些新的内容，如"创新创业与知识产权""大学生创新创业政策法规与典型经验做法""中国国际'互联网+'大学生创新创业大赛""中医药创业指导"，这些新颖的章节均与创新创业教育实际工作紧密结合，非常实用。

第五，案例新。教材引入了大量中医药创新创业案例，如讲述中医药名人的案例——"屠呦呦与青蒿素"；讲述传统中医药堂馆的案例——"真假'同仁堂'"；讲述新时代中医药创业故事的案例——"'金华佗'创业团队的中医梦"；讲述中医药大学生创新创业故事的案例——"'草芝源'团队的扶贫故事"等。这些典型案例的融入既生动展示了中医药创新创业的丰富成果，又便于学生把握课程内容体系与知识要点，并充分体现了本教材聚焦高等中医药院校的这一特色。

同时，《中医药院校创新创业基础教程》的出版也为全国高等中医药院校分享交流创新创业教育经验提供了一个新的载体。教材中不仅介绍了国内外高校创新创业教育的典型经验，还详细罗列了部分高等中医药院校开展创新创业教育的有效举措和丰硕成果，对高等中医药院校如何在新时代开展创新创业教育，提供多维度的思路与参考。

在"十四五"开局之年，能迎来《中医药院校创新创业基础教程》的出版是高等中医药院校创新创业教育的突出成果，我谨代表全国中医药高等教育学会创新创业研究会向浙江中医药大学表示祝贺。希望本教材的出版能切实提升高等中医药院校创新创业教育的质量和水平，推动中医药院校创新创业人才培养迈上新台阶、取得新成就。

全国中医药高等教育学会创新创业研究会理事长

翟双庆

2021 年 3 月

编写说明

　　《中医药院校创新创业基础教程》是中医学、中药学、针灸推拿学等相关专业的创新创业系列教材之一，是立足中医药院校办学特点，结合时代发展背景，遵循 BOPPPS（暖身/导言——Bridge-in，学习目标/结果——Objective/Outcome，先测——Pre-assessment，参与式学习——Participatory Learning，后测——Post-assessment，摘要/总结——Summary）有效课程设计原理编写而成，对于培养具有创新精神、创业意识，肩负守正创新和振兴中医药事业的中医药学子具有重要作用。

　　本教材针对高等中医药院校大学生创新创业教育所面临的困惑，如中医药院校学生的创业路径选择模式有哪些，相关创业的法律法规有哪些，如何精准识别创业机会，对现有的关于中医药院校大学生创新创业教育的素材资料进行了深入研究和系统整理。

　　《中医药院校创新创业基础教程》共十章，各章节紧密结合中医药特色，有针对性地分析了中医药院校学生在创业过程中所应具有的素养、视角，以及相关政策的支持等。各章节均充分考虑学生课堂注意力曲线，通过课程导入、目标确立、知识讲述、互动讨论、课程总结、课后实践六步骤开展设计，通过明晰的设计步骤，增强课堂的节奏感，让学生更好地融入课堂。

　　章节概况及编写分工：第一章概述，从创新与创业、大学生创新创业教育的发展历程、大学生就业创业及大健康与中医药产业四个版块进行展开，由王建钟编写；第二章讲述创新思维与创新方法，并对中医药传承与创新进行了专题阐述，由裘生梁编写；第三章讲述创新创业与知识产权，从知识产权概述到类型及申请，再到使用及保护，最后谈到知识产权与创新创业的关系，由林觐民编写；第四章分别讲述了创业者、创业精神与创业团队，并增加了股权结构的相关知识，由张文恺编写。第五章讲述创业资源与创业机会，并着重分析了当下中医药行业面临的创业机会，由谢书铭编写；第六章讲述创业计划与商业模式、创业计划书的撰写与展示，以及如何进行商业模式设计，由汪筱兰编写；第七章讲述创业项目的实施与管理，涉及新企业开办、生存与发展、风险识别与控制，以及孵化器与众创空间的知识，由梁泽华编写；第八章讲述国家层面和中医药领域创新创业相关的政策法规，列举了国内创新创业的典型经验，由沈备娟编写；第九章着重介绍中国国际"互联网＋"大学生创新创业大赛，由谢书铭编写；第十章围绕中医药创业这一关键词展开，分析了中医药创业的方向，列举了中医药创业的典型案例，由梁泽华编写。谢书铭、田润平、胡丽伟承担了本书序言部分的编撰及全书的校稿工作，郑沂欣担任了本书的文秘工作。全书审稿和统稿由张元龙和马重阳完成。

本书在编写过程中得到了陈昱宁、鞠颂、贾燕丽、吕超杰、陈亮亮、林昕潞、孙金权、叶海勇、孟舒扬、汤亚玲、王晓梅、顾维娣、倪海滨、彭帆、陈沛航、史晓琼、冷志伟、许必芳、金秀玲、黄章匾、朱倩、周洁、钟铁城、叶姣云、孙文菁、金丽霞、张明、林美爱、邵玉珍、郑沂欣、俞慧娜、刘芬芬、杨栋等老师的大力支持。教材提纲设计之前，编写组成员走访调研了北京中医药大学、长春中医药大学、江西中医药大学等。在此谨向所引用著作的作者及同道专家表示诚挚的谢意！由于编写时间有限，难免有疏漏不当之处，敬请广大师生和读者提出宝贵意见，以便今后修订提高。

《中医药院校创新创业基础教程》编委会

2021 年 3 月

目　录

第一章 导 论 ▷▷▷▷

【创言创语】

人的一生可能燃烧也可能腐朽，我不能腐朽，我愿意燃烧起来！

——［苏联］奥斯特洛夫斯基

【学习目标】

1. 掌握创新、创业的概念及内涵。
2. 掌握创新、创业的动因及类型。
3. 理解创新创业教育的定义和内容。
4. 了解国内外大学生创新创业教育的发展历程。
5. 了解高等中医药院校大学生的就业、创业现状。
6. 了解大健康的概念、内涵及中医药产业的发展。

【理论知识】

第一节　创新与创业

一、创新概述

党的十九大报告提出加快建设创新型国家。创新是引领发展的第一动力，是建设现代化经济体系的战略支撑。习近平总书记强调，创新始终是推动一个国家、一个民族向前发展的重要力量。当前我国正处在加强国家创新体系建设，强化战略科技力量的关键期。国家正大力实施创新驱动发展战略，推动以科技创新为核心的全面创新，深化科技体制改革，建立以企业为主体、市场为导向、产学研深度融合的技术创新体系，并采取各项措施促进科技成果加速转化，增加科技创新对经济增长的贡献度，不断形成新的增长动力源泉，推动经济持续健康发展。

（一）创新的概念及内涵

在我国，创新一词最早出现于《南史·后妃传上·宋世祖殷淑仪》，"据《春秋》，仲子非鲁惠公元嫡，尚得考别宫。今贵妃盖天秩之崇班，理应创新"，此处创新指创立或创造新的。在《现代汉语词典》（2005年第五版）中解释为"抛开旧的，创造新的；创造性，新意"。"创新"一词起源于拉丁语，有三层含义：第一，更新。第二，创造新的东西。第三，改变。创新是人类特有的认识能力和实践能力，是人类主观能动性的高级表现，是推动民族进步和社会发展的不竭动力。英国哲学家穆勒曾说："现在一切美好的事物，无一不是创新的结果。"

从不同学科角度阐述，创新具有不同含义。

从哲学角度阐述，创新是指人的实践行为，是人类对于发现的再创造，是对于物质世界矛盾的利用再创造。人类通过对物质世界的再创造，制造新的矛盾关系，形成新的物质形态。

从社会学角度阐述，创新是指人们为了发展需要，运用已知的信息和条件，突破常规，发现或产生某种新颖、独特的有价值的新事物、新思想的活动。

从经济学角度阐述，创新是指建立一种新的生产函数，在经济活动中引入新的思想、方法以实现生产要素新的组合。

从管理学角度阐述，任何使现有资源的财富创造潜力发生改变的行为都可以称之为创新。

改革开放以来，随着社会经济的快速发展，国内专家学者加快对创新理论的研究，尤其在技术创新研究方面取得了一定成果。其中，我国技术经济与技术创新学奠基人傅家骥先生对技术创新的定义为：企业家抓住市场的潜在盈利机会，以获取商业利益为目标，重新组织生产条件和要素，建立起效能更强、效率更高和费用更低的生产经营方法，从而推出新的产品、新的生产（工艺）方法、开辟新的市场，获得新的原材料或半成品供给来源或建立企业新的组织，它包括科技、组织、商业和金融等一系列活动的综合过程。从创新创业角度来看，傅家骥先生对技术创新的定义更具现实指导意义。

（二）创新的动因

创新与人们的思维、联想和情绪密切相关，需要具备一定的条件和要求。创新意味着对以前的否定，对未知的好奇，对落后的淘汰；创新必须要发挥人的聪明智慧；创新必须要在一定的情绪中完成，要有浓厚的兴趣，甚至达到痴迷的程度，并且勇于探索，才有希望实现创新。

创新的动因主要有以下方面。

1. 好奇与兴趣　引导和培养好奇心是唤起创新意识的起点和基础。美国著名科学家爱因斯坦曾说："我没有特别的天才，只有强烈的好奇心。永远保持好奇心的人是永远进步的人。"中国古代思想家、教育家孔子曾说："知之者不如好之者，好之者不如乐之者。"诺贝尔物理学奖获得者杨振宁曾说："兴趣是创新之源、成功之本。"兴趣是最好的老师，是创新的内在动因。

2. 质疑与批判　人类在改造主客观世界过程中所进行的质疑、批判、探索、论证的过程往往就是提出新思想、创立新理论的过程。古希腊哲学家亚里士多德曾说："思维从疑问和惊奇开始。"质疑和批判是创新的基础。

3. 热情与探索　热情是人类从事发明创造不可缺少的精神动力。特别是在科学发现和理论创新方面，往往需要无我无物境界的热情。德国哲学家黑格尔曾说："要是没有热情，世界上任何伟大事业都不会成功。"只有怀着探索世界、追求真理的热忱，人类才能不断揭开大自然的美和奥秘。

（三）创新的类型

1. 根据创新的表现形式进行分类

（1）知识创新　指通过科学研究，包括基础研究和应用研究，获得新的基础科学和技术科学知识的过程。知识创新的目的是追求新发现、探索新规律、创立新学说、创造新方法、积累新知识。知识创新是技术创新的基础，是新技术和新发明的源泉，是促进科技进步和经济增长的革命性力量。知识创新为人类认识世界、改造世界提供新理论和新方法，为人类文明进步和社会发展提供不竭动力。

（2）技术创新　指生产技术的创新，包括开发新技术，或者将已有的技术进行应用创新。科学是技术之源，技术是产业之源，技术创新建立在科学道理的发现基础之上，而产业创新主要建立在技术创新基础之上。

（3）产品创新　指改善或创造产品，进一步满足用户需求或开辟新的市场。产品创新可分为全新产品创新和改进产品创新。全新产品创新是指产品用途及其原理有显著的变化。改进产品创新是指在技术原理没有重大变化的情况下，基于市场需要对现有产品所做的功能扩展和技术改进。

（4）服务创新　指使潜在用户感受到不同于从前的崭新内容，为用户提供以前因技术等限制因素无法实现的新颖服务，是新的设想、新的技术手段转变成新的或者改进的服务方式。

（5）制度创新　指在人们现有的生产和生活环境条件下，通过创设新的、更能有效激励人们行为的制度和规范来实现社会持续发展和变革的创新。所有创新活动都有赖于制度创新的积淀和持续激励，通过制度创新得以固化，并以制度化的方式持续发挥着自己的作用，这是制度创新的积极意义所在。

（6）管理创新　指组织形成某一创造性思想并将其转换为有用的产品、服务或作业方法的过程，富有创造力的组织能不断地将创造性思想转变为某种有用的结果，是组织对资源要素进行再优化配置、实现新目标的活动。

2. 根据创新的组织方式进行分类

（1）独立创新　指在无外界引导或支持的情况下，组织或个人在获取技术和市场等创新机会后，依靠自身力量独立研究开发，获得新的技术、服务、知识等方面的成果。

（2）合作创新　指组织或个人之间的联合创新行为，包括新构思产生、新理论建立、新产品开发以及新商业模式形成等，其中任一阶段的创新都视为合作创新。

（3）引进创新　指从事创新的组织或个人从外界引进先进的技术、设备、管理等，并在此基础上创新，通过逆向工程等手段，对引进的成果进行消化、吸收、再创新的过程。

3. 根据创新的强度进行分类

（1）渐进性创新 指渐进的、连续的小创新。这些创新常出自直接从事生产、管理、消费的工程师、工人、用户之手。

（2）突破性创新 指使产品、工艺、管理、服务等具有前所未有的性能特征，或具有相似的特征但性能、效率等有显著提高，或者创造出一种新的产品、服务。

（3）革命性创新 指会产生深远意义的创新，是对原有事物的颠覆性改变，往往伴随着新产业或新制度的出现，对人类社会的生产生活产生重大影响。

此外，根据创新的领域进行分类，可分为教育创新、金融创新、工业创新、农业创新、国防创新、社会创新、文化创新等；根据创新的行为主体进行分类，可分为政府创新、企业创新、团体创新、大学创新、科研机构创新、个人创新等；根据创新的层次进行分类，可分为首创型创新、改进型创新、应用型创新；根据创新的效果进行分类，可分为有价值的创新、无价值的创新、负效应创新等。

【视野拓展】

小米公司的六点创新启示

创立于 2010 年的小米公司，是一家以手机、智能硬件和物联网（internet of things，IoT）平台为核心的互联网公司，其创始人为雷军。2019 年，小米公司被《财富》杂志评选为世界 500 强企业第 468 位，成为最年轻的世界 500 强公司。

小米公司是创新驱动的互联网公司，尽管硬件是小米公司重要的用户入口，但他们并不期望硬件成为小米公司利润的主要来源。小米公司采用的策略是产品紧贴硬件成本定价，通过高效的线上线下零售渠道交付用户，然后持续为用户提供互联网服务。这也就是小米公司过去常说的"铁人三项"商业模式：硬件＋新零售＋互联网服务。

1. 放大消费痛点，激发消费者解决痛点的需求。小米公司进入手机市场后将产品定位为"发烧友手机"，过去只有极客才会去刻意追求的体验，小米公司将其完善，并喊出口号，引导消费。对于消费者使用产品的各种貌似多余的细节改进，在一些传统企业看来，都是一些画蛇添足的事情，但是小米公司却引导消费者去关注它。小米公司的产品并没有达到颠覆的境界，但是却依靠细节的微创新，真正的解决消费者的痛点。

创新并非一定是排山倒海式颠覆，而是真正走进消费者的生活场景，从消费者的痛点出发，满足消费者需求。

2. 聚集消费者的意见，实时捕获消费者的需求，让消费者参与创造。传统企业了解消费者需求往往具有"滞后效应"，这几年有很多传统企业都在尝试建立在线消费者社区，希望能够随时捕获消费者的需求和对于产品的各种评价。小米公司通过社区解决了这个问题，小米公司社区每天有若干的粉丝集结，并在上面发表各种吐槽，这些吐槽都成为小米公司发现痛点并不断创新的重要因素。比如小米公司的 MIUI 就是与消费者共创的价值，超过 60 万的"米粉"参与了小米公司 MIUI 操作系统的设计和开发，MIUI 每周的更新，就是小米公司与"米粉"合作的结晶。

互联网时代，消费者就是生产者，消费者不仅仅希望参与产品购买体验和分享的环节，消费者也希望介入生产。这种让消费者参与产品研发设计的众包模式，值得传统企业重视。

3. 制造可以供消费者谈论的话题，吸引公众眼球。曾经有一个传统手机生产商来找咨询公司，询问如何能够让自己的手机品牌被人谈论。该厂商每年出产十几款手机，运营商渠道、专卖店、电商渠道覆盖完整，但是产品毫无亮点，根本没有话题可言。小米公司的营销主要靠互联网，靠社会化媒体和自媒体，而小米公司在应用这些媒体的时候，非常善于制造故事和噱头，无论是雷军被刻画成雷布斯，还是小米公司的各种新闻，小米公司将这些故事成功地通过自媒体扩散进入公共媒体，成为人们谈论的对象和话题，让品牌本身带来时尚感和流行度。

品牌需要消费者谈论，一个产品如果不能被卷入大众传播议程，消费者仅仅是"凑合买""凑合用"，很快就会被遗忘。"流行度"是传统企业需要去思考的关键词。

4. 抓住族群，制造粉丝效应，扩展粉丝经济。小米公司利用手机发烧友概念，定义出一个新的消费族群。这个族群，与人口学、社会学无关，只跟他们是不是追逐科技新潮流有关，跟他们是不是小米公司手机的铁杆粉丝有关。这种将消费者标签化和族群化的方式，使得所有手握小米公司手机的人都会为其摇旗呐喊，而小米公司通过各种氛围的营造，让这些粉丝心甘情愿为之奔走相告，并集结成为拥有共同兴趣爱好的群体，分享和推动品牌的发展。

今天一些企业还在用非常传统的手段细分消费者，比如男女性别、职业、代际等。事实上，消费心理、价值主张和兴趣爱好才是真正的关键。小米公司抓住的是科技消费群体中的"精众"，通过"精众"引领大众时尚，建构大众文化。

5. 专注精品战略，制造稀缺效应。一些传统科技企业，每年制造若干产品，但是产品亮点不突出，区分度不高。小米公司实施精品战略，每年只做一款产品，并将体验做到极致。这种"聚焦精品"的策略，实际上也是一种单品带来的聚光灯效应，小米公司将这点发挥到最大化。同时，由于只专注一个核心产品，制造稀缺性，也让产品的营销本身带有很强的神秘色彩，这点在乔布斯时代的苹果公司中也一样被充分利用。

消费者越是个性化细分的时候，越需要聚焦。传统制造业尽管有细分，但是这种细分有时候是粗放型的，试图用多种产品满足所有的消费者，看似服务周全，实际上却无法实现与消费者的精准对接。

6. 结合互联网时代特征，开发体验经济和服务经济。小米公司所销售的电子产品往往具有价格优势，而在传统企业看来，这种低售价根本无法持续。小米公司注重基于产品构建周边的服务链条、信息链条、内容链条，开发体验经济、服务经济，营造互联网时代的商业生态，获得商业利益。

启示："互联网+"时代注重对消费者需求的延展性开发，这种开发更多要从服务、内容等入手，不断挖掘消费者围绕产品的需求链条，并通过更多的服务和体验来满足他们的需求。

小米公司的商业模式可以概括为利用高性价比的硬件吸引用户，然后利用互联网业务完成流量变现。对于未来建立小米公司全球化的商业生态，雷军认为还要建立更多的"小米公司"，也就是围绕手机业务搭建起手机配件、智能硬件、生活消费产品三层产品矩阵，带动更多的创业公司成长，这也就是小米公司打造的"小米公司生态链模式"。

（来源：肖明超. 小米给传统企业的六条启示［J］. 营销界（食品营销），2013.）

二、创业概述

2014年9月，李克强总理在夏季达沃斯论坛上提出"大众创业、万众创新"，要在960万平方公里的土地上掀起"大众创业""草根创业"的新浪潮，形成"万众创新""人人创新"的新势态。此后，他在首届世界互联网大会、国务院常务会议等场合和2015年《政府工作报告》中频频阐释这一关键词。在国家大力鼓励"大众创业、万众创新"的背景下，越来越多的大学生投身创新创业实践中，并涌现了一批典型人物，大学生创业在全球经济发展中扮演越来越重要的角色。

（一）创业的概念及内涵

在我国，创业一词最早出现于《孟子·惠王下》："君子创业垂统，为可继也。"创业在《现代汉语词典》（2005年第五版）中解释为"创办事业"。创业的定义，有广义和狭义之分。

广义的创业指创业者的各项创业实践活动，并富有创新与创业精神的内蕴，其功能指向是成就个人、团队，乃至国家、社会的大业。狭义的创业指创办新企业，指创业者的生产经营活动，主要是开创个体或团体的小业。国内外学者从不同角度对创业概念有不同解释。

德国著名哲学家马克斯·韦伯（Max Weber）认为创业是指接管和组织一个经济体的某个部分，并且以自己可以承受的经济风险通过交易案来满足人们的需求，目的是为了创造价值。

现代"创业教育之父"、美国教育家杰弗里·蒂蒙斯（Jeffry A. Timmons）认为创业是一种思考、推理和行动的方式，它为机会所驱动、需要在方法上全盘考虑并拥有和谐的领导能力。

美国哈佛商学院创业课程先锋人物霍华德·史蒂文森（Howard Stevenson）认为创业是不拘泥于当前资源条件下的限制对机会的追寻，将不同的资源组合以利用和开发机会并创造价值的过程。

国内学者较多倾向将创业定义为：创业是创业者在自己拥有一定的人力、资金、技术等资源的基础上，以社会需求和个人兴趣为依据，来实现自己的人生价值的具有创新性的社会活动。因此，创业的核心是创新，创业行为的范围也不只有经济领域，在社会其他领域的开拓创新行为都是创业，而创业的价值在于为社会发展开辟新空间，承担着一定的社会责任。

（二）创业的动因

创业动因是指引起和维持个体或组织从事创业活动，并使活动朝向某些目标的内部动力。它是鼓励和引导个体或组织为实现创业成功而行动的内在力量。创业动因主要有以下方面。

1. 生存与就业　大部分求职者在企业或公司的薪资不够理想，难以维持家庭的高品质生活开销，需要经过长时间积累，才能显著提升家庭生活质量。通过创业有可能尽快获得经济回报，短期内实现财务自由，提高创业者经济地位。创业成功不仅能解决创业者的就业，还能创造新的就业岗位。

2. 成长与发展　创业是人类追求更高、更远、更强、更刺激的物种内驱力所导致，结合自然选择、优胜劣汰的自然辩证观点，创业能将个体在种群中的优势进一步放大，汲取更多的物质资源与社会资源，能给自身的成长与发展创造更优良的环境，满足创业者对独立性的偏好和控制的欲望。

3. 成就与自我实现　创业成功能使创业者的各种才能和潜能在适宜的社会环境中得以充分发挥，实现个人理想和抱负，获得更多尊重与认可，是个体对追求未来最高成就的人格倾向。

（三）创业的类型

1. 根据创业初始条件进行分类　美国芝加哥大学阿玛尔·毕海德（Amar Bhide）教授将原创性的创业概括为五种类型，分别是（创办）边缘企业、冒险型创业、与风险投资融合的创业、大公司的内部创业、革命性创业。

（1）边缘企业　指在行业中处于次要和补充地位，产品是辅助或补充产品，市场占有率低的企业。边缘企业往往处于不确定程度和进入壁垒都比较低的行业，过去、现在和将来都会有众多的竞争对手，公司盈利能力不强，依靠单个企业发展成大企业的概率很小。可是，由于创办这样的企业所需投入的资金和人力资本都不大，边缘企业受到了普通创业者，特别是草根阶层的普遍欢迎。很多学者认为边缘企业的成长性较差、研究价值不高，而有意忽略了对其进一步研究。

（2）冒险型创业　指创业难度及失败率较高，但成功所得的报酬也很惊人的创业类型。此类创业如果想要获得成功，必须在创业者能力、创业时机、创业精神发挥、创业策略研究拟定、经营模式设计、创业过程管理等各方面，都有很好的搭配。此类创业关注不确定性程度高、但投资需求少的市场机会，创业的机会成本低、技术进步等因素使得创业机会增多，具有缺乏信用、难以从外部筹措资金、缺乏技术管理和创业经验，但固定成本低、竞争不是很激烈的特点。通过上门销售和服务、了解顾客的真正需求、全力满足顾客需要，成功基本因素是企业家及其团队的智慧、面对面的销售技巧。

（3）与风险投资融合的创业　指通过出让公司股份，从而获得风险投资方资金支持的一种创业类型。此类创业关注不确定性程度低的、广阔且发展快速的市场和产品或技术，尽力避免不确定性、又追求短期快速回报。通过个人的信誉、股票及个人所得激励措施获取资源，目标市场清晰，有较好的企业家团队创业计划和专业化管理能力。

（4）大公司的内部创业　指由一些有创业意向的企业员工发起，在企业的支持下承担企业内部某些业务内容或工作项目，进行创业并与企业分享成果的创业类型。此类创业关注经过认真评估的有丰厚利润的市场机会，回避不确定性程度大的市场利基，拥有大量的资金、市场调研能力强、对科学研究与试验发展大量投资，但缺乏对不确定性机会的识别和把握能力。通过良好的信誉、广告宣传和质量服务承诺吸引顾客，资源提供者的转移成本低，有较强的组织能力、跨部门协调能力及团队精神。

（5）革命性创业　指基于颠覆性创新的、在某个行业或领域具有重大历史变革意义的创业类型。此类创业关注对原有事物的彻底改变，在技术、生产、经营等方面实现巨大创新，向顾客提供超额价值的产品和服务，集优秀的创业计划与创业精神于一身，但需要大量的前期投资，依靠创业者的超强能力，通过集中全力吸引少数大客户，确保创业成功。

2. 根据价值创造的分类　美国著名学者克里斯汀（B.Christian）等人依照创业对市场和个人的影响程度，把创业分为四种基本类型，即复制型创业、模仿型创业、安家型创业和冒险型创业。

（1）复制型创业　指在现有经营模式基础上的简单复制的创业类型。例如张三原先担任某家电公司部门主管，后来他离职自行创建了一家与原家电公司相似的新家电公司，且新组建公司的经营风格也与离职前的那家公司基本相同。现实中这种复制型企业的例子较多，且由于前期生产经营经验的积累而使得新组建公司成功的可能性更高，但在这种类型的创业模式中，创新贡献较低，也缺乏创业精神的内涵，并不是创业管理研究的主流。

（2）模仿型创业　指较少给顾客带来新创造价值，创新成分不高，但对创业者自身命运改变有较大影响的创业类型。此类创业具有较大不确定性，学习过程较长。如果创业者能够得到专业化的系统培训，注意把握市场进入契机，创业成功的可能性也比较大。

（3）安家型创业　指创业者在熟悉领域不断为市场创造新价值、为消费者带来实惠，但对创业者个人命运改变有限的创业类型。此类创业关注个人创业精神的最大限度实现，并不对原有组织结构进行重新设计和调整。

（4）冒险型创业　指创业者从事一项全新的产品经营，或可改变个人命运，但由于是创造新价值的活动，所以此种创业类型成功的不确定性较大。此类创业关注较高的预期回报，对那些充满创新精神的人来说仍旧极富诱惑力。但需要创业者较强的个人能力、适当的创业时机、合理的创业方案、科学的创业管理等。

3. 根据创业效果的分类　戴维森（P. Davidsson）基于创业效果在组织层面和社会层面产出的正负值对创业进行了分类。①组织层面和社会层面都是负的创业行为属于失败创业，如破产了的污染企业。②组织层面为负而社会层面为正的创业行为属于催化剂式创业，如万燕 VCD 的创业，虽然失败，但催化出了中国一个巨大的新兴产业。③组织层面为正而社会层面为负的创业行为属于重新分配式创业，如国内某时期钢铁行业的低水平的重复建设。④组织层面和社会层面都为正的创业行为属于成功创业，如星巴克开创了一个全新的休闲方式，小米公司带来了一种全新的经营模式等，取得了企业、消费者和社会层面等的多赢效果。社会应该赞赏成功的创业，而重新分配式的创业不可避免，同时催化剂式的创业更需鼓励。

4. 根据创业主体的分类　根据创业活动的主体差异，创业活动可以分为个体创业和组织创业。

（1）个体创业　指与原有组织实体不相关的个体的创业行为。此类创业主体拥有商业概念及全部或部分事业，理论上潜在回报较高，但需自身承担风险，受外部环境影响较大。创业主体具有相对独立性，在过程、试验和方向改变上具有灵活性，但在创业初期，规模经济和范围经济有限，资源少、保障低、缺乏安全网。

（2）组织创业　指组织实体发起的基于创意、创新、创造等活动的创业行为。此类创业由组织拥有商业概念及全部或部分事业并承担风险，创业者或拥有组织的全部或部分权益，潜在回报视权益大小而定。组织创业具有更多的容错空间，受外部环境影响较小，能较快达到规模经济和范围经济，资源优势显著，但决策周期长，在过程、试验和方向改变上灵活性差。

三、创新与创业的关系

创新与创业的关系主要表现在以下三方面。

（一）创新是创业的手段和本质

创业须进行有效的自主创新，不断进行生产技术革新和再创造，才能使所创立的事业生存、发展并保持持久活力，从而达到创新成果的商品化和产业化，获得自主品牌，进而实现利润和价值。

（二）创业是创新的平台和载体

创新是对人的发展的总体把握，创业着重是对人的价值具体体现，仅具备创新精神、创新成果是不够的，它们只是为创业成功提供了可能性和必要准备，如果脱离了创业实践，创新精神和创新成果也就成了无源之水、无本之木。

（三）创新与创业相辅相成

创业者只有通过不断创新才能使所创立的事业保持竞争优势，创新思维只有通过创业者的实践活动才能实现价值。创新与创业都是构建一种新的生产函数，均具有资本、劳动、技术三个变量，创业是创新的特殊形态，创新需要通过创业的方式实现，两者相辅相成。

第二节　大学生创新创业教育的发展历程

一、创新创业教育

（一）创新创业教育概念及内涵

2010年，《教育部关于大力推进高等学校创新创业教育和大学生自主创业工作的意见》（教办〔2010〕3号）指出"创新创业教育是适应经济社会和国家发展战略需要而产生的一种教学理念与模式"。我国的创新创业教育是在创业教育的基础上发展而来，1997年清华大学经济管理学院最早在国内MBA项目中开设了创新与创业方向课程，这是创业教育在国内高校实践探索的开端。

2015年，国务院办公厅发布《关于深化高等学校创新创业教育改革的实施意见》（国办发〔2015〕36号）要求高等学校深化创新创业教育改革。此后，创新创业教育一词被广泛应用。

近年来，很多学者对创新创业教育的概念定义进行了界定，较有代表性的是中国医科大学校长闻德亮提出的"创新创业教育不是创业教育和创新教育的简单叠加，而是两者精髓的有机结合，创新创业教育的核心是培养大学生创新精神和创业能力，引导高等学校不断更新教育观念，改革人才培养模式，改革教育内容和教学方法，将人才培养、科学研究、社会服务紧密地结合起来，实现从注重知识向更加重视能力和素质的转变，提高人才培养的质量"。

我国创新创业教育理念的提出是在创业教育的基础上，随着社会经济的不断发展，为适应国家发展战略需要而产生的一种新型教育理念和模式。旨在培养拥有创新精神、创业意识和创新创业能力的高素质新型人才。高校创新创业教育，既是实用教育，也是素质教育。

开展创新创业教育，是服务创新型国家建设和创新驱动发展战略的重大举措，同时也是深化高等教育教学改革，培养学生创新精神和实践能力的重要途径。广大高校承担着培养中国特色社会主义事业接班人的重大使命，应进一步提升创新创业教育的质量，培养一大批顺应时代潮流，具有创新精神、创业意识和创新创业能力，勇于投身实践的新时代弄潮儿。

（二）创新创业教育的内容

创新创业教育的内容可归纳为三部分，包括培养创新精神和创业意识、提升创新创业能力以及认知创新创业环境。

1. 培养创新精神和创业意识 这是创新创业教育的灵魂，是开展创新创业活动的基础和前提，并为其提供了强大动力。通过提升学生创新精神和创业意识，培养学生在学习和实践过程中不断发现、思考、解决新问题的思维习惯。

2. 提升创新创业能力 通过撰写创业计划书、模拟实践活动等各类有关创新创业的实践教学，让学生充分体验、感知创新创业各环节、全过程，不断培养学生的知识素质、心理素质、决策力、学习能力、组织协调能力、管理能力、社交能力等必要的创新创业能力。

3. 认知创新创业环境 引导学生了解国家、地方创新创业相关政策法规，认知最新的创业环境，学会综合评估，逐步了解自身面临的创新创业机会，识别创业风险，尽早做好创业储备，提高成功率。

二、国外大学生创新创业教育发展历程

国外的大学生创新创业教育起步较早，20 世纪 80 年代以来，在联合国教科文组织、经济合作与发展组织等推动下，创新创业教育已成为一种世界性的教学理念和教学模式。

（一）美国大学生创新创业教育

美国是世界上最早提出创新创业教育和开设创新创业课程的国家，经过 70 多年的实践与探索，已经形成了以应用型为主、覆盖面广、系统成熟的创新创业教育体系。美国的创新创业教育始于创业教育，1947 年哈佛商学院为 MBA 学员开设了第一门创业课程——新创企业管理，是美国高校对创业教育的初探。1948 年麻省理工学院开设"创造性开发"课程，首次将创造学列入高校教育课程。1968 年百森商学院首次面向本科生开设创业教育课程。1970 年全美共有 16 所大学开设创业教育相关课程，到 1986 年这一数量已达 253 所。

从 20 世纪 90 年代起，创新创业教育一词被广泛应用，越来越多的学校致力于创新创业教育，越来越多的企业深度参与到创新创业教育中。据统计，已有超过 1800 所美国高校开设创新创业教育课程，相关课程超过 2500 门。美国高校的创新创业教育以麻省理工学院、哈佛大学、斯坦福大学、百森商学院等为代表，它们都建有知名的创新创业研究中心，为美国的经济发展注入源源不断的活力。目前，美国各大高校已形成了全面、多层次又各具特色的教学计划和课程体系，主要包括体验式教育、社会创业、跨学科项目、商业模式画布、精益创业、全球项目等。良好的教育理念、明确的培养目标、全面又各有特色的课程体系、丰富的实践教学活动、雄厚的师资力量、浓厚的创业文化氛围，有力推动了美国创新创业教育的蓬勃发展。

（二）英国大学生创新创业教育

英国的创新创业教育有政府强有力的政策支持和资金支持。1973 ～ 1983 年，英国经济疲软，失业率居高不下，英国政府开始重视高等教育，并强调自我雇佣，亦即自主创业。1987 年，英国政府发起"高等教育创业计划"。1993 年，英国政府颁布了《发掘我们的潜力：科学、工程和技术的战略》，提出全力推动高校、企业、科研院所之间的协同合作，促进科技创新。

20 世纪 80 年代中期，以剑桥大学为代表的少数英国大学开始试行创新创业教育，初期的创新创业教育以强调学生创业能力的提升为重点，直至 80 年代末，创新创业教育才开始向培养学生创新精神、提高学生创业素质、增强学生创业能力方向转变。英国的创新创业教育重视实践锻炼，通过开展创业园区和各类企业实践活动，与课堂讲授互为补充，其中牛津大学科技园是典型代表。英国创新创业教育的另一大特色是将价值观融入创新创业教育。英国的创新创业教育以国家为主要指导力量，整合社会资源，致力于培养每个人的创新思维与创新精神。21 世纪以来，英国创新创业教育不断发展，并趋于成熟。

（三）日本大学生创新创业教育

20 世纪 90 年代，日本泡沫经济破灭，经济陷入危机，政府开始意识到开展创新创业活动的重要性，1996 年《经济结构变革与创造的行动计划》指出高校在传授学生职业规划和专业知识的同时，也要积极探索教育体制改革，完善学生实习制度，加强与企业的联系。日本许多高校开始实施企业见习制度，成为高校创新创业教育的雏形，主要以培养企业家和实业家为目标。进入 21 世纪，日本的创新创业教育向培养学生的"企业家精神"转变，即培养创新创业意识、创新创业思维和创新创业能力。

日本高校的创新创业教育，具有政府主导、全社会密切配合、教育机制连续性的特点，以"产－学－官"模式为代表。政府为创新创业活动提供政策支持，企业等多方社会力量为创新创业活动提供资金和资源配合，高校则作为创新创业教育的主阵地，举办各类竞赛、讲座，设立产学合作中心。三者各司其职，推动日本高校创新创业教育不断成熟。

三、国内大学生创新创业教育发展历程

（一）国内大学生创新创业教育的启蒙及发展

国内大学生创新创业教育较欧美等国起步较晚，1997 年，清华大学经济管理学院最早在 MBA 项目中开设创新与创业方向课程，并在 1998 年举办了首届创业计划大赛，拉开了国内高校创新创业教育的序幕。

1997 ～ 2002 年，国内大学生创新创业教育处于自主探索阶段，以清华大学等高校为代表。1999 年，教育部颁布的《面向 21 世纪教育振兴行动计划》鼓励和支持大学生

自主创业。同年，由团中央、中国科协、教育部、全国学联联合主办的首届大学生"挑战杯"创业计划大赛在清华大学举办，掀起了全国大学生创新创业的热潮。

2002 年，高校创业教育在我国正式启动。教育部将清华大学、中国人民大学、北京航空航天大学等 9 所院校确定为开展创业教育的试点院校，引导各试点学校通过不同方式，同步对创业教育进行实践性探索。

2009 年后，政府密集出台了一系列旨在推动创新创业的政策。2010 年，教育部印发《教育部关于大力推进高等学校创新创业教育和大学生自主创业工作的意见》（教办〔2010〕3 号），2012 年印发《普通本科学校创业教育教学基本要求（试行）》，我国高校创新创业教育进入了加速发展阶段。

2015 年，"大众创新、万众创业"被写入政府工作报告，国务院办公厅出台《关于深化高等学校创新创业教育改革的实施意见》（国办发〔2015〕36 号），系统全面地对深化高校创新创业教育改革提出了一系列实施意见，建立健全高校创新创业教育体系，普及创新创业教育总目标，意味着创新创业教育被提到服务创新型国家的战略高度。同年，由教育部等相关部委主办的首届中国"互联网 +"大学生创新创业大赛在吉林大学隆重举行。从 2015 ~ 2019 年，共举办五届中国"互联网 +"大学生创新创业大赛，来自 124 个国家和地区的 230 万个团队的 947 万名大学生参赛。大赛已成为一场"百国千校"的世界大学生创新创业盛会。2020 年大赛更名为中国国际"互联网 +"大学生创新创业大赛。

2016 年后，我国高校陆续面向全体学生开设创新创业教育必修课和选修课。2018 年，《国务院关于推动创新创业高质量发展打造"双创"升级版的意见》中明确要求，全国高校将创新创业教育和实践课程纳入高校必修课体系，允许大学生用创业成果申请学位论文答辩，推动高校科研院所创新创业深度融合。此后，我国大学生创新创业教育课程体系不断完善、实践平台不断增多、管理体系日益健全、师资水平不断提升。高校在开展实体教学的同时，积极引进优质线上课程，着力打造线上线下"金课"。截至 2019 年，全国已累计开设 2.8 万余门课程，各示范高校开设 2800 余门线上线下课程。此外，高校积极建设各类创新创业教育的实践平台，服务大学生开展创新创业活动。

2016 ~ 2019 年，为积极发挥典型引领作用，推动全国高校进一步深化创新创业教育改革，经过推荐申报、专家初选、社会调查和实地调研等环节，教育部确定了清华大学等 200 所高校为全国创新创业典型经验高校。2017 年，经高校自主申报、省级教育行政部门遴选推荐、教育部组织专家审核，认定北京大学等 200 所高校为深化创新创业教育改革示范高校。

经过 20 多年的实践探索，我国大学生创新创业教育取得了很大进展，政府对高校创新创业教育的大力引导与政策支持，是我国高校创新创业教育发展的强大动力。目前已形成政府引导、政策激励、学校实施、全社会联动的良好局面。

【视野拓展】

清华大学创新创业教育模式

清华大学的创新创业教育模式是我国研究型大学创新创业教育模式的典型代表，"三位一体、三创融合、开放共享"的创新创业教育模式构建了完整的高校创新创业人才培养生态系统。清华大学将知识传授、能力培养和价值塑造相结合，打造创业者所需的创新精神、团队精神、社会责任等价值观，形成了"三位一体"的人才培养模式，通过对创新创业教育平台和创新创业教育实践活动的全面设计，构建了全方位的创新创业教育生态系统。

2013年由清华大学经济管理学院主办，经过16个院系共建，联合企业、投资机构、战略合作伙伴等形式，面向全校学生、校友与教师成立了横向联合机构"x-lab"三创教育平台。"x-lab"从创意、创新、创业三个方面开展"三创融合"，着重从创意思维、创新精神、创业能力三个方面培养创造力，打通了各院系及专业间的界限，打造了跨院校、跨学科、跨专业的多层次的交叉学科培养课程体系，让学生有机会参加校内外的各种课程、活动、实践、训练等学习。"x-lab"针对不同阶段、不同对象设计了分层次的创新创业教育专题课程，如《创业机会识别和商业计划》《新技术的商业化》等。辅以创业讲座、沙龙、论坛以及各类创业竞赛，并以创业特训营、项目路演、主题工作坊、创业项目孵化、科研项目转化等一系列实践活动作为教学的一部分，将创意创新项目转化为创业行动，并将创业导师、投资机构、企业、孵化基地等资源相汇聚提供创业支持，最终实现创业成果的社会效益与社会价值。

清华大学在2015年建成了全球最大的校园创客空间，"i·Center"清华创客空间。"i·Center"是服务于创新创业教育的跨学科创客实践平台，是集知识、能力、素质和创新实践为一体的工程训练平台，依托多个工程实训基地培养学生的创新思维和综合素质，提高创新能力，为全体学生提供了实践操作的训练机会。在创客实践平台，任何专业的学生都能学习木工、铸造、机床、焊接、电子元件制作、3D打印、激光雕刻等技术。"i·Center"为学生们提供了由学科交叉融合而产生的创意创新土壤和能将创意转变为产品的环境。

清华大学改革创新创业课程考核方式，用等级制代替传统的百分制。课程结束时，每个学习团队不仅要制作商业计划书，还要根据其创业项目进行项目路演。邀请授课教师、创业导师和天使投资人等组成评价小组，对路演进行等级制的综合评分，将综合评分作为学生的课程期末成绩。

清华大学的创新创业教育生态系统将创新创业教育、实践训练和综合素质养成融入专业知识学习的过程中，为学生提供项目指导、技术支持、政策咨询和资金等资源，又将学习训练的成果输出，转化为真实的创业项目，产生商业价值。

（来源：李丹，金丹，潘敏等. 清华大学创新创业教育模式对高职创新创业教育的启示［J］. 湖北开放职业学院学报，2019，32（17）：3-4.）

（二）高等中医药院校大学生创新创业教育现状

高等中医药院校作为培养当代中医药人才的主阵地，近年来积极探索中医药传统文化融入创新创业教育的途径，培育中医药多元化人才，促进高等中医药院校大学生创新创业。2015 年，《国务院办公厅关于深化高等学校创新创业教育改革的实施意见》（国办发〔2015〕36 号）发布后，高等中医药院校积极行动，加快探索创新创业教育改革的步伐。2017 年在北京中医药大学举办首届全国中医药高等院校大学生创新创业大赛，2018 年在山东中医药大学举办首届全国中医药高等院校创新创业教育论坛。此后，创新创业大赛和创新创业教育论坛隔年举办 1 次，为全国高等中医药院校搭建了高层次创新创业学科竞赛及学术交流平台。2019 年全国中医药高等教育学会创新创业教育研究会成立，对全面推动高等中医药院校创新创业教育发展、培养中医药创新创业人才具有重要意义。目前，我国高等中医药院校已基本形成各具特色的创新创业教育体系，并积累了一定的成功经验，部分高等中医药院校在创新创业教育改革方面取得了优异成绩，在全国高等中医药院校中发挥了示范和引领作用。北京中医药大学、广州中医药大学和江西中医药大学入选教育部"深化创新创业教育改革示范高校"，山东中医药大学、长春中医药大学和江西中医药大学入选教育部"全国创新创业典型经验高校"。

北京中医药大学立足健康领域需求，发挥中医药学科优势，将创新创业教育融入中医药人才培养的全过程。通过体制机制联动、校内校外联动、参与人员联动、保障与鼓励联动形成了创新创业教育与专业教育、实践教育及素质教育相互融通的中医药大学生创新创业教育"融通联动"新模式，建立了以提升学生创新思维、创新能力、实践能力和中医药专业知识转化能力为目标的创新创业教育体系。

广州中医药大学注重学生能力和素质培养，积极开展以"互联网＋"大学生创新创业大赛为代表的创新创业类学科竞赛，学校以各学院为依托建设创新创业校内实践基地，以"学以致用、创新无限"为目标，以产学研活动与企业合作共建创新创业校外实训基地，形成创新创业能力和学科相长、专业建设和地方发展相长、高校企业良性互动式发展的创新创业教育模式。

长春中医药大学坚持"课程、实训、竞赛、培育、孵化、研究"六位一体的创新创业教育模式，以推进素质教育为主题，以创新创业教育与专业教育融合为途径，以创新人才培养机制为重点，以创业项目团队为载体，推进跨学科领域和交叉学科的科技成果转化，使创新创业教育理念融入人才培养全过程。

江西中医药大学在开展创新创业教育过程中，形成了"一个目标、两项融合、三方协同"的创新创业教育改革思路，构建了"四大体系"支撑创新创业教育改革，重视产学研结合，培养"三型"人才。

山东中医药大学围绕服务健康中国和中医药产业发展，以培养高素质应用型、创新型中医药人才为目标，坚持中医药文化引领，坚持抓好教学质量"金讲台"，建好大学生创新创业三大实践"高平台"，用好双创竞赛"大舞台"，多措并举地打造了"三台"联动的大学生创新创业教育工作新模式，推动创新创业教育改革取得了新成效。

（三）新时代大学生创新创业教育的发展趋势

创新创业教育服务于国家创新驱动战略。中国已经进入中国特色社会主义新时代，这是党的十九大报告对我国发展新的历史方位的重大判断。报告还指出，要坚定实施创新驱动发展战略，大力推动创新创业，并提出跻身世界创新型国家前列的目标。《2018年大学生创业意愿调研报告》显示，近七成的大学生有创业意愿，大学生逐渐成为创新创业的生力军，对大学生开展创新创业教育不仅是深化高等教育改革的要求，更是服务国家战略的重要环节。

创新创业教育围绕立德树人根本任务。习近平总书记在 2018 年全国教育大会上强调，坚持把立德树人作为教育的根本任务，要以凝聚人心、完善人格、开发人力、培育人才、造福人民为工作目标。美国、英国等高校创新创业教育的发展历程，都经历了从刺激经济发展、带动就业向培养创新创业精神转变的过程。创新创业教育，既是实用教育，更是素质教育和思想政治教育，旨在培养大学生的开拓意识、创新精神、冒险精神、批判思维和创业能力。创新创业教育不能简单地以创办多少企业为衡量指标，更应凸显其育人功能，从而更好地实现思想政治教育与和创新创业教育的融合，促进大学生创新创业教育高质量、可持续发展。

创新创业教育体系进一步优化。目前一些高校已开设创新创业教育课程，但课程内容大多限于基础教育，高校应结合人才培养目标，使创新创业教育更加系统化，并富有多样性和层次性。例如，哈尔滨工业大学创新创业教育课程设置除了创业基础类以外，还涉及管理、财务、法律等门类。此外，高校在设置创新创业课程时应兼顾普及教育与精英教育，兼顾理论与实践，将理论课程与实践课程相结合，积极组织各类创业竞赛、搭建创业园、孵化园等实践平台，让广大学生在学习中体验创业过程，在体验中加深对知识的理解。另外，高校创新创业教育要实现长远发展，须以专业教育为基础，将创新创业教育融入专业教育和素质教育中，推动专创融合，实现全过程育人，这就要求各高校在开展创新创业教育的过程中，须立足本校，结合实际，对不同专业的学生制定不同的课程培养方案。

创新创业教育内外环境进一步向好。高校要将形成良好的校内创新创业文化环境，作为创新创业教育的一部分，比如组织各类创新创业活动，推广创新创业典型，充分发挥校园创新创业文化的引领和熏陶作用。办好大学生创新创业教育需要政府、社会、学校、家庭共同努力。政府要进一步加大政策支持；社会要提供资源和资金支持；而家庭要提供物质和情感支持，形成大学生创新创业教育合力，助力我国大学生创新创业教育体系日趋完善，成效日益显现。

创新创业教育紧跟时代步伐。大学生创新创业教育因时而进、因势而新。随着科学技术的发展,新兴业态不断涌现。近几年,互联网、人工智能、大数据等新技术的不断发展,为社会经济发展提供新的舞台和动力,也为大学生创新创业教育提供了更多鲜活的素材。大学生创新创业教育同样需要具备敏锐的嗅觉,把准时代脉搏,不断调整创新创业教育课程内容体系、教学模式和教学方法等,促进我国大学生创新创业教育高质量可持续发展。

第三节 大学生就业创业

一、大学生就业创业现状

（一）大学生就业现状

1. 毕业生人数增长迅速 现阶段,我国高校毕业生逐年递增,这给高校毕业生的就业和创业带来了较大压力。据统计,高校毕业生人数从 2013 年的 699 万增长到 2017 年的 795 万,2018 年的毕业生已经增至 820 万人,2019 年则达到了 834 万人,2020 年,全国高校毕业生规模将达到 874 万人,同比增加 40 万,再创新高。庞大的毕业生人数加之产业结构调整和经济增速放缓,使得劳动力市场与就业需求形成了供过于求的现象。

2. 就业地域不平衡现象显著 我国经济和社会发展不平衡,经济和产业规模集中在东部沿海地区,而高校毕业生数量在全国各地基本是均衡的,毕业生到经济发达地区工作的意愿强烈,对工作地域、工资待遇、工作内容、上升空间等有较高的期待,直接造成了我国大学毕业生就业地域不平衡的现象。越来越多的毕业生把就业区域限定在大城市,由此造成众人共挤"独木桥"的现象,使得人才市场的供求关系失衡,影响到了区域性经济和人力资源的均衡式发展。

3. 就业结构性矛盾突出 大学生就业问题的实质是国家社会经济发展与人才资源之间的合理配置问题。就业结构性矛盾较为普遍,主要是由人力资源供给与岗位需求之间的不匹配引起。随着高新技术产业的迅猛发展和国家对基础设施投入的加大,产业结构的调整导致社会对人才的需求度不断地调整和变化。近年来,社会对医学、师范、金融、计算机、通讯电子、自动化、建筑等专业的毕业生需求量远超毕业生的实际人数,但对文理科中的基础理论专业、农林地质专业的毕业生则需求量不足。

4. 大学生就业观不成熟 大学毕业生面对各式就业岗位较为迷茫,容易受到家庭、朋友的影响,就业观和职业定位相对模糊。在生涯规划的认识上,缺乏对自身职业胜任力的审视,缺乏对岗位条件和岗位职责的认识。在就业抉择过程中,缺少科学的职业生涯工具进行决策评估,出现职业盲从现象。大学生基层工作的意愿不强,不愿考虑去基层工作,缺乏大众就业观和普通劳动者的意识,这也是导致大学生就业形势严峻的重要原因。

（二）大学生创业现状

1. 自主创业人数增长　在 21 世纪之前大学生的就业状况较好，创业是少数人的选择，目的主要是改善生活条件、摆脱被管理的束缚。而当今社会经济形势下，大学生创业拥有了更多的市场机会，大学生也渐渐开始用一种更为平和的心态来面对创业，大学生创业价值观也发生了变化，创业成了大学生更好实现个人价值、实现美好愿景的重要手段和载体。《2019 年中国大学生就业报告》显示，近年来毕业即创业的比例从 2011 届的 1.6% 上升到 2018 届的 2.7%，毕业三年内自主创业的比例从 2011 届的 3.9% 上升到 2018 届的 6.2%。大学生创业群体的涌入为新时代创业大军注入了新鲜血液，并在潜移默化地改变着整个创业环境。

2. 创业环境向好　除大学生自身因素影响外，创业环境变化也同样对大学生创业产生较大影响。党和政府高度重视双创工作，把鼓励、促进大学生创新创业作为促进社会就业创业的重要措施。国家相继出台了一批鼓励大学生就业创业的优惠政策，各地政府部门也建设了一批服务于大学生创业的创业教育培训中心及大学生创业园等，高校也开设系统创业课程，建立校内创业园，为大学生创业提供全方位支持，大大增加了将创业机会转化为现实的可能性。

3. 创业成功率偏低　大学生创业由于缺乏生产经营经验、资源人脉积累较少等原因，失败风险较大，故大学生初次创业成功率相对较低。有别于传统的重资产创业，大学生创业往往是轻资产且基于技术创新，加之近年社会构建了良好的创业容错机制，大学生创业失败的成本并不高，因此在大学生面对创业失败时，心态更为积极，且由于这一群体有着强烈的创新意识与能力，各种羁绊较少，失败了很容易再爬起来，创业失败之后的再创业也逐渐成为大学生创业的常态。

二、高等中医药院校大学生就业创业现状

（一）高等中医药院校大学生就业现状

1. 地区就业需求不平衡　高等中医药院校毕业生的需求与地区发展和医疗水平紧密相关，地区差异明显。一方面，中医药相关专业的人才高度集中，大中城市的大医院人才饱和，投递简历的人数远大于招聘需求。另一方面，由于毕业生对基层就业的认识不够，基层医疗机构如社区医院、乡镇医院等人才紧缺，经常出现供不应求。

2. 招聘对学历要求提高　目前大多数医疗卫生单位的人才招聘计划是以招聘具备一定资历的专业人才为主，招聘门槛提高，要求硕士研究生以上，一些热门科室只招聘博士，仅有少量紧缺专业会把学历门槛降低。不断提高的学历要求，对高等中医药院校的本科生就业带来了挑战。

3. 毕业生就业观念保守　高等中医药院校大学生专业思想牢固，在择业过程中，对其专业及就业方向的理解较为片面，不愿意选择与所学专业无关的就业岗位，认为从事医务行业工作稳定、薪酬待遇高，"铁饭碗"思想较为严重，就业观念较为保守。

（二）高等中医药院校大学生创业现状

1. 创业意愿增强 高等中医药院校大学生整体学习压力较大，课程安排紧凑，课业负担重，加之专业思想牢固，创业意愿相对较低。近年来，随着高校创新创业教育的开展，高等中医药院校的大学生创业意愿不断增强，调查显示有38.7%的高等中医药院校大学生拥有创业意愿，学生选择自主创业的主要原因，列前三位的分别为"个人希望成为创业者""有好的创业项目""预期收入高"。

2. 创业特色鲜明 高等中医药院校的大学生创业内容与健康产业联系密切，创业项目主要集中于药膳、养生、中医药文化传播以及与中医药相关的保健产品等，这些项目准入门槛较低、市场需求明显，易于大学生创业，但由于创新有限，不易形成大成果、大突破，出现革命性创业的概率较低。

3. 创业环境优化 "大众创业、万众创新"被提出后，高等中医药院校积极响应党中央号召，全面推进创新创业教育改革：开设了面向全体学生的创新创业基础课程；出台了各类促进大学生创新创业的政策；举办了全国高等中医药院校大学生创新创业大赛；建立了校内大学生创业园、孵化器……为大学生在校创业提供了全方位支持，在校大学生创业成果逐渐显现，其中山东中医药大学、江西中医药大学分别获得第四届、第五届中国"互联网＋"大学生创新创业大赛金奖。

【视野拓展】

麦可思《2019年中国大学生就业报告》节选

一、大学生总体就业率和去向变化

1. 本科就业率持续缓慢下降，高职高专就业率稳中有升 2018届大学毕业生的就业率为91.5%。其中，本科毕业生就业率（91.0%）持续缓慢下降，较2014届（92.6%）下降1.6个百分点；高职高专毕业生就业率为92.0%，较2014届（91.5%）上升0.5个百分点。近两届高职高专毕业生就业率高于同届本科（图1-1）。

2. 由于深造比例持续上升，毕业生待就业压力未明显增加。2018届本科毕业生"受雇工作"的比例为73.6%，连续五届持续下降；"自主创业"的比例（1.8%）较2014届（2.0%）略有下降；"正在读研"（16.8%）及"准备考研"（3.3%）的比例较2014届分别增长3.2个、1.4个百分点（图1-2）。

2018届高职高专毕业生"受雇工作"的比例为82%，较2014届下降1.5个百分点；"自主创业"的比例（3.6%）较2014届（3.8%）略有下降；"读本科"的比例（6.3%）连续五届上升，较2014届增长2.1个百分点。

由于深造的分流，毕业生待就业压力没有明显增加。2018届本科毕业生待就业比例为4.2%，较2014届（4.5%）略有下降；2018届高职高专毕业生待就业比例为7.5%，较2014届（8.1%）低0.6个百分点（图1-2、图1-3）。

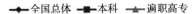

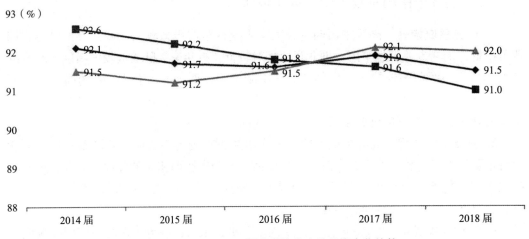

图 1–1　2014 ～ 2018 届大学毕业生就业率变化趋势

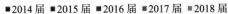

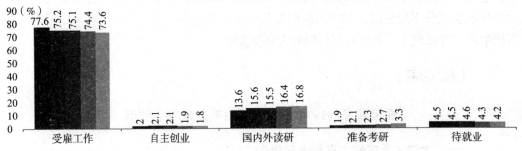

图 1–2　2018 届本科毕业生去向分布

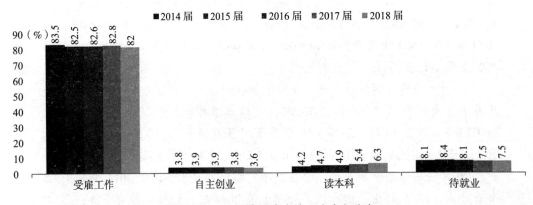

图 1–3　2018 届高职高专毕业生去向分布

二、大学毕业生就业质量

1. 就业满意度持续上升；收入低、发展空间不够是不满意主因。近五年应届毕业生就业满意度持续上升。2018 届大学毕业生的就业满意度为 67%，其中，本科、高职高专毕业生的就业满意度分别为 68%、65%（图 1-4）。

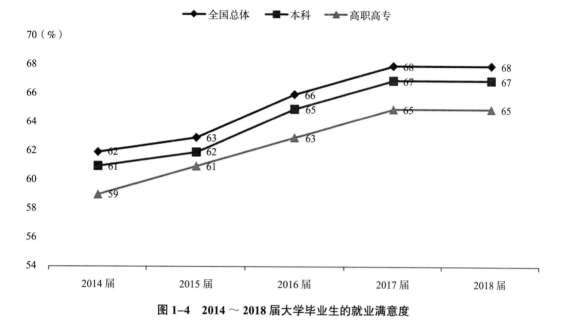

图 1-4　2014 ～ 2018 届大学毕业生的就业满意度

2018 届大学毕业生对就业现状不满意的主要原因是"收入低"（本科65%，高职高专 67%）、"发展空间不够"（本科 53%，高职高专 53%）。

2015 届大学生毕业三年后的就业满意度为 68%，比 2014 届（66%）高两个百分点；其中，本科毕业生的就业满意度为 69%，高职高专毕业生的就业满意度为 66%。

2015 届本科生毕业三年后就业满意度最高的学科门类是教育学（73%），就业满意度最低的学科门类是工学（67%）。在 2015 届高职高专专业大类中，高职高专生毕业三年后就业满意度最高的专业大类是文化教育大类（73%），就业满意度最低的专业大类是资源开发与测绘大类（59%）。

2015 届本科生毕业三年后就业满意度最高的行业类是教育业（75%），就业满意度最低的行业类是采矿业（53%）。2015 届高职高专生毕业三年后就业满意度最高的行业类是教育业（72%），就业满意度最低的行业类是采矿业（51%）。

2015 届本科生毕业三年后就业满意度最高的职业类是经营管理（79%），就业满意度最低的职业类是矿山/石油（52%）。2015 届高职高专生毕业三年后就业满意度最高的职业类是经营管理、中小学教育、幼儿与学前教育（均为 75%），就业满意度最低的职业类是矿山/石油（50%）。

2015 届本科生毕业三年后就业满意度最高的用人单位类型是"政府机构/科研或其他事业单位"（76%），就业满意度最低的用人单位类型是"国有企业""民营企业/个体"（均为 67%）。2015 届高职高专生毕业三年后就业满意度最高的用人单位类型是"政府机构/科研或其他事业单位"（72%），就业满意度最低的用人单位类型是"民营企业/个体"（64%）。

从不同城市来看，2018 届本科毕业生在一线城市的就业满意度（71%）略高于"新一线"城市（68%）。北京是"北上广深"中本科生就业满意度最高的城市；"新一线"城市中，在杭州、宁波、天津就业的毕业生满意度较高，不输于一线城市（表 1-1）。

表 1-1　2017 届、2018 届本科毕业生在各主要城市就业的满意度情况

一线城市		就业满意度（%）		"新一线"城市	就业满意度（%）	
		2018 届	2017 届		2018 届	2017 届
1	北京	76	75.9	杭州	74.9	75.3
2	上海	74.1	73.9	宁波	72.2	72
3	深圳	70.4	70.2	天津	70.7	71.6
4	广州	70	71	南京	70.1	69.7
5				苏州	69.9	68.7
全国本科就业满意度：2018 届 68.4%，2017 届 68.2%						
6				武汉	67.5	66.1
7				成都	67.3	67.4
8				重庆	64.9	64.8
9				西安	64.8	64.9
10				郑州	64.1	63.1

就业满意度是由就业的毕业生对自己目前的就业现状进行主观判断，可能会受到薪资待遇、行业发展、职业发展空间、工作环境、工作压力等多方面因素影响，也与毕业生自身经历和感受密切相关。

2. 2018 届大学毕业生月入 4624 元，应届毕业生薪资持续增长。2018 届大学毕业生的月收入为 4624 元，比 2017 届的 4317 元增长了 307 元，比 2016 届的 3988 元增长了 636 元。其中，2018 届本科毕业生的月收入为 5135 元，比 2017 届的 4774 元增长了 361 元，比 2016 届的 4376 元增长了 759 元；2018 届高职高专毕业生的月收入为 4112 元，比 2017 届的 3860 元增长了 252 元，比 2016 届的 3599 元增长了 513 元（图 1-5）。

从近三届的趋势可以看出，应届大学毕业生月收入呈现上升趋势。2018 届大学毕业生月收入高于城镇居民 2018 年月均可支配收入（3271 元）。

2015 届大学生毕业三年后的平均月收入为 6723 元（本科 7441 元，高职高专 6005 元），毕业半年后的月收入为 3726 元（本科 4042 元，高职高

专 3409 元），3 年来月收入增长了 2997 元，涨幅为 80%。其中，本科增长了
3399 元，涨幅为 84%；高职高专增长了 2596 元，涨幅为 76%（图 1-6）。

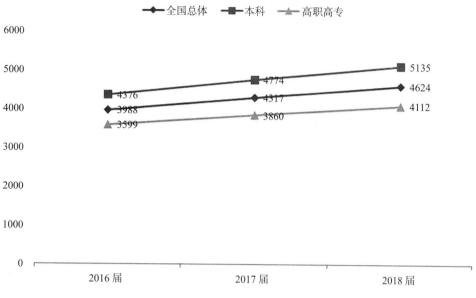

图 1-5　2016 ～ 2018 届大学毕业生的月收入变化趋势

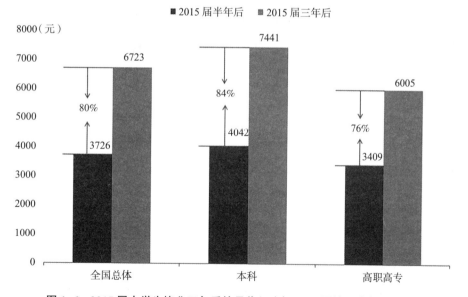

图 1-6　2015 届大学生毕业三年后的月收入（与 2015 届毕业半年后对比）

2018 届毕业后在一线城市就业的本科生月收入为 6525 元，高于在"新
一线"城市就业的本科毕业生月收入（5117 元）1408 元；2018 届毕业后在一
线城市就业的高职高专生月收入为 5121 元，高于在"新一线"城市就业的高

职高专毕业生月收入（4221元）900元。（图1-7）

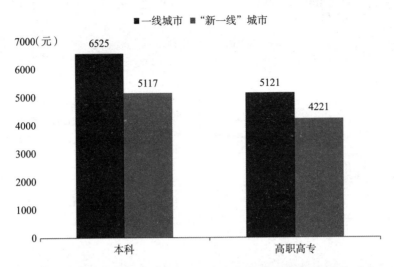

图1-7 2018届大学毕业生在一线、"新一线"城市就业的月收入对比

3. 工作与专业相关度近5年维持稳定，医学类专业相关度最高。2018届大学毕业生的工作与专业相关度为66%，近5年维持稳定。其中，本科和高职高专院校2018届毕业生的工作与专业相关度分别为71%和62%（图1-8）。

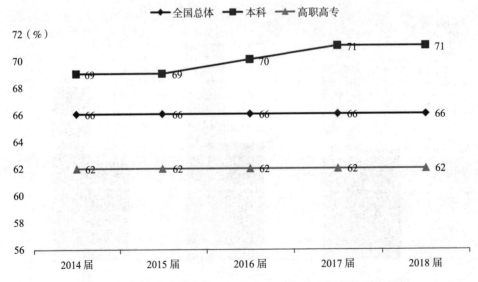

图1-8 2014～2018届大学毕业生的工作与专业相关度变化趋势

在本科学科门类中，2018届毕业生从事的工作与专业相关度最高的是医学（93%），其次是教育学（84%）；最低的是农学（57%）。在高职高专专业大类中，2018届毕业生从事的工作与专业相关度最高的是医药卫生大类（90%），其次是土建大类（71%）；最低的是旅游大类、轻纺食品大类（均为

51%）。

2018 届大学毕业生选择与专业无关工作的主要原因是"专业工作不符合自己的职业期待"（本科 38%，高职高专 32%），其次是"迫于现实先就业再择业"（本科 21%，高职高专 26%）。

2015 届大学生毕业 3 年后的工作与专业相关度为 61%，比 2015 届半年后（66%）低 5 个百分点，与 2014 届 3 年后（61%）持平。其中，2015 届本科生毕业 3 年后的工作与专业相关度为 65%，比毕业半年后（69%）低 4 个百分点；2015 届高职高专生毕业 3 年后的工作与专业相关度为 56%，比毕业半年后（62%）低 6 个百分点。

三、大学毕业生自主创业情况

1. 毕业 3 年后有 6.2% 的大学生在自主创业，创业存活率下降。2018 届大学毕业生自主创业比例为 2.7%，较 2014 届（2.9%）略有下降。其中，高职高专毕业生自主创业的比例（3.6%）高于本科毕业生（1.8%）。

有 6.2% 的 2015 届大学毕业生在毕业 3 年内进行自主创业（本科 3.9%，高职高专 8.4%）。

2015 届毕业即自主创业的大学毕业生中，三年后有 44.8% 的人仍坚持自主创业（即存活率为 44.8%），比 2014 届（46.2%）低 1.4 个百分点。

2015 届本科毕业生毕业三年内自主创业主要集中在教育业（19.8%）。2015 届高职高专毕业生毕业三年内自主创业主要集中在零售业（14.8%）。

2. 大学毕业生自主创业人群月收入优势明显。2015 届本科毕业生毕业半年后参加自主创业的人群的月收入为 5131 元，三年后为 11882 元，涨幅为 132%，明显高于 2015 届本科毕业生的平均水平（半年后为 4042 元，三年后为 7441 元，涨幅为 84%）。2015 届高职高专毕业生毕业半年后参加自主创业的人群的月收入为 4601 元，三年后为 9726 元，涨幅为 111%，明显高于 2015 届高职高专毕业生的平均水平（半年后为 3409 元，二年后为 6005 元，涨幅为 76%）。

（来源：王伯庆，陈永红. 2019 年中国本科生就业报告［M］. 北京：社会科学文献出版社，2019.）

三、促进大学生就业创业的维度

（一）政府层面

1. 出台配套鼓励政策，扶持就业创业发展。大学生就业创业政策是一个有机的政策体系，政策制定目的是为大学生开展就业创业活动营造良好氛围，不断激发其创业意识与创业热情，鼓励大学生积极开展就业创业活动。

1999 年，国务院在其发布的《面向 21 世纪教育振兴行动计划》当中首次提到"鼓励和支持大学生自主创业"。2007 年以前我国创业政策较少，中国共产党第十七次全国代表大会明确提出"以创业带动就业"的政策方针后，我国每年发布的大学生创新创业政策数量有所提升，大学生创新创业逐渐成为社会各界关注的热点；2014 年 9 月国李克强总理首次提出了"大众创业、万众创新"，随后在全国范围内掀起了全民参与创新创业的热潮。为保障大学生顺利开展创新创业活动，大学生创新创业政策相关文件数量开始大幅增加，相继出台《国务院办公厅关于强化实施创新驱动发展战略进一步推进大众创业万众创新深入发展意见》（国发〔2017〕37 号），人力资源社会保障部发布的《关于做好 2018 年全国高校毕业生就业创业工作的通知》（人社部函〔2018〕16 号）及教育部出台的《关于做好 2019 届全国普通高等学校毕业生就业创业工作的通知》（教学〔2018〕8 号）等。政府对大学生创新创业工作给予宏观层面指导，强化创业扶持政策的针对性，营造创新创业的浓厚氛围。

2. 建立健全服务体系，优化就业创业环境。优化创业服务，搭建创新创业公共服务平台。推进创业孵化基地和双创示范基地建设，加强众创空间和科技企业孵化器等创业集群建设，强化科技创业集群之间的网络交流，发挥资源共享、优势互补、互惠发展的整体效能，通过集群效应降低创业风险，提高创业成功率。建立健全创业服务体系，为大学生创业者提供包括政策咨询、信息服务、项目开发、风险评估、开业指导、融资服务、跟踪扶持等在内的全方位、专业化、精准化的创业服务。

规范就业创业市场，为大学毕业生营造良好的就业创业环境。加强市场监管，优化营商环境，采取有效措施，建立公平公开、机会均等、回报相当的就业创业市场环境，严厉打击扰乱大学生就业创业秩序的行为。建设校园创新创业文化，举办各类创新创业活动和赛事，为大学生提供将创意转化为实际成果的渠道和平台。发挥典型示范带动作用，培育和打造一批创新创业先进典型，加大宣传力度，努力在大学生中掀起创新创业的热潮。

3. 打造特色区域经济，搭建良好创业平台。在国家实施区域发展总体战略的基础之上，根据各地政府实际情况，建设具有本地特色的区域经济，打造充分发挥地方资源优势和产业优势的区域经济，提高企业自主知识产权，形成强大带动力的产业集群和引领未来的战略性支柱产业。同时打破各城市地区与行业界限，站在经济一体化高度，构建产业集群和产业分工，集合放大区域经济倍增效应。为各类人才提供更大的发展空间和平台，鼓励和引导大学生创新创业，政府给予大学生创业优惠和政策支持，防止区域政策的"趋同化"，推动劳动力良性流动，充分发挥大学生聪明才智，促进产业结构优化升级，以创新提升产业核心竞争力，形成优势明显的产业链，从而为地方科技创新和经济发展注入新的活力。

4. 聚合供需诉求信息，创建沟通互动机制。在"互联网＋"时代，政府对市场、用户、产品、企业价值链乃至整个商业生态进行了重新审视和思考，设置专门机构分析和研究大学生的创业意愿、创业需求、创业形式的新变化、新特点、新动向，并搭建一个企业和大学毕业生双方诉求的平台，将双方的供求信息高度聚合，利用大数据分析当前及预测将来市场需要何种专业人才和科技成果，即将毕业的大学生适合哪个领域的创业就业，专门机构每年将相关信息反馈给政府和学校。

政府根据大学毕业生的专业、人数以及科技成果情况，及时调整和修正不合时宜的措施和政策，通过国家的宏观政策引导产业结构的转型升级，促进科技成果的转化，真正实现支持大学生创业常态化，提高创业扶持的质量和实效。

（二）高校层面

1. 深化教育体制改革，构建全程指导体系。在就业指导中充分融入创新创业教育，培育学生良好的创业意识和创业素质，重视创业实践，加强对创业意愿大学生群体的引导和帮扶。充分发挥大学科技园、大学生创业园、创业孵化基地等创新创业平台的作用，根据学生需求开展创业培训和实训活动，服务就业创业，切实提升大学生的创业能力，让创新创业教育贯穿就业指导始终。

加强就业创业导师队伍建设，增加专职就业创业指导教师的数量，增强队伍的稳定性。聘请具有丰富就业创业指导经验的心理学或法律方面的专家、企业家、人力资源专家等作为补充，打造一支专职为主、兼职为辅、精干高效的就业创业指导教师队伍。加大对就业创业指导教师队伍的培训力度，提高就业创业指导水平。不仅要重视教师的创业理论水平，而且更要关注教师的创业实践经验，定期让教师脱产到企业中学习与实践，能够为大学创业教育提供鲜活的思维，极大地丰富课堂教学内容，真正使就业创业指导教师队伍向职业化、专业化、专家化方向发展。

2. 出台精准扶持政策，提升就业创业帮扶成效。许多高校在制定就业创业扶持政策时，注重大学生群体的个性化需求，精准提供就业创业的帮助和支持，以更好满足大学生的特定需求，切实增强就业创业扶持政策的针对性和有效性。同时，针对创业者迫切需求的转专业、学分互换等问题，部分高校通过制定"创业学分""创业休学"等政策，打消创业者的后顾之忧。

3. 加强政策宣传解读，营造良好舆论氛围。加强就业创业相关政策的宣传和解读，使大学生充分知晓政策、活用政策，增强政策的到位率和实施效果。除通过就业、创业指导课程外，利用校园网、宣传栏、校报、广播台、微信、QQ 群等途径和形式加大对就业创业政策的宣传力度，充分发挥政策促进就业、创业的效力。此外，对大学生中涌现出的就业创业典型的先进事迹进行宣传报道，营造大学生就业创业的良好舆论氛围。

第四节 大健康与中医药产业

一、大健康的概念及内涵

（一）大健康的概念

大健康是根据时代发展、社会需求与疾病谱的改变，提出的一种全局的理念。它围绕着人的衣食住行以及人的生老病死，关注各类影响健康的危险因素和误区，提倡自我健康管理，是在对生命全过程全面呵护的理念指导下提出来的。它追求的不仅是个体身体健康，还包含精神、心理、生理、社会、环境、道德等方面的完全健康。它提倡的不仅有科学的健康生活，更有正确的健康消费等。它的范畴涉及各类与健康相关的信息、产品和服务，也涉及各类组织为了满足社会的健康需求所采取的行动。

21世纪以来，世界经济飞速发展，人类物质文明进步显著，但同时，自然环境日渐恶劣，人口老龄化愈发严重，亚健康人数及重大慢性疾病发病率逐年攀升，人类生存质量和社会经济发展渐受影响。

全球人口正步入老龄化阶段。联合国发布的《世界人口展望：2019年修订版》数据显示，到2050年，全世界每6人中，就有1人年龄在65岁或以上，占16.67%（2019年为9.09%）。到2050年，在欧洲和北美，每4人中就有1人年龄在65岁或以上。2018年，我国60岁及以上老年人口规模为2.49亿人，占总人口比重17.9%；65岁及以上老年人口规模为1.67亿人，占比达到11.9%。几乎各国老龄人口数量和比例都在增加，人口老龄化或为21世纪最重要的社会问题之一。近年来，各类老年病、慢性病、职业病的发病率呈快速增长趋势，心脑血管、神经系统、代谢系统等慢性病已经成为国民健康的"第一杀手"。

世界卫生组织对健康的定义为：健康是一个人在身体、精神和社会等方面都处于良好的状态。随着医学知识普及和人类对健康质量的认知提高，人类健康理念逐渐从"有病治病"向加强健康管理、提高身体素质、预防疾病等方面转变，"健康"概念的外延和内涵正在不断拓展，"大健康"理念逐渐进入人类视野。

（二）大健康的内涵

"大健康"的概念是在对人类生命全过程、全方位健康呵护的理念指导下提出来的，它具有以下三方面内涵。

1. 大健康是健康理念的进一步深化　大健康强调以人为中心，追求的不仅是个体身体健康，还包含精神、心理、生理、社会、环境、道德等方面的全面健康，倡导个体科学健康的生活方式和乐观积极的身心状态，满足人们对于健康个性化、差异化的需求。大健康关注的不仅仅是医疗领域，还包括与人类生命周期相关联的其他领域。大健康关注健康教育的持续性和科学性，通过传播科学的健康知识和信息，引导人们树立正确的健康观。

2. 大健康是健康服务的全方位拓展　大健康体系包含全方位的健康服务，新的健康服务模式不断涌现，服务内容边界也在不断拓展和延伸，包括"身、心、社、德、生态"全要素，"生、老、病、死"全生命周期，"衣、食、住、行"全领域，"健康、亚健康、疾病、衰老、失能、残障"全覆盖，服务项目从个体健康到群体健康，从健康的生活环境到改善健康的生态环境，从体育健身到美育、德育、修身的方方面面，这与传统医疗聚焦于治疗疾病本身有较大区别。

3. 大健康是健康产业的时代性发展　产业是满足类似需求而提供产品和服务的集

合，大健康产业包含一、二和三次的产业分类，并存在于三次产业划分之中，包括国民经济所有的生产、非生产及服务领域。随着人口老龄化、大健康理念的深化、消费升级带来的人们对健康服务的个性化、差异化需求，健康产业将在通信技术、大数据、人工智能等技术升级的推动下，取得时代性的发展和融合。

二、大健康产业

大健康产业是指各类与健康相关的信息、产品和服务，以及以健康概念为主导的产业。美国著名经济学家保罗·皮尔泽（Paul Zane Pilzer）在其畅销书《财富第五波》（The Wellness Revolution）中预言，健康产业将成为继 20 世纪 70 年代的微波炉、80 年代的录像机、90 年代的电脑和互联网之后的第五波财富浪潮。

大健康产业现在已成为世界上最大和增长最快的产业之一。狭义的健康产业一般指经济体系中向患者提供预防、诊断、治疗、康复等与健康直接或高度相关的各种产品、服务和部门的总和。广义的健康产业，即大健康产业，是指与维持健康、修复健康、促进健康相关的一系列健康产品生产经营、服务提供和信息传播等产业的统称，通常包括医疗服务、医药保健产品、营养保健产品、医疗保健器械、健康保健服务、健康咨询管理、养老护理，以及新兴的商业医保、医学美容、养生旅游等领域。

（一）大健康产业分类

大健康产业是一个产业发展的集合概念，涉及国民经济第一、二、三产业中多个部门。其中第一产业包括有机农业、中草药栽培与鉴定等产业，第二产业涵盖健康食品加工制造业、医药制造业、健康装备器材制造业等产业，第三产业涵盖医疗卫生服务业、环境和公共设施管理业、健康管理业、健康金融服务业等产业。

从人们的健康消费需求和服务提供模式角度出发，大健康产业可分为医疗性和非医疗性健康服务两大类，具体包括五大细分领域：一是以医疗服务机构为主体的医疗产业；二是以药品、医疗器械、医疗耗材产销为主体的医药产业；三是以保健食品、健康产品产销为主体的保健品产业；四是个性化健康检测评估、咨询服务、调理康复和保障促进等为主体的健康管理服务产业；五是以养老市场为主的健康养老产业。

（二）国外大健康产业发展现状

作为国际上公认的"朝阳行业"，健康产业也已经成为世界上许多国家，特别是欧美发达国家和广大新兴市场国家有效应对金融危机冲击、增强经济发展活力、满足多样化需求、抢占全球健康产业新制高点的战略选择。在美国，大健康产业是仅次于制造业、服务业、金融保险业和房地产的第五大产业，医疗服务、医药生产、健康管理等健康产业占其国民生产总值的 16.9%，未来几年健康产业年产值将达 1 万亿美元。日本、加拿大等国也超过了 10%。泰国、印度等东南亚国家的健康产业虽然起步较晚，但发展势头强劲，发展速度较快，已成为社会经济发展的重要组成部分。

目前国外健康产业发展区块主要包括以美国波士顿为代表的生物医药产业聚集区；

以德国图特灵根为代表的医疗器械产业聚集区；以日本富山县为代表的医药产业聚集区；以阿联酋迪拜为代表的"医疗＋旅游"产业聚集区；以韩国首尔为代表的"整形美容＋旅游"产业聚集区等。这些区域大健康产业的发展契机或因对自然资源的充分利用，或因产学研一体的体系支撑，或因政府产业孵化的政策支持。特色的区块化健康产业集群通过产业孵化、人才培养、技术合作、价值创新，推动大健康产业不断升级发展，成为世界经济发展新引擎。

（三）我国大健康产业发展现状

随着我国经济飞速发展，老龄化社会步伐加快，居民消费结构升级，生活水平日益提高和生活方式的变化，人们对健康的需求成了"刚需"，居民在医疗健康方面的消费支出日益增大。根据国家统计局 2018 年发布的报告，我国卫生总费用从 1978 年的 110 亿元增长到 2017 年的 51599 亿元，年均增长 17.1%，GDP 占比从 3.0% 上升到 6.2%。随着医改政策的不断推进，我国大健康产业快速发展，以药品、保健食品、医疗器械、健康咨询、健康管理、中医保健养生等特色产业模式为主的大健康产业链已初具规模。

但相较于发达国家，我国大健康产业 GDP 占比仍然较小。我国大健康产业仍以医疗服务和医疗用品为主，二者占中国大健康产业的 95% 以上，其他产业仍处于发展初期，存在产业结构不完善、发展不均衡、基础配套服务滞后、中医药制造整体水平不高、优质资源短缺等问题。

根据前瞻产业研究院发布的《中国大健康产业战略规划和企业战略咨询报告》统计数据显示，截至 2017 年，我国大健康产业规模为 6.2 万亿元，预测在 2023 年我国大健康产业规模将达到 14.09 万亿元。国务院《"健康中国 2030"规划纲要》也明确指出，2030 年我国大健康产业规模将超过 16 万亿元，大健康产业具有巨大的发展潜力和商业价值。

（四）"健康中国"战略

近年来，国家相关政策的陆续出台，推动了大健康产业的迅速发展。2015 年第十二届全国人大三次会议首次提出"健康中国"概念，指出"健康是群众的基本需求，我们要不断提高医疗卫生水平，打造健康中国"。同年，十八届五中全会通过"十三五"规划建议，提出推进健康中国建设，将健康中国上升为国家战略，要求建立体系完整、结构优化的健康产业，形成一批具有较强创新能力和国际竞争力的大型企业，使健康产业成为国家支柱型战略产业。

2017 年，党的十九大报告中将"实施健康中国战略"作为国家发展基本方略中的重要内容，提出要完善国民健康政策，为人民群众提供全方位全周期的健康服务，为我国的大健康产业发展绘制了"路线图"。

2019 年，国务院印发《关于实施健康中国行动的意见》（国发〔2019〕13 号），并依据《意见》成立健康中国行动推进委员会，发布《健康中国行动（2019—2030 年）》。

国务院办公厅印发《健康中国行动组织实施和考核方案》（国办发〔2019〕32号），统筹推进"健康中国行动"的实施、监测和考核相关工作，为我国大健康产业发展提供了"施工图"。

三、中医药产业

（一）中医药产业的发展现状

1. 国家政策支持中医药发展　中国特色社会主义进入新时代以来，党中央、国务院高度重视中医药事业的发展，对我国中医药健康服务发展进行全面部署，并提供了政策支持。2015年，国务院办公厅先后发布了《中医药健康服务发展规划（2015—2020年）》《中药材保护和发展规划（2015—2020年）》《中医药发展战略规划纲要（2016—2030年）》等一系列文件。2016年，《中华人民共和国中医药法》颁布，明确了中医药事业的重要地位，坚持扶持与规范并重，为促进中医药事业发展提供了法律保障。

2017年，《中医诊所备案管理暂行办法》正式施行，这是对中医诊所管理制度的重大创新，简化了中医诊所的办理程序，提高了基层中医药服务可及性，更好地满足了群众多层次多样化的中医药需求，截至2019年9月30日，全国已备案中医诊所13993个。

2018年，国家中医药管理局与科技部印发《关于加强中医药健康服务科技创新的指导意见》（国中医药科技发〔2018〕10号），提出到2030年，要建立以预防保健、医疗、康复的全生命周期健康服务链为核心的中医药健康服务科技创新体系。2019年10月，全国中医药大会在北京召开，习近平总书记对中医药工作作出重要指示，强调传承精华守正创新，为建设健康中国贡献力量。同年，中共中央、国务院发布《关于促进中医药传承创新发展的意见》，从健全中医药服务体系、发挥中医药在维护和促进人民健康中的独特作用、大力推动中药质量提升和产业高质量发展、加强中医药人才队伍建设、促进中医药传承与开放创新发展、改革完善中医药管理体制机制等6个方面提出了20条意见，为新时代传承创新发展中医药事业指明了方向。

2. 中医药产业发展势头良好　中药产业是以中药工业为主体、中药农业为基础、中药商业为枢纽、中药知识创新为动力的新型产业，贯通国家的一、二、三产业，具有"全产业链"特性。截至2015年，中成药有2088家GMP（生产质量管理规范）制药企业，从传统的丸、散、膏、丹等发展到现代的滴丸、片剂、膜剂、胶囊等100多种剂型，品种达1.4万余个，有6万个药品批准文号。中药工业总产值7866亿元，占医药产业总量的28.55%，成为新的经济增长点。

近年来，中医药大健康产业得到了长足发展。2017年，我国中医药大健康产业的市场规模已达17500亿元，同比增长21.1%，2020年将达到30240亿元（图1-9）。中医药与西医药优势互补，相互促进，共同维护和增进民众健康，并在治未病、防治重大疾病和康复中日益彰显其重要作用。

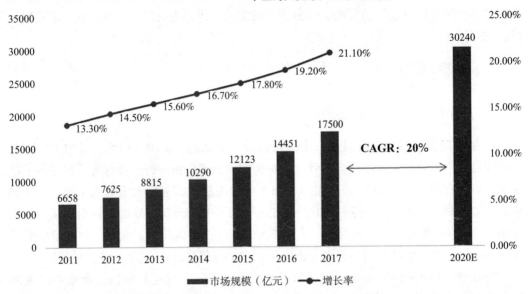

图1-9　2011～2020年中医药大健康产业市场规模

3. 中医药健康理念符合时代需求　中医学经典著作《黄帝内经》记载："上工治未病，不治已病，此之谓也。"由此可见中医"治未病"理念讲究未病先防、既病防变和祛邪务尽，意为人们在没有患病的时候，要积极开展自我保健来预防疾病的发生。随着社会发展、生活方式改变和人们自我保健意识的不断提高，传统的医疗产业发展模式逐渐向大健康产业发展模式转变，如糖尿病、高血压等慢性疾病，实质上都是由不健康饮食、作息不规律、抽烟喝酒等不健康的生活方式引发，现代人普遍存在的"亚健康"状态可通过中医"治未病"的方式来有效预防。大健康"防、治、养"一体化模式与中医"治未病"的理念不谋而合。

我国在"治未病"理念传播、服务提供、体系构建等方面已取得一定成效。社会对"治未病"的认知度、认同度和欢迎程度不断提高，中医药健康服务范围不断扩大、水平不断提升。据《人民日报》报道，党的十八大以来，中医医疗服务体系不断健全，基层中医药服务"量"增"质"升，基层服务更加可及、可得，城乡居民看中医、用中药的获得感显著增强，为用中国式的办法解决好医改这个世界性难题贡献中医智慧。截至2018年年底，全国已有98.5%的社区卫生服务中心、97.0%的乡镇卫生院、87.2%的社区卫生服务站、69.0%的村卫生室能够提供中医药服务。据统计，全国84.75%的县级以上公立中医类医院建立治未病科室，提供"治未病"服务机构数量明显增多，服务方式和内容不断丰富，服务技术和流程不断规范，社会创办的中医养生保健机构蓬勃发展，在拉动消费、吸纳就业、创新经济增长点、助推健康扶贫等方面发挥了积极作用。

4. 中医药发展走向世界　习近平总书记指出："中医药学凝聚着深邃的哲学智慧和中华民族几千年的健康养生理念及其实践经验，是中国古代科学的瑰宝，也是打开中华文明宝库的钥匙。"目前中医药已传播到 183 个国家和地区，中国已同 40 多个外国政府、地区主管机构和国际组织签署了合作协议，尤其是针灸、气功、太极受到越来越多国际友人的喜爱。2016 年，国务院新闻办公室发布《中国的中医药》白皮书指出，中药逐步进入国际医药体系，已在俄罗斯、古巴、越南、新加坡和阿联酋等国以药品形式注册，103 个会员国认可使用针灸，其中 29 个国家设立了传统医学的法律法规，18 个国家将针灸纳入医疗保险体系。市场研究机构 MRFRD 的数据显示，2018 年全球中草药市场容量 800 亿美元，但中国海关统计数据显示，2018 年我国中药贸易出口总额 39.09 亿美元，绝大多数是中药材和低附加值的植物提取物，其中，中成药出口额仅有 2.64 亿美元，中药产业仍有巨大的海外市场潜力。

2015 年，我国著名药学家、中国中医科学院的首席科学家屠呦呦因发现青蒿素获得诺贝尔生理学或医学奖，中医药受到国内外的广泛关注，在世界范围内引起了一波中医药热潮。作为我国独具特色的卫生资源，中医药在理论与实践的传承与创新中不断发展，在服务人类健康的过程中正逐渐被世界人民所认可。

（二）中医药产业的发展方向

1. 突出中医药作用发挥

（1）彰显中医药在疾病治疗中的优势　加强中医优势专科建设，及时总结形成诊疗方案，巩固扩大优势，发展中医特色鲜明、治疗水平领先的区域专科医疗中心。加快中医药循证医学中心建设。聚焦癌症、心脑血管病、糖尿病、感染性疾病、老年痴呆和抗生素耐药问题等，开展中西医协同攻关。建立综合医院、专科医院中西医会诊制度，将中医纳入多学科会诊体系。建立有效机制，更好发挥中医药在流感等新发突发传染病防治和公共卫生事件应急处置中的作用。

（2）强化中医药在疾病预防中的作用　结合实施健康中国行动，促进中医治未病健康工程升级。在国家基本公共卫生服务项目中丰富中医治未病内容，提供社区和居家中医预防保健服务，鼓励家庭医生提供中医治未病签约服务、加强中医药科普专家队伍建设。大力普及中医养生保健知识和太极拳、健身气功等养生保健方法，推广体现中医治未病理念的健康工作和生活方式。

（3）提升中医药特色康复能力　促进中医药、中华传统体育与现代康复技术融合，发展中国特色康复医学。实施中医药康复服务能力提升工程。依托现有资源布局一批中医康复中心，加强中医医院康复科建设，在其他医院推广中医康复技术。针对心脑血管病、糖尿病等慢性病和伤残等，制定推广一批中医康复方案，推动研发一批中医康复器具。大力开展中医康复技术人员培训，推动中医康复技术进社区、进家庭、进机构。

2. 促进中医药传承创新

（1）传承中医药精华精髓　加强典籍研究利用，制定中医药典籍、技术和方药名录，研究制定中医药传统知识保护条例。加快推进活态传承，完善学术传承制度，加强名老中医学术经验、老药工传统技艺传承，实现数字化、影像化记录。收集筛选民间中医药验方、秘方和技法，建立合作开发和利益分享机制。实施中医药文化传播行动，把中医药文化贯穿国民教育始终，中小学进一步丰富中医药文化教育，使中医药成为人民群众促进个人健康的工具。

（2）加快中医药科技创新　深化中医药基础理论、诊疗规律、作用机理研究和诠释，开展防治重大、难治、罕见疾病和新发、突发传染病等疾病的临床研究，加快中药新药创制研究，支持鼓励适用于儿童的中成药创新研发。支持企业、医疗机构、高等学校、科研机构等协同创新，以产业链、服务链布局创新链，完善中医药产学研一体化创新模式。加强中医药产业知识产权保护和运用，建立知识产权和科技成果转化权益保障机制。

（3）提升服务信息化水平　提升服务信息化、智能化水平，充分利用云计算、大数据、物联网、移动互联网等信息科技以及人工智能技术，促进中医药健康服务与互联网相融合，实施"互联网＋中医药健康服务"行动，建立以中医电子病历、电子处方等为重点的基础数据库，鼓励依托医疗机构发展互联网中医医院，开发中医智能辅助诊疗系统，推动开展线上线下一体化服务和远程医疗服务。加快建立国家中医药综合统计制度。

3. 推动中医药开放发展

（1）扩大中医药国际合作　将中医药纳入构建人类命运共同体和"一带一路"国际合作重要内容，实施中医药国际合作专项。加紧对中医药适宜技术标准的研究、建立、推广和应用，推动中医中药国际标准制定，加强中医药知识产权保护。推动中医药文化海外传播，支持高等院校赴境外开办孔子学院，鼓励高校、科研机构与海外主流大学合作开展高水平中医药教育和科学研究。大力发展中医药服务贸易。积极建设一批高质量中医药海外中心、国际合作基地和服务出口基地。研究推动现有中药交易平台稳步开展国际交易。加强与港澳台地区中医药交流合作，促进中医药融合发展。

（2）提升中医药国际竞争力　将传统中医药优势与现代科技相结合，加强循证医学研究，让更多外国人了解中医药机理。通过发挥中医药在重大国际公共卫生事件中的独特作用，不断提升中医药对人类健康的贡献度，从而提高中医药的国际影响力。屠呦呦受到《肘后备急方》的启示，利用乙醚提取技术发现青蒿素，为世界对抗疟疾做出巨大贡献，屠呦呦本人也获得了诺贝尔生理学或医学奖，这就是最好的例证。

【课堂讨论】

　　2019 年，中共中央、国务院发布《关于促进中医药传承创新发展的意见》，该意见指出传承创新发展中医药是新时代中国特色社会主义事业的重要内容，是中华民族伟大复兴的大事，对于坚持中西医并重、打造中医药和西医药相互补充协调发展的中国特色卫生健康发展模式，发挥中医药原创优势、推动我国生命科学实现创新突破，弘扬中华优秀传统文化、增强民族自信和文化自信，促进文明互鉴和民心相通、推动构建人类命运共同体具有重要意义。

　　2020 年，新冠肺炎疫情暴发以后，在党中央、国务院统筹指挥下，各部委协作行动，全国人民积极参与，进行了一场雄浑壮观史诗般的现代大国抗疫战争。值得大书一笔的是中医药此次在新冠肺炎疫情防治中发挥了特殊的重要作用，中医药深度介入，全程救治，在不同阶段都取得了成效，赢得了患者赞誉和群众好评，为全面取得抗击疫情工作的胜利发挥了重要作用。

讨论题： 请你结合《关于促进中医药传承创新发展的意见》及中医药在2020年新冠疫情防控过程中的重要作用，谈谈新时代的中医药创新创业面临哪些机遇？

【实践探索】

在生活中，有时候人们很想把某件事情做好，可是跳不出传统思维的圈子，找不到突破口，事情就越做不好，如何打破常规思维，发展创造性的思维，请结合下文所述的五种思维训练方法，通过个人训练或小组互动来训练自己的创新思维，并与大家分享交流训练的成果。

五种思维训练方法

1. 每日设想法　每一份职业都还有很大的改善空间，尽管很多职业表面上看，已经很成熟了，似乎没有改善的空间了。但是你只要用心观察和认真思考，它仍然有许多不完善的地方，最主要的是要以问题为导向，以目标为导向，或者把以问题为导向和以目标为导向相结合。坚持每天一个设想，三周以后创新思维的习惯就能初步养成。

2. 想象截留法　想象包括梦想、联想、幻想等，想象力是一切创造的原动力。有时候，一个好想法在人们大脑中转瞬即逝，此时应该马上拿起笔把它记下来，然后再去评估它的价值，长此以往，定有收获。

3. 角色互换法　站在对方立场上去思考的一种方法，为什么人们常常被小说、电视剧中的故事情节及主人公的行为所感动呢，是因为人们无意中把自己放进了故事中，把自己假想为主人公了。如果你是销售员，请你假想一下如果自己是顾客，会有什么需求；如果你是老师，你可以把自己当成学生，想象一下自己渴望老师做些什么。

4. 相似构想法　用形体相似的东西来刺激自己产生构想的方法，生活中很多东西的发明创造，都是从动物身上找到了灵感。所以平时要善于观察和思考，通过自然界的各种现象来激发各种构想与创意。

5. 逆向思考法　从相反的方向来思考问题，例如一般的企业都是按供应 - 生产 - 销售的流程来安排生产经营活动。丰田公司却把生产流程倒过来，从最后一道工序开始一直推到第一道工序，这样一来，下一道工序就是上一道工序的顾客，不可能接受不合格的产品。

【本章小结】

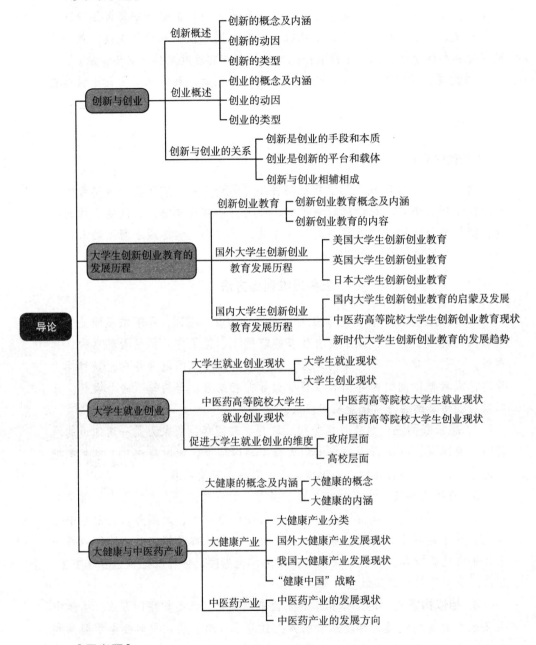

【思考题】

1. 十九大报告提出加快建设创新型国家的重要意义何在？

2. 在你的专业领域里，有你知道的创新创业成功案例吗？对你有什么启发？

3. 大健康产业的发展将从哪些方面改变人们的生活？

4. "健康中国"战略下，中医药大健康产业有哪些发展机遇？

第二章　创新思维与创新方法 ▷▷▷▷

【创言创语】

创新不一定是改变，创新其实是要把某些东西做得更好。

——［美国］蒂姆·库克

【学习目标】

1. 掌握创新意识、创新思维、创新方法的概念、内涵、特征。
2. 掌握中医药传承与创新的概念及特点。
3. 理解创新意识的培养、创新思维的障碍与创新思维的方法。
4. 了解创新意识和创新思维的主观能动性。
5. 了解创新方法的趋势与发展。

【理论知识】

第一节　创新意识

一、创新意识概述

习近平总书记指出："生活从不眷顾因循守旧、满足现状者，而将更多机遇留给勇于和敢于、善于改革创新的人们。在新一轮全球增长面前，唯改革者进，唯创新者强，唯改革创新者胜。"坚持创新引领发展，培育壮大新动能，实施创新驱动发展战略，加快建设创新型国家，是推动我国经济社会持续健康发展的动力。

目前，我国正处于经济转型的关键期，改革创新对经济发展的转型升级尤为重要。高校要勇立潮头、引领创新，把"大众创业、万众创新"引向深入，完善人才培养、使用、评价机制，培养大学生"双创"精神，善聚善用各类人才，为实现民族复兴的伟大中国梦提供源源不断的精神动力和智力支持，为人类文明进步作出应有贡献。

（一）创新意识的概念及内涵

创新意识是指人们根据社会和个体生活发展需要，引起创造前所未有的事物或观念的动机，并在创造活动中表现出的意向、愿望和设想。它是人类意识活动中的一种积极的、富有成果性的表现形式，是人们进行创造活动的出发点和内在动力，是创造性思维和创造力的前提。创新意识的内涵包括创造动机、创造兴趣、创造情感和创造意志。

（二）创新意识的作用

第一，创新意识是决定一个国家、民族创新能力最直接的精神力量。在经济全球化日益发展的今天，创新能力实际就是国家、民族发展能力的代名词，是一个国家和民族解决自身生存、发展问题能力大小的最客观和最重要的标志，是国家发展和民族振兴的前提保证。

第二，创新意识促成社会多种因素的变化，推动社会的全面进步。创新意识根源于社会生产方式，它的形成和发展必然进一步推动社会生产方式的变革，从而带动经济的飞速发展，促进上层建筑的进步。创新意识进一步推动人的思想解放，有利于人们形成开拓意识、领先意识等先进观念；创新意识会促进社会政治向更加民主、宽容的方向发展，这是创新发展需要的基本社会条件。这些条件反过来又促进创新意识的扩展，更有利于创新活动的进行。

第三，创新意识能促成人才素质结构的变化，增强社会发展的动力。创新实质上确定了一种新的人才标准，它代表人才素质变化的性质和方向，输出一项重要的信息：社会需要充满生机和活力的人、有开拓精神的人、有新思想道德素质和现代科学文化素质的人。创新意识客观上引导人们朝这个目标提高自己的素质，使人的潜能在更高层次上得以挖掘和展示。创新意识激发人的主体性、能动性、创造性的进一步发挥，从而使人自身的内涵获得极大丰富和扩展。

（三）创新意识的特征

1. 新颖性　创新意识本质上是求新意识，是为了满足新的社会需求，或是用新的方式更好地满足原来的社会需求，具有与时俱进的特点。

2. 历史性　创新意识是以提高物质生活和精神生活水平需要为出发点的，而这种需要很大程度上受具体的社会历史条件制约，在阶级社会里，创新意识受阶级性和道德观影响制约。

3. 差异性　人们的创新意识与其社会地位、文化素质、兴趣爱好、情感志趣等相关联，它们对创新有重要影响。每个人在这些因素的先天禀赋、后天习得方面都会有所不同，因此对于创新意识既要考察社会背景，又要考察其文化素养和志趣动机。

【视野拓展】

络学理论的创建

与共和国同龄的吴以岭院士出生于河北故城县的一个中医世家。十年"文革"让他的高中学业戛然而止。直至 1977 年恢复高考时，他考上了河北医科大学（原河北新医大学）中医系，1 年后他又考入南京中医学院（现南京中医药大学），成为一名"文革"后的首届硕士研究生。

完成学业后，吴以岭被分配到河北省中医院心血管内科工作。在临床实践中他发现，针对心血管疾病的传统中医方剂多注重"活血"，也就是调理血液的黏稠梗阻，而少关注病变血管，特别是毛细血管等身体微循环系统。为提升中医药在治疗心血管疾病方面的疗效，熟稔中医典籍的吴以岭带着疑问在通络病例中苦寻"良方"。

1982年底，吴以岭创新调配出了治疗心脑血管疾病的药方——通心络，其中水蛭、全蝎、土鳖虫、蜈蚣、蝉蜕等药味让很多老中医都连称奇怪、不理解，但此后良好的临床疗效让他信心倍增。如今，治疗心脑血管病的"通心络"胶囊仍是以岭药业的核心产品，2016年销售收入达12.7亿元。

说起吴以岭与"络"的不解之缘，要追溯到他的青年时代。"1979年，我在南京读研究生期间接触到络脉、络病的课题。"他介绍，"在古代，经络是水利学概念，好比大的江河水道是经；江河的分支——河渠以及延伸陇渠构成的网络叫络。后来被中医借用，用'经络'来形容人体的血液循环系统。"

"两千年来，中医重点关注经，较少研究络。至清代中医名家叶天士，他将络脉、络病的概念具体化并提出治疗方法，但终究未形成系统理论体系，也无专门著作。"吴以岭感叹于当时"络病无学"的冷门困境。

在研制出"通心络"处方的同一年，吴以岭萌生了系统梳理络病理论的想法。经过20多年的潜心研究，由他主编的《络病学》于2004年问世。学术界对此评价较高，认为此书建立了系统的络病理论，也为络病学学科奠定了基础。目前，《络病学》已作为教材在40多所高等医学院校使用，络病理论在指导临床特色专科建设和新药研发方面发挥了积极作用。

吴以岭还积极开展科学研究，由他主持的"络病理论及其应用研究"项目2006年获得国家科技进步二等奖，成为新中国成立以来中医药基础理论的重大创新性成果，使医学界对心脑血管病、恶性肿瘤、糖尿病等疾病的发病机制和治疗有了全新认识。

吴以岭不断将理论创新的药方应用到临床实践中，并将检验后的有效处方转化成新药，再将新药进行产业化，造福更多患者。他总结道："这就是借鉴现代技术以理论原创带动临床疗效、新药研发，从而形成理论、临床、科研、产业、教学五位一体的中医药创新发展模式。"

为了让更多人了解和认可新药，吴以岭采用了国际公认的随机、双盲、多中心的临床循证医学评价方法。"完全按照国际权威公正的标准来检验，通络药物优秀的临床循证医学结果在国内外医学界引起了反响，我国已经把通络药物吸收进西医指南。"他自信地说。目前，以岭药业研发的6个专利药物开展了10多项临床循证研究，已经完成的循证医学研究均得出安全有效的明确结果。

（来源：环球网——中医药创新的践行者）

二、创新意识的养成

创新意识是个人成长和成才的重要因素，创新意识的养成需要有机结合内因和外因。内因是推动事物发展变化的根据，主要表现为通过主观能动性的发挥，产生创新意识养成的根本动力。外因是事物发展的外部条件，主要表现为通过积极构建外界因素，推动创新意识养成的进程。

（一）积累知识，夯实基础

创新意识的产生离不开知识经验的积累。如果没有真才实学，没有知识积累，培养创新意识将是无源之水，无本之木。英国著名物理学家牛顿（Isaac Newton）曾说过："如果说我看得比别人更远些，那是因为我站在巨人的肩膀上。"牛顿的创新是以哥白尼、伽利略、开普勒等诸多科学家的科研成果为基础的，他深入学习了别人创建的知识和积累的成果。因此，创新意识的提升应具备自觉学习的态度和求知若渴的欲望，通过充分发挥个人的主观能动性积累扎实的专业知识，才有可能在前人的基础上进行有效的创新。此外，拓宽知识面，更新知识结构，对创新意识的养成也尤为重要。

（二）保持好奇，守正创新

培养创新意识，要对新生事物和未知世界保持好奇，乐于探索，敢于批判与质疑。"新则活，旧则板；新则通，旧则滞"，事物的发展离不开创新，各门学科专业也是在"推陈出新，革故鼎新"的过程中不断向前发展。20世纪初，如果物理学家们都坚信"物理大厦已经落成，所剩只是一些修饰工作"，而对"在物理学阳光灿烂的天空中漂浮着两朵乌云"没有探究的兴趣和好奇，就不会有现代物理学的两大支柱——量子力学和相对论。另外，个体还应把握"守正"与"创新"的关系。习近平总书记指出："以古人之规矩，开自己之生面。"个体在创新意识的养成过程中，既要重视学习和传承先辈经验，又要通过探索与实践，形成自己的思考体系，提出不同的见解，做到"不唯师、不唯书"，坚持实事求是、守正创新。

（三）交流思想，勇于实践

交流和沟通使不同思想相互碰撞交融，迸发出创新的火花，产生全新的想法。禁锢的思维无法多方面、多角度、多层次来思考问题。个体只有多与他人交流，多交换彼此想法，才能多角度地看待问题，不断拓宽知识面，进而解放思想，激发创新意识。另外，形成创新想法后应勇于付诸实践，在实践中验证想法，总结经验，改进提高，最终形成有效创新，服务于社会发展。

【视野拓展】

丁香园的创业故事

在丁香园成为公司之后，商业模式是公司亟待解决的难题，始终保持创新意识的李天天认为丁香园不仅是一个交流平台，还应该能够提供专业化的医疗服务。互联网是一个能为医疗行业赋能的工具，但归根到底还是要回到服务医疗行业和医学科学本身。

丁香园论坛是一个纯学术的论坛，但在论坛上的医生最常谈论到的问题竟然是就业择业问题，受此启发，丁香园创新推出了第一项商业服务"丁香人才"——为医生找工作，为医院找人才。这项服务有效解决了市场痛点，无须推广就有医院主动寻求合作，同时医学人才也比较关注"丁香人才"的服务，在"丁香人才"上投递的简历数量也非常可观。

丁香园由此具备了"造血"能力，形成第一项成熟的商业模式，这为丁香园后续融资和拓宽产品打下了坚实的基础，同时在这过程中锻炼了创业者们对商业管理的理解，对绩效、目标、战略等有了更深刻的体会。

创始人李天天也极为看重企业自身的"硬实力"——专业医疗知识的鉴别与推广，并在此基础上不断创新推出服务项目，这也常常被他比喻成丁香园的"发电机"。

在智能软件市场火爆的 2011 年和 2012 年，丁香园推出了《用药助手》和《家庭用药》（后更名为《丁香医生》）两款 APP；在自媒体飞速发展的 2014 年，丁香园创建了一系列具有极大影响力的自媒体公号；在"互联网＋新医疗"模式下，丁香园迅速开发了线上问答服务，并开始设立线下诊所。丁香园一直都有着清晰的市场定位，以大健康为切入点，不断创新，解决大家的健康问题。

如今，经过不断创新，丁香园除了最初就有的论坛功能，还拥有线上问答、科普媒体、医疗相关 App、推广服务项目等一系列业务。

（来源：搜狐网——聆听丁香园创始人李天天讲述丁香园发展史以及互联网医疗发展！）

三、大学生创新意识的培养

（一）制约大学生创新意识形成发展的因素

创新是发展的不竭动力。大学生是最活跃的创新主体，渴望创新和成功，但也存在一些因素制约了他们创新意识的形成和发展。

1. 独立意识欠缺 一些大学生依附心理和盲从意识较为明显，缺乏质疑和批判精神，不敢质疑权威、挑战权威。部分大学生有一些新的思想意识，但唯恐别人嘲笑而不敢付诸实践，对一些问题不想去深究或不敢提出自己的见解。创新意识的核心是独立思考的能力，但一些学生只是一味地学习和接受，缺乏对所学知识的独立创新思考，不敢去创新，或不愿去创新。

2. 内在动力不足　大学生创新具有良好的外部环境，但部分大学生认为，创新是科研人员的职责，与自己无关，甚至怀疑自己的能力和水平，也有部分大学生认为大学阶段的创新对自己的专业学习和就业升学帮助不大，难以带来明显的收益，创新的积极性不高，缺乏创新的动力。

3. 实践意识不强　大学生思维活跃，有一定的创新理论知识，但创新的实践意识不强，缺少创新实践的自觉性、主动性，对于创新实践中的困难，准备不足、办法不多，抗挫折能力不强，容易被困难打败，导致在创新实践中裹足不前，甚至放弃。

(二) 大学生创新意识的着力点

大学阶段是个体创新意识培养的重要时期，由于大学生可塑性强，善于接受新事物，在这一时期，加强创新意识的培养对其未来的成长与发展将产生积极的作用，为他们走上社会开展创新实践奠定坚实的基础。

1. 重视思想政治教育　培养大学生的创新意识必须重视思想政治教育，解决"为谁创新"的问题，将思想政治教育与创新意识培养结合起来，在增强大学生创新潜能的同时，做好思想引导，使大学生将国家富强、民族复兴、人民幸福作为自身创新意识提高的目标。通过培养大学生为国创新的家国情怀，激发大学生的内在创新动力。

2. 尊重学生个体差异　"求也退，故进之；由也兼人，故退之"我国著名教育家孔子在 2500 年前就提出了因材施教的教育理念。每个大学生接受的教育不同，成长环境不同，其性格特点、兴趣爱好和思想观念也各不相同。因此，高校在培养创新意识的过程中要关注大学生个性素养的差异。在课内外积极组织和开展多种多样的创新性活动，开拓多种实践方式，搭建多样化的实践平台，培养和激发不同类型大学生的创新意识。

3. 构建创新型课程体系　高校要以培养创新型人才为目标，构建创新型课程体系，开设灵感与思维、思维与科学、创造学、创新管理、投资与理财等课程。通过这些课程的学习，促使大学生掌握一些创造性思维方法和创造技法，为将来开展创新实践打下坚实的基础。

4. 普及创新型教学方法　培养大学生的创新意识，需要采用多样化的教学方法以启发学生的创新灵感，开展以培养学生创新意识为目标的教育改革，综合运用课堂讲授法、案例分析法、辩论演讲法等教学方法，使学生能从多角度、多层面分析问题，提高解决问题的能力。积极推广现代教学手段，把经典的创新视频案例较为直观地展现给学生，并组织学生分析研讨，以拓展学生创新意识的思维空间，引导他们自己去想象、去感悟，进而激发其创新灵感。

5. 营造创新型校园文化　在校园中培养大学生敢想敢做的创新精神，营造一种

"人人想创新、人人能创新"的创新型校园文化，使大学生在创新竞争中成长，让创新意识在心中扎根。通过开展各类创新讲座，举办各类社团活动，设立大学生科技创新项目，鼓励大学生参与创新实践，指导大学生进行学科竞赛等途径，培养学生的创新意识和创新能力。

（三）大学生创新意识培养的作用与意义

《礼记·大学》中提到"苟日新，日日新，又日新"，强调了读书人的自我反省与不断革新。培养大学生创新意识是个人成长的需要，也是推动社会进步和国家发展的迫切需要。

1. 培养高水平创新型人才的需要　创新意识是社会未来创新型人才的必备素质。瑞士洛桑管理学院对 55 个国家和地区进行全球竞争力评比中，中国研发人员总量第一，研发经费总额世界第六，但是我国的科研能力并不领先，其核心原因是缺乏创新型人才。培养造就一批高水平创新型领军人才是现阶段我国人才工作的重要任务，高校作为培养创新人才的主阵地，要加快创新创业教育改革，积极优化人才培养方案，培育出符合时代需求的创新型人才，服务于创新型国家建设。

2. 贯彻国家教育改革发展要求的需要　《教育部关于大力推进高等学校创新创业教育和大学生自主创业工作的意见》（教办〔2010〕3 号）中提出在高校中推进创新创业教育对于促进高等教育科学发展和深化教育教学改革有着现实意义和战略意义，把深化高校创新创业教育改革作为推动高等教育综合改革的突破口，高等教育通过专业设置和对创新型人才的培养来适应经济社会的不断发展。

3. 适应时代发展和人才国际化的需要　习近平总书记指出："当今世界正面临百年未有之大变局。"一方面，世界局势复杂，合作与竞争共存，国与国之间的竞争实质上就是创新的竞争，核心是创新人才的竞争。另一方面，人类命运共同体的构建与实现需要汇聚全世界的智慧与力量，需要培养具有国际视野及国际合作能力的创新型人才。面对新情况、新问题，如果不能及时提出与时代发展相适应的新理念、新思想、新办法，就会在竞争中处于不利地位。唯有不断加强大学生创新意识的培养，才能为国家源源不断输送适应时代发展需求的创新型人才，才能不断地推进理论与实践创新。

【视野拓展】

波音公司成功的秘诀

已走过一百年的波音公司，在 2017 年世界 500 强榜单中排名第 60 位，依然是行业内的领跑者。波音由军机起家，在 20 世纪 50 ～ 60 年代成功实现了军转民，从一个家庭作坊式飞机生产商变成了世界航空航天工业的翘楚，成为全球民用客机市场的霸主。20 世纪 90 年代，波音公司实现军机和民机的同步发展，成为全球最大的军机和民机制造商。

波音基业长青的秘诀何在？

（一）经得起时间考验的核心理念

一百年间，无论波音如何变化，它的核心理念却从未变过。波音公司成立以来就有"领导航空工业，做航空工业的先驱"这样一个核心理念，它伴随并指引波音走过了近一个世纪，这期间有多少艰难和诱惑，但都没让这一理念动摇。这份坚定和坚持，成就了今天的波音公司。

（二）创新无止境，目标永远是下一个

在波音公司的历史中，可以发现无论其经营状况是好是坏，波音都没停止过创新的脚步。在经营最糟糕的时候，波音公司毅然决定投资巨无霸波音747 的研发；在现金流最充裕、经营良好的时候，波音仍然要创新，决定研发民用航空史上最大的双发喷气式飞机波音 777；到了 21 世纪，波音又开始研发首架超远程中型客机波音 787。

波音这种开拓创新的精神，其实早在公司创立之时就已经体现出来了，它是由公司创办者威廉·波音传承下来的。威廉·波音曾经说："谁都不应该用'做不到'这一说法排斥新颖的构想。我们的工作是持续不断地研究和实验，一旦实验室研究的成果可行，就应用到生产上，我们不能错过飞行和飞行设备的创新发展。"

（来源：搜狐网——波音公司：跨越百年依然行业第一的 5 个秘诀）

第二节　创新思维

一、创新思维概述

在科学飞速发展的今天，一大批新兴企业不断涌现，新技术不断刷新着人们的认知。习近平总书记指出："创新是一个民族进步的灵魂，是一个国家兴旺发达的不竭动力，也是中华民族最深沉的民族禀赋。"创新是中华民族不断进步的动力，也是当代年轻人不可或缺的立身之本。创新思维是决定一个人、一个企业乃至一个国家成功与否的核心指标。

（一）创新思维的概念及内涵

创新思维是指以新颖独创的方法解决问题的思维过程，通过这种思维能突破常规思维的界限，以超常规甚至反常规的方法、视角去思考问题，提出与众不同的解决方案，从而产生新颖的、独到的、有社会意义的思维成果。

创新思维是多种思维形式特别是发散思维、辐合思维和重组思维高度结合的结果。创新思维是创新实践的心智基础和能力基础，它可以不断地提高人的认识能力，开辟实践活动的新领域。

（二）创新思维的特征

1. 多向性 创新思维不受传统的单一的思想观念限制，思路开阔，从全方位提出问题，能提出较多的设想和答案，选择面宽广。思路若受阻，遇有难题，能灵活变换某种因素，从新角度去思考，调整思路，善于巧妙地转变思维方向，产生适合时宜的新办法。

2. 独创性 创新思维活动是新颖的独特的思维过程，它打破传统和习惯，不按部就班，解放思想，向陈规戒律挑战，对常规事物怀疑，否定原有的框架，锐意改革，勇于创新。在创新思维过程中，人的思维积极活跃，能从与众不同的新角度提出问题，探索开拓别人没认识或者没完全认识的新领域，以独到的见解分析问题，用新的途径、方法解决问题，善于提出新的假说，善于想象出新的形象，思维过程中能独辟蹊径，革新首创。

3. 综合性 创新思维能把大量的观察材料、事实和概念综合在一起，进行概括、整理，形成科学的概念和体系。创新思维能对占有的材料加以深入分析，把握其个性特点，再从中归纳出事物规律，引导人们去正确认识世界和改造世界。

4. 联动性 创新思维具有由此及彼的联动性。联动有三个方向：一是看到一种现象，就向纵深思考，探究其产生原因；二是逆向，发现一种现象，则想到它的反面或反向；三是横向，能联想到与其相似或相关的事物。总之，创新思维的联动性表现为由浅入深，由小及大，触类旁通，举一反三，从而获得新的发现。

5. 跨越性 创新思维的思维进程跃出常规，超越一般的逻辑指导规则和通常的实际进程，另辟蹊径；或跨越时间进度；或跨越转换角度，省略某一事物转化为其他事物的思维步骤，加快思维的跳跃性和直觉性。

6. 流畅性 即"思想的丰富性"，是指在限定时间内产生观念数量的多少。在短时间内产生的观念多，思维流畅性大；反之，思维缺乏流畅性。美国心理学家吉尔福德（J.P.Guilford）把创新思维的流畅性分为用词的流畅性、联想的流畅性、表达的流畅性和观念的流畅性等四种形式。

7. 变通性 即"思维的灵活性"，是指摒弃旧的习惯思维方法开创不同方向的能力。例如，让人尽可能举出某一事物的用途，他可能会想出各种各样的答案。富有创造力的人思维比一般人的思维出现的想法散布的方面广，范围大，而缺乏创造力的人的思维通常只想到一个方面而缺乏灵活性。

8. 敏感性 及时把握住独特新颖观念的能力。创新观念并不是处于人们随心所欲地控制之中，它要求人们有敏锐的感受性。独特新颖的观念就如德国著名文学家歌德（Goethe）所说的那样，"像一位陌生的客人"来到思想者身边。思维的敏感性，就是对这位"陌生的客人"的评价并及时加以把握的能力。富有创造力的人的思维具有高度的敏感性。

（三）创新思维的基本类型

1. 差异性创新思维 差异性创新思维又被称为求异思维、发散思维、辐射思维等，就是沿着不同的方向寻找解决问题的思维方式。它是一种综合的、全方位、高层次的思维方式，是一种非线性思维，一种立体思维，具有独特性、变通性、多向性、综合性等特点。

2. 探索式创新思维　探索式创新思维是通过不同的方面与角度去寻求事物的本质，对事物产生新的认识，从而获得不同的创新想法。美国著名数学家乔治·波利亚（George Polya）在《How to solve it》一书中写道："解决问题分为四个步骤，即解题四阶段。首先我们必须理解该题目，看到所要求的是什么。其次我们必须了解各个项目是如何相关的，未知量和数据之间有什么关系，以得到解题的思路，拟定一个方案。然后们执行我们的方案。最后我们回顾所完成的解答，检查和讨论它。"

3. 优化式创新思维　优化是指采取一定的方式使事物变得更加完美，而优化式思维也就提示了人们应该采取一定的方式将各种思维方式进行相互组合，从而达到最优的目的。这就如同中药中的相须为用，将两种性能功效类似的中药配合使用，可以增强原有药物的功效。优化式创新思维也是如此，结合多种创新思维，将创新达到最优化。

4. 否定型创新思维　否定型思维并不是一味地否定别人，也要否定自己。否定自己的错误，否定自己思维方式中的漏洞与缺陷才可以获得进步与发展，从而达到创新的目的。哲学的基本规律之一——否定之否定揭示了事物发展的前进性与曲折性的统一，表明了事物的发展不是直线式前进而是螺旋式上升的。这也告诉人们创新并不是一蹴而就的，需要不断的否定与提升。

【视野拓展】

"杂交水稻之父"袁隆平的"禾下梦"

"我曾经做过一个梦，梦见我们试验田里的水稻长得像高粱一样高，稻穗有扫帚那么长，谷粒有花生米那么大，我和几个助手就坐在像瀑布一样的稻穗下面乘凉。"一位矍铄的老人像稚童一样念叨着自己的"禾下梦"。

他就是我国著名水稻育种家、中国工程院院士、美国科学院外籍院士、国家杂交水稻工程研究技术中心主任袁隆平。

"禾下梦"，可谓惠泽众生。他和他的团队主持的超级稻研究与推广，成为中国农耕史上水稻种植的一个神话。2014 年实现了农业农村部制定的中国超级稻育种亩产 700kg、800kg、900kg 的三期高产攻关目标。2011 年 9 月，他指导培育的"两优 2 号"百亩超级杂交稻试验田平均亩产 926.6kg，创中国大面积水稻亩产最高纪录。

以梦为马，以志为友。50 年前，年轻的袁隆平开始了水稻杂交育种的漫漫征程。横亘在袁隆平和他的团队面前的一道大山，是雄性不育系的种子难以找到。1970 年 11 月的一天，突然柳暗花明。那一天，袁隆平和他的助手们在海南南红农场的沼泽里发现了由一粒种子发育而成的 3 株雄花异常的野生稻穗，经袁隆平确定，这是 1 株雄花败育的野生稻。这让他们兴奋不已。

当时三系杂交稻的理论已经成型，所谓"三系"，即雄性不育系、保持系、恢复系。而要达到三系配套的目的，就必须解决第一代杂交种子的难题。保持系、恢复系在寻常水稻品种中可以找到，但雄性不育系的种子却难以寻到。

以这 1 株雄花败育的野生稻为突破口，袁隆平和他的团队先后攻克了提高雄性不育率关、"三系"配套关、育性稳定关、杂交优势关、繁殖制种关等五道难关。1976 年，杂交水稻在全国大面积推广，推广面积 208 万亩，产量比常规稻增产 20%。1995 年，他主持研制的"两系法"杂交水稻获得成功，比"三系法"杂交水稻增产 5% ～ 10%。就这样，袁隆平被誉为"杂交水稻之父"。

"禾下梦"，不断演绎新的辉煌。1997 年，67 岁的他又发起了向超级稻的科研攻关，并分别于 2000 年、2004 年、2011 年实现了中国超级稻育种的三期高产攻关目标。仅"十一五"期间，经农业农村部确认的超级稻品种累计推广就达 4.14 亿亩，占同期水稻种植面积的 20.2%，平均亩产达到 575.2 kg，亩增产 67.9 kg，累计增产稻谷 561.9 万吨。

"与大地贴得更近，看天空才会更远。"袁隆平说。理论上，水稻的光合作用对地表太阳能的利用率可以达到 5%，实际上只利用了光能的 1% ～ 2%。把光能利用率提高到理论水平的一半，即 2% ～ 3%，就意味着亩产翻番。

"禾下梦"，眼光是如此深邃。袁隆平曾说："全世界有 22 亿多亩水稻，如果其中有一半种上了杂交稻，那么增产粮食每顷按最低两吨计算，可以多养活 5 亿人口。"

（来源：北方网——"杂交水稻之父"袁隆平）

二、创新思维的障碍

（一）思维定势

思维定势是指在人们长期的思维实践过程中形成的惯用且格式化的思考模型。当面临现实问题的时候，人们会不假思索地将其纳入自己的格式化框架，并沿着特定的思维路径进行思考和处理，这使人们的思维墨守成规，无法实现对原有认知的超越。

（二）从众心理

从众心理是指个人受到外界人群行为的影响，而在自己的知觉、判断、认识上表现出符合于公众舆论或多数人的行为方式，而实验表明只有很少的人保持了独立性，没有被从众，所以从众心理是个体中普遍存在的心理现象。

（三）权威思维

权威思维是指人们往往容易接受那些地位高有威信受人尊敬的人所发表的意见或所做的结论，并且会不加思索地全盘接收。权威思维使人们盲目地尊崇某些观点或结论，对个体创新思维的形成和发展产生不利影响。

（四）求稳情绪

求稳情绪是指人们固守于舒适圈，追求稳定，不敢冒险，进而失去很多的机会。机遇往往与风险并存，如果想要获得更好的机会，要敢于冒险，突破"舒适圈"，才有可能抓住机会。创新不是一条一帆风顺的康庄大道，求稳情绪只会让人们在创新路上停滞不前。

（五）麻木心理

麻木心理是指人们失去对事情的初心和热情，常表现为漠不关心、情绪过淡等。麻木心理所引起的一系列连锁反应，往往会败坏人们的思想，影响人们的行为。想要避免麻木心理，首先就应当多接触新鲜事物，保持对创新创业的热情，其次要善于自我调节，将工作和生活中的烦恼转变为前进的动力；最后可以扩大社会交往获取正能量，他人的启发和劝说都能够帮助人们稳定情绪、放松精神以减轻麻木心理。

（六）群体思考

群体思考是指群体面临外部环境高压或在群体内部凝聚力的作用下形成的妨碍决策正确性的一种刻板思维模式。群体思维是群体决策的副产品。它是指群体对于从众的压力使群体对不寻常的、少数人的或是不受欢迎的观点得出不客观的评价。群体思维严重损害群体的绩效。对于创新而言，群体思考是有妨碍的，因为它否定了少数人的创新意见，个别人的意见往往被群体所淹没，使得创新意见难以充分表达出来。

【视野拓展】

莱特兄弟的飞行梦

莱特兄弟从小就对机械有着天生的爱好，从小就会对家里的机械进行拆拆弄弄。一年的圣诞节那天，他们的爸爸给他们带回一个"蝴蝶"玩具，告诉他们这是飞旋陀，能够在天空中高高地飞翔，弟弟非常疑惑："鸟才能在天上飞，他怎么能飞呢？"于是爸爸当场示范给他们看，这时兄弟俩都相信：除了鸟和蝴蝶之外，人造的东西也可以飞上天。于是兄弟俩便把它们拆开了并从中探索。尽管他们高中毕业之后有了自己的工作，但他们朝思暮想的还是机械，他们想要飞上蓝天的愿望，一直影响着他们。

他们为自己的梦想做准备。1896年，兄弟俩听闻了德国航空先驱奥托·李林达尔在一次滑翔飞行中不幸遇难的消息。这条消息对那些梦想飞行的人是一个打击，但熟悉机械装备的莱特兄弟却从中认识到，人类进行动力飞行的基础实际上已经足够成熟，李林达尔的问题在于，他还没有发现操纵飞机的诀窍。对李林达尔的失败进行了一番总结后，莱特兄弟满怀激情地投入了对动力飞行的钻研。那时候，莱特兄弟开着一家自行车商店。他们一边干活挣钱，一边研究飞行的资料。3年后，他们掌握了大量有关航空方面的知识，决定仿制一架滑翔机。

首先他们观察老鹰在空中飞行的动作。他们常常仰面朝天地躺在地上，一连几个小时仔细观察鹰在空中的飞行，研究和思索它们起飞、升降和盘旋的机理，然后一张又一张地画下来，之后开始着手设计滑翔机。

1900～1903年，他们制造了3架滑翔机并进行了1000多次滑翔飞行，设计出了较大升力的机翼截面形状。在此期间，他们的滑翔机滑翔距离多次超过1000米。弟兄俩非常高兴，但对此并不满足，他们想制造一种不用风力也能飞行的机器。从1903年夏季开始，莱特兄弟着手制造著名的"飞行者"1号双翼机。终于在1903年12月17日，"飞行者"1号成功地飞上了天空，人类的航空时代也从此拉开了序幕。1904～1905年，莱特兄弟又相继制造了"飞行者"2号和"飞行者"3号。其中"飞行者"3号是世界上第一架适用型飞机，能在空中转弯、倾斜盘旋和做8字飞行，留空时间长达38分钟，飞行超过38千米。

（来源：搜狐网——莱特兄弟，世界著名科学家、飞机发明者，改变了世界的军事史）

三、创新思维的方法

（一）联想法

联想法是指由一个事物想到另一个事物的思维过程，两者之间表面看起来互不相关，实际上却能达到创新思维的效果。具体来说是借助想象，把形似的、相连的、相对的、相关的或某一点上有相通之处的事物，选取其沟通点加以联结。联想的类型主要有四种：接近联想是指将相近的事物联系到一起，两者之间的联想较为容易；相似联想是指由对一件事的感受引起的与该事物性质形态相似的事物的联想；对比联想是指由对某一事物的感知引起相反特点的事物的联想；关系联想是指通过两个事物之间固有的关系而产生的联想。

（二）逆向法

逆向法是指打破常规思路去思考问题，是与现有事物和理论相反方向的一种创新思维方法。主要可从以下三方面把握：面对新问题时，人们可以用非常识的眼光去看待问题，将思考问题的思路反过来；面对长期无法解决的难题时，人们可以不用沿着前人的思路或自己惯有的思路进行思考，而是让思维转一个弯，此时觉得自己的思维会豁然开阔，有一种"山重水复疑无路，柳暗花明又一村"的感觉；面对特殊问题时，人们可以从问题本身去探究，利用其他事物的不利因素来抵制问题的不利因素，从而获得解决方法。逆向法不是一种简单的思维方法，需要人们对研究的对象有全面深入的了解和对实际情况的具体分析，实事求是，才能走出思维定势的圈套。

（三）发散法

发散法是指在事物或问题的研究过程中保持活跃思想和开放思维的方法。最早由美国科学家、哲学家托巴斯康恩（Tobaskane）提出并创立。它作为一种创新的思维方法，不仅仅在科学研究和科技发明中有所应用，也在社会经济的发展和企业运营中被广泛推崇。发散法的核心是发散性思维，也就是辐射性思维，由中心向各个方向沿直线延伸，最后做到由点及面，全面思索。这种发散性思维能够帮助人们在创新过程中思考更加全面，思路更加开拓，也更容易获得创新点。

（四）纵向法

纵向法是指按照事物既定的方向和目标，在现有基础上向纵深领域深入挖掘的一种创新思维方法。它符合人类的认知习惯和事物的发展规律，并遵循一定的逻辑顺序，由低到高，由浅到深，由始至终，思路清晰明了。相较于横向思维者寻找替代方案，纵向思维者会判断什么是对的，然后全心投注于此。在创新过程中，人们要做的就是往纵向挖掘，寻求解决思路。

（五）灵感法

灵感法是指人们在科学研究、产品开发或问题解决的过程中，因突然涌现的灵感而使问题得到解决的思维方法，具有偶然性、新颖性、瞬时性等特点。灵感法在日常工作生活中经常发挥着重要作用。我国著名科学家钱学森曾说过："我认为现在不能以为思维仅有逻辑思维和形象思维这两类，还有一类可称为灵感。也就是人在科学和文艺创作的高潮中，突然出现的、瞬息即逝的短暂思维过程。"

【视野拓展】

居里夫人与钋的故事

钋是一种银白色金属，能在黑暗中发光，由法国著名科学家玛丽·居里（Marie Curie）与丈夫皮埃尔·居里（Pierre Curie）在1898年发现并把这种元素命名为钋。

玛丽翻阅科学院材料的时候注意到，在近期物理发明的总结报告中，有一份年轻学者柏克勒尔一年前公布的实验报告。柏克勒尔在研究铀盐的时候，发现它在黑暗中能放射出一种射线，这种射线像伦琴射线（就是 X 光，是德国科学家伦琴发现的）一样，能对感光胶片和验电器起作用。不同之处在于，铀盐的射线是自发产生的，不需要任何外界刺激。玛丽决定研究这些射线的性质和来源，把这个作为自己博士论文的题目。

经过几周的研究，玛丽得出了结论：铀的辐射与含钠化合物的化学组成没有关系，也不是由光照或温度等外界因素决定的。这种辐射是一种原子特性。她又进一步联想到：柏克勒尔刚好在铀身上发现了这一特性，这也许完全是偶然的。有谁知道，其他元素是不是也会释放这种射线呢？玛丽开始检验所有已知的化学元素。结果发现，除了铀以外，还有钍的化合物也能释放这种奇特的射线。玛丽建议把这种辐射现象叫作"放射性"，把钍和铀这些有辐射能力的元素叫作"放射性元素"。进一步的试验出现了完全意外的结果：沥青铀矿石的放射性，远比预计的强烈得多，事先的预计是根据这种矿石所含铀的数量做出的。在这种情况下，玛丽首先想到，可能是自己弄错了。但是玛丽上百次地重复这个试验，得到的是同样结果。这时候她提出了一个大胆的假设：沥青铀矿石中，还含有另一种放射性很强的元素。

这个重要发现，使皮埃尔也暂时停止了自己的晶体研究工作，积极投入了对新元素的研究。居里夫妇认为，新元素在沥青铀矿石中的含量，一定是极其微小的，可能只有百分之一，所以科学家们一直没有发现它（后来的试验证明，这种未知的元素在沥青铀矿石中还占不到百万分之一）。化学分析又给他们带来了新的意外，所有试验证明：沥青铀矿石中不只是存在一种，而是存在两种新元素。1898 年 7 月，居里夫妇已经发现了两种新元素中的一种——钋。

（来源：百度百科——居里夫人的科学世界：镭的发现）

第三节 创新方法

一、创新方法概述

客观世界中的任何事物都是有规律的，创新同样有规律可循，有方法可用。德国著名哲学家黑格尔（Hegel）曾说过："方法是任何事物不能抗拒的、最高的、无限的力量。"研究创新方法对提高创新效率具有重要意义。

（一）创新方法的概念及内涵

纵观国内外关于创新方法的研究，对创新方法概念的表述较权威的是科技部、发改委、教育部、中国科协在 2008 年联合发布的《关于加强创新方法工作的若干意见》（国科发财〔2008〕197 号）中所提到的，创新方法是科学思维、科学方法和科学工具的总称。创新方法有广义和狭义之分。

1. 广义的创新方法　指整个创新过程及其中所必须涉及的因素，包含思维、方法和工具三个方面。科学思维的含义具有复杂性，一方面指在创新过程中所需要的缜密的逻辑思维；另一方面指在创新过程中所需要的灵活的创新思维。科学方法是后人在前人创新过程的基础上归纳并经实践检验的行为模式。科学工具是指科学仪器，包括其原理、设计以及工艺等各方面的内容。

2. 狭义的创新方法　指创新方法中的科学方法，是有助于提高创新效率的行为模式。其中较具代表性的有 TRIZ（Theory of Inventive Problem Solving）理论创新方法、信息交合法和头脑风暴法。

（二）创新方法的类型

目前，人们发现的创新方法较多，相关学者一般依据较明确的定义与出处、较清晰的原理与流程、一定的研究与应用广度等指标来认定创新方法。其中影响力较大的典型创新方法主要有以下 16 种（表 2-1）。

表 2-1　16 种典型创新方法

序号	创新方法	提出时间	提出者	主要概念
1	头脑风暴法（智力激励法）	1938 年	［美国］阿历克斯·奥斯本	通过自由联想与无限制讨论产生新观点的过程
2	形态分析法	20 世纪40 年代	［瑞典］弗里茨·兹维基	在利用形态学分析事物的基础上进行创新的过程
3	发明问题解决理论（TRIZ）	1946 年	［苏联］阿利赫舒列尔	依据技术进化理论，指导人们循序渐进地进行创新的方法
4	功能模拟法	1948 年	［美国］诺伯特·维纳	利用异类事物之间的相似性、相关性进行设计的科学类比方法
5	检核表法	1963 年	［美国］阿历克斯·奥斯本	将有关的问题制成一览表，逐项加以讨论、研究的方法
6	鱼骨图法	1953 年	［日本］石川馨	对某个问题的影响因素按相互关联性进行整理，并对其进行分析的方法
7	综摄法	1944 年	［美国］威廉·戈登	利用外部事物启发思考、开发创造潜力的方法
8	概念图法	20 世纪60 年代	［美国］诺瓦克等人	将零散知识连成一个系统，达到完善自身知识体系及改善思维创作新成果目的的一种图示法
9	思维导图法	20 世纪40 年代	［英国］东尼·博赞	依据一定的逻辑将各级主体形象地展现出来的方法
10	德尔菲法	20 世纪60 年代	［美国］赫尔默［美国］戈登	按照既定程序，采用背对背的匿名通信方式征询专家小组成员意见的方法

续表

序号	创新方法	提出时间	提出者	主要概念
11	5W1H 提问法	第二次世界大战期间	美国陆军	通过连续提 6 个问题，构象设想方案的制约条件，设法满足这些条件就可以获得创新方案的方法
12	希望点列举法	1954 年	[美国] 克劳福特	人为地按照某种规律列举出创造对象的要素，然后分别加以分析研究，探求创新的落脚点和方案的方法
13	六项思考帽法	20 世纪 80 年代初	[英国] 爱德华·德·博诺	要求每个参与者都从不同的角度思考问题，对问题进行全面分析的方法
14	价值工程法	20 世纪 40 年代	[美国] 劳伦斯·戴罗斯·麦尔斯	以对产品（或作品）进行功能分析为核心，力图以最低的寿命周期成本来实现其所要求的必要功能的科学管理方法
15	中山正和法	1970 年	[日本] 中山正和	通过类比、联想等方法，从其他事物中得到启发并进行逻辑推理的思考方法
16	信息交合法	1983 年	[中国] 许国泰	将某一确定对象的总体信息进行分解，然后通过构建信息反应场对所得信息要素进行交合，从而产生新信息的方法

【视野拓展】

创新方法研究的演化历程

创新方法在创新过程中发挥着至关重要的作用，其研究亦随着社会历史环境的洪流不断演化，自发端以来共经历三次研究热潮。

研究发端于 20 世纪初——技术革命浪潮推动生产力发展，工业水平大幅提升，商业社会逐渐兴起，公司制蓬勃发展，产业竞争日益激烈。以广告学界为首各界展开了关于创新方法的观察、分析和研究。1938 年以方法促思维的"头脑风暴法"创设，标志着现代创新方法研究开始。

冷战前后期分别出现了研究的第一、二次热潮。国际竞争激烈，世界格局动荡，创新作为国家发展的重要推动力，其内在规律及方法被广泛研究，其中以苏联的发明问题解决理论最为突出。

21 世纪初，第三次研究热潮掀起。随着国际环境的改变，为实现经济快速增长、把握国家发展战略核心，中国必须走创新发展道路。2008 年，中国提出"自主创新，方法先行"的目标，标志着中国创新方法研究推广工作的启动与其繁荣发展的开端。研究内容主要包括 TRIZ 技术创新方法及其中国本土需求融合、创新方法类型选择与应用研究等。

纵观演化历程，创新方法对于创新而言，是手段更是引擎，是创新研究的重点与关键，随着历史进程不断朝着系统化、理论化、多学科化发展。在研究、应用、发展创新方法时，要从实际出发，关注社会环境的变化，顺应历史的发展。

（来源：①张爱琴，侯光明．创新方法应用影响因素研究评述与展望［J］．科技进步与对策，2019，36（22）：152-160．②薛光远．习近平理论创新的方法论探析［J］．中共山西省委党校学报，2017，40（04）：13-15．③中华人民共和国科学技术部，发展改革委，教育部，中国科协．关于加强创新方法工作的若干意见［Z］．2008．）

二、典型创新方法

（一）TRIZ 理论创新方法

发明问题解决理论体系（TRIZ）是一种分析、解决创新问题的有效方法，是国际先进技术创新方法之一，在 20 世纪 50 年代末由苏联发明家、创造学家阿奇舒勒（Genrich S. Altshuler）及其团队奠基创立。发展至今，TRIZ 已进入成熟阶段，得到广泛应用。TRIZ 以一套包含分析方法、原理规律、算法工具等的完整体系，可加速创新进程，提升创新质量，提高创新的效率。

1. 核心思想　①不同行业遇到的问题，采用相同原理加以解决。②产品或技术系统的发展不是随机的，而是按照一定规律发展进化。

2. 重要名词

（1）技术系统　技术系统是技术工程中相互联系的组成成分的集合。任何系统都有一定的层次结构，通过将系统分解为一系列的子系统和要素，能够全面地认识该系统的内部结构。相应地，当该系统参与构成某较大系统时，称较大系统为该系统的超系统。例如，自行车是一个技术系统，其子系统有导向系统、驱动系统、制动系统等，其超系统则是整个交通系统；而将其中的驱动系统抽出视作一个技术系统，其子系统有脚蹬、链条、中轴等，其超系统则是自行车。就此看来，任何系统既可以作为一个要素，又可以看成是某个更为复杂庞大的系统，根据不同层次分析来优化改进，能够使其功能愈发强大全面。

在技术系统中，每个组成成分、成分间的组合、各层级都具有独立性和相对性。各成分要素有各自的特性或功能，而成分间的组合又具有与之不同的特性，用于完成特定的功能，层次亦然。在各具特性的基础上，又能够相互作用、相互转化。因此要尽可能地兼顾特性，遵循其规律与顺序，关注系统内部的优化趋势，统筹考虑，优化组合，提高系统效率。

（2）功能　产品或技术系统的功能是评估与效用的重要方面。在 TRIZ 中，功能是特定工作能力抽象化的描述。任何产品或技术系统都具有特定的功能，较其用途而言更为抽象特殊，一般用"主动动词＋可测量名词"的形式来表达，前者表示产品所完成的一个操作，后者则代表被操作的对象。如笔这一大类产品的用途是写字，而就功能而言，铅笔是摩擦铅芯，钢笔则是存送墨水。

3. 利用 TRIZ 解决问题的一般流程

利用 TRIZ 解决问题的一般流程见图 2-1。

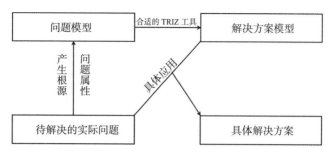

图 2-1 利用 TRIZ 解决问题的一般流程

（1）将一个待解决的实际问题转化为问题模型。关键要区分实际问题属性及其产生根源。据此，将问题模型分为以下四种。

1）技术矛盾问题 指在技术系统中，提高某个参数，导致另一参数的恶化。例如，改善汽车的速度参数，会导致安全系数发生恶化。

2）物理矛盾问题 指技术系统中的某个参数，无法满足系统内相排斥的不同要求。如飞机外壳的厚度应尽量大，以增加其强度；飞机外壳的厚度应尽量小，以减少飞机重量与油耗等。

3）物 – 场问题 指实现技术系统功能的某要素或要素之间出现了问题。通常将问题转化为由两个物质和一个场构成的简单物 – 场模型。如在汽车传动系统中，机械能（场）通过发动机（物质1）作用于车轮（物质2）而使汽车向前行驶。机械能、发动机和车轮就构成了汽车行驶这一物 – 场模型的三个要素。

4）知识使能问题 指通过搜寻实现技术系统功能的科学原理及方法指出解决的问题。如要实现电饭煲循环加热所需要涉及的物理化学知识原理等。

（2）针对不同问题模型，选择合适的 TRIZ 工具，得出解决方案模型。

1）针对技术矛盾问题 通常借助矛盾矩阵，在确定产生矛盾的两个参数后，从矩阵表中查找到推荐的发明原理。

2）针对物理矛盾问题 通常使用分离原理，选择时间、空间、条件、整体与局部等不同维度方法进行分离。

3）针对物 – 场问题 通常先构建出问题的初始物 – 场模型，再针对不同问题，在标准解法系统中，找出针对该问题的物 – 场标准解法。

4）针对知识使能问题 通常先使用"主谓宾"的精简完整句子模式来描述一个完整的解决方案，再寻找所有可能实现功能的技术资源信息，包括知识、科学原理、解决方案、技术手段、效应等。

（3）将解决方案模型应用到具体问题中，得到具体解决方案。在参照模型解决方法与应用过程中，要充分考虑社会环境的基础与现实条件的限制，不可生搬硬套，具体问题具体分析，灵活应用不同方法，得到各种不同的备选方案，再从中选择最好的解决方案。

（二）信息交合法

信息交合法由我国学者许国泰于 1983 年首创，是指将某一确定对象的总体信息进行分解，然后通过构建信息反应场对所得信息要素进行交合，从而产生新信息的方式。

1. 核心思想

（1）不同信息交合可产生新信息　信息的性质，可以是所在系统、层次、时空等。同一性质的信息相交合，只能增加信息的数量。只有不同性质的信息交合重组，才能产生新质的信息。

（2）不同联系交合可产生新联系　同一联系的信息交合，只能扩大信息联系的范围。所属联系不同、联系性质不同的信息交合重组，才能产生新质的联系。

2. 重要原则

（1）系统分解原则　确定对象后，按实践需要将其整体分解为要素之和，再把分解后的各部分分解为要素因子。在分解过程中，一要将对象合理分解为功能、材料、结构等信息要素并标明；二要按一定序列将各要素展开为若干信息因子，如层次、时间、空间、重要程度等，组成信息标；三要按需对每一信息因子进行分解，直至不能再分。

（2）信息交合原则　不同系列的信息要素通过坐标法串联成信息轴，构成信息反应场。在信息反应场中，各轴的每个要素要按序逐个相交合，得出新信息。

（3）筛选择优原则　交合重组所得到的信息数量众多，需按照一定标准对新信息进行评估筛选，找出优者。根据研究对象的不同，筛选标准也当有所侧重。如研究对象是产品时，在筛选时应注意产品的实用性、经济性、易生产性、市场可接受性等。

3. 利用信息交合法解决问题

利用信息交合法解决问题的一般流程见图 2-2。

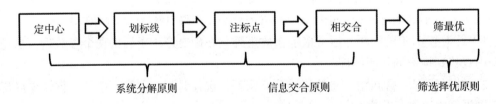

图 2-2　利用信息交合法解决问题的一般流程

（1）定中心　确定所研究的焦点对象及其联系的有序时空分点，以对象为零坐标作图。

（2）划标线　根据研究的需要划出几条信息坐标线，一般采用十字坐标法（图 2-3），并在坐标线上标明事物的属性，如时间、形态、结构、功能等。

（3）注标点　在相应信息坐标线上，按一定顺序标注有关信息点。

（4）相交合　将每个轴上的各要素依次交合后，产生新信息。

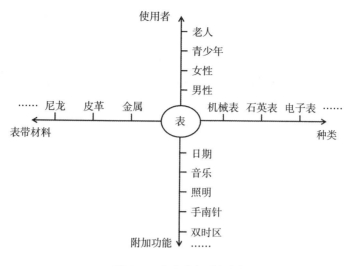

图 2-3 十字坐标法示例

（5）**筛最优** 根据需要，进行评估决策，选择合适的组合，形成创造性构想，进一步完善优化。

（三）头脑风暴法

头脑风暴法是世界上第一种创新方法，由美国著名创意思维大师亚历克斯·奥斯本（Alex Faickney Osborn）于 1938 年首次提出，是指通过自由联想与无限制讨论，以期帮助人们充分利用发散性思维并产生新观点的行为模式。头脑风暴法充分利用发散思维，通过自由畅想克服了常规的思维障碍，通过组合改进产生了额外的思维共振（即在讨论的过程中，某一成员的观点触发了另一成员的其他观点），通过时间限制形成了紧张的环境氛围（图 2-4）。

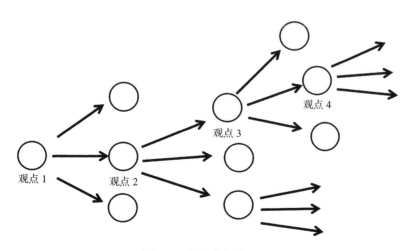

图 2-4 思维共振模式图

1. 核心思想 头脑风暴法的核心思想是收集尽可能多的新观点，并且这些新观点还需尽可能地出人意料，以期达到从各个方位无限接近最优解的目的。

2. 重要原则 研究发现，解决创新问题的主要方案，通常位于发散思维方向，但在常规的会议模式下，人们的思维极大地受到有限的知识领域以及惯性思维的影响。因此在实践过程中，需要遵循自由畅想、严禁批评、谋求数量、组合改进这四个重要原则。

3. 利用头脑风暴法解决问题

利用头脑风暴法解决问题的一般流程见图 2-5。

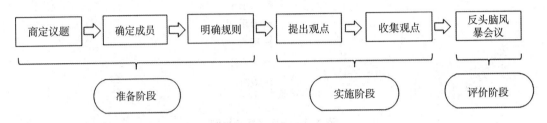

图 2-5 利用头脑风暴法解决问题的一般流程

（1）准备环节 在准备环节中，需提前商定会议议题，既要让会议成员明确其解决的问题，又不能对畅想做出限制。同时合理选择会议成员、主持人和记录员，会议人数最好控制在 4～15 人。在会议开始前需强调会议规则，提倡自由畅想，秉承尊重原则，切忌私下讨论，切忌做出评价。

（2）实施环节 为了更好、更快地使会议进入自由畅想的状态，可以在开始时进行一些活跃思维的小游戏。随后主持人负责介绍本次会议的议题及相关纪律。在给予成员一段思考的时间后，由其依次提出畅想，主持人把握会议进程，记录人员及时完成记录工作，主持人与记录员在会议过程中也可提出畅想。

（3）评价环节 在会议结束 1～2 天后，组织权威的专家团体或者会议原本的参加人员进行反头脑风暴会议，分析各观点的现实可行性，并从中挑选出最佳方案。

【视野拓展】

摩拜单车的衰落：创新不足败给了市场

随着城市交通压力与环境保护压力的日益增加，着眼于解决人们"最后一公里"的日常出行需求，摩拜单车借创新吸引资本，迅速占领市场，曾经成为共享单车行业当之无愧的领导者。

仅两年后，摩拜被美团收购，管理层被大换血，日损失甚至达 1000 万元。导致摩拜没落的原因中不乏资本运作、竞争激烈等，但其自身的创新研发、运营管理等偏差导致后劲不足，也是造成摩拜风光不再的重要原因。面对强劲的竞争对手与资本的鞭策，为了迅速拉动客户量以抢占市场，摩拜不得不将精力转向了扩大投放、压低价格的运营战中。而在长期投入、见效较慢的精细化运营与体验感提升方面，虽然也有后续跟进，如开发新代单车等，但是难以立刻起效、有所欠缺的创新改造并没有引起多大的水花。最初改变出行、复活单车的创业初心，渐渐淹没在"闪电扩张"的激烈对抗之中。同时因车辆丢失损毁等维护问题，成本增高，回本困难，摩拜已再难支撑，无奈之下被美团收购。

摩拜单车瞄准社会痛点与群众刚需，几乎不计得失地进行超前创新设计，获得出乎意料的市场反响。其前中期可以说是目标导向创新的经典成功案例。但随着行业发展与企业运营，摩拜单车并没有合理运用创新方法来维持创新的生命力。

摩拜单车的案例告诉人们，在市场竞争中，企业需解开资本死结、正确面对竞争，回归创造产业价值、解决社会问题的目标，基于社会环境与科技条件来选择适合企业与产品的创新方法来进行创新。

（来源：①知乎——谁都别落下共享单车，真假风口的幕后战事 | 年度特写。②知乎——ofo 打响共享单车广告战第一枪，单车大战下一步还会怎么玩？）

三、创新方法的时代价值

创新离不开创新方法的推动，实践证明，创新方法在提高创新频率、促进创新效率方面具有重要作用。

（一）创新方法提高创新频率

美国创新学会创始人兰登·莫里斯（Langdon Morris）在《持久创新》一书中曾提到"缺乏系统方法的创新只能凭运气"。运用科学的、系统的创新方法，能使创新变得有迹可循，让创新在大范围内传播、复制，为科学技术的持续创新、企业的长期创新、国家自主创新能力的不断提高提供了新的思路。

（二）创新方法促进创新效率

法国著名数学家勒内·笛卡尔（René Descartes）曾说："人类历史上最有价值的知识是方法的知识。"创新无疑是一项高风险的活动，在创新结果未明朗之前，其投入与产出的比例无法得到任何保证，而创新方法的使用在一定程度上可以规避无效创新，进一步提高创新的实际效率。

【视野拓展】

5G 时代的领跑者——华为的核心技术创新

2020 年 1 月 15 日，华为官方向外界公布了华为 5G 手机的销售状况。数据显示，自 2019 年 11 月发售以来，截至 2019 年 12 月底华为 5G 手机全球总发货量突破 690 万台。在 5G 技术尚未普及的大环境下，短短两个月的时间，690 万台的战绩已然十分亮眼。

从曾经 2G 的陪跑者到 5G 的领跑者，华为凭借的是核心技术方面的创新。

早在 2009 年，华为就正式启动了 5G 的研究计划，并在 2019 年对 5G 技术进行了预商用。在芯片设计方面，据《日经亚洲评论》的报道，华为在芯片领域的成就已经媲美苹果，达到世界领先水平。在协议标准方面，华为虽然没有在协议标准方面达到一家独大的地位，但在最核心的编码标准中占据了一席之地，其影响力日益增加。在通信网设备方面，依靠扎实的研发基础，即使在某些国家受到安全性的质疑，华为在通信网设备市场中也占据极大优势。在终端方面，华为在终端方面的成就不容置疑，就其率先发布 5G 智能手机，就已抢先占领了终端市场。十年磨一剑，截至 2019 年 10 月，华为已跟全球领先运营商签定了 60 多个 5G 商用合同，40 多万个 5G Massive MIMO AAU（5G 基站）发往世界各地。

华为创始人任正非一直将核心技术视为华为的生命力，他深刻认识到，要让"中国制造"走向"中国智造"，离不开核心技术的不断创新，真正能让华为在行业持续领跑的根本原因正是其强大的创新能力。

（来源：林超华. 任正非传：华为没有成功，只有成长 [M]. 湖北：华中科技大学出版社，2019.）

第四节　中医药传承与创新

习近平总书记对中医药工作作出重要指示，强调要遵循中医药发展规律，传承精华，守正创新。中医药学是中华民族的伟大创造，是中国古代科学的瑰宝，中医药的发展离不开传承，也离不开创新。传承是发展的前提和基础，创新是发展的内在动力和时代需求。只有推动中医药在传承中发展，在创新中提升，才能让中医药焕发新的光彩，为增进人民健康福祉作出新贡献。

一、中医药传承

传承是中医药的命脉所在。中医药的传承，是一个不断取其精华，去其糟粕的过程，是中医药事业图生存、谋发展之根本，是创造的基础、创新的本源。中医的底蕴是文化，中医的思维是哲学，中医的临床是技术，人们要传承好中医的经典思想理论以及技术方法，让岐黄基因薪火相传，让国之瑰宝在新时代中作出新贡献。

（一）中医药传承的概念及内涵

传承即前人传授，后人继承。中医药传承是指前人将学术思想、医学理论总结及临床诊疗经验等传授给后人，后人则对前人学术思想及临床诊疗经验等进行总结，并在继承前人的基础上，不断提升，从而使中医药更好地继续传承繁衍下去。

（二）中医药传承的特点

1. 地域性 中医药传承首先是在一定地域范围内的传承，地域环境因素决定一个地域内中医药传承的特点，其具体体现即为地域性中医学术流派。地域环境的多样性造就了不同地域不同中医学术流派的多样性，多样的地域性中医学术流派又存在着传承的统一性。地域性中医学术流派具有传承功能，从而使得其在发展过程中保持强大的生命力和竞争力。

2. 独特性 中医药是我国独特的卫生资源，其独特性在于其理论的特点，即以整体观念及辨证论治为核心，注重治疗个体化，讲究因时、因地、因人而异。国医大师、北京中医药大学教授孙光荣概括中医药独有的五大特色为：个性化的辨证论治、调治求衡的防治原则、人性化的治疗方法、多样化的干预手段、天然化的用药取向。因此，中医药理论的独特性是中医药的本质属性，是其之所以存在并传承不断的基础，也是其核心优势所在。

3. 延续性 中医药发展至今已有数千年的历史，从伏羲创八卦到神农尝百草，从黄帝内经到神农本草经，从医圣张仲景到金元四大家，从明清开创温病理论到近代与西医艰难抗衡，从建国之后的中西医结合到现在的中医药大繁荣，中医药的发展，自古到今从未间断，不断传承延续。

4. 包容性 指中医药在保持其核心理论不变的情况下，兼收并蓄多种科学理论的特性。它是古代的哲学和科学的集合体，不但具有医学属性，同时还蕴含着人文、科学和艺术属性，是德、道、术的统一，是复杂性科学。

二、中医药创新

从《黄帝内经》奠定中医理论体系，到明清时期温病学的产生，再到现代青蒿素的诞生。创新，是中医药的活力所在，是中医药生生不息的关键。随着人类疾病谱的变化，中医药需因时、因地、因人不断变化创新，要积极利用大数据、人工智能等先进技术，多学科、跨行业合作加快中医药现代化发展，做到"传承不泥古、创新不离宗"。

（一）中医药技术创新

中医药技术创新指为了更有效地实现市场经济需要和人类健康需求，以中医传统理论为指导，通过充分运用现代多学科技术方法来提高产品质量、开发新产品，最终实现中医药的市场价值。通过突破中医药发展的技术难关，提升中医药防治重大疑难疾病的能力，发挥中医治未病的优势，为提高全民健康水平、加快健康产业发展、助推健康中国建设提供坚实支撑。

1. 中医药自身的技术创新 中医药自身的技术创新主要体现在完善疾病认识和治疗手段的技术创新、知识整理和积累的技术创新、增强相对普适性的中成药技术创新以及中药加工炮制的技术创新等四个方面。首先，随着中医药的发展，中医在认识和治疗疾病过程中，不断地运用现代先进科技手段，完善对自身疾病的认识，改善治疗手段，逐渐形成中医认识和治疗疾病的新思想、新学说、新技术、新方药，从而创造出大量相应的技术创新；其次，中医药古籍汗牛充栋，经典的理论知识以及诊疗方法散在于各古籍中，整理中医药古籍是临床经验积累与总结的一个非常关键的内容，随着现代科学技术的发展，对中医药古籍的归类、整理和分析必将会有质的飞跃，其中产生的新技术和新作品可以大大促进中医药的传播和发展。再次，在中医理论指导下，通过技术创新，使现有中成药的质量和成效不断提升，适用范围不断扩大，普适性增强；最后，在阐明中药炮制原理的基础上，构建独特的中药饮片质量标准体系，深入挖掘传统特色炮制技术，充分借鉴和吸收现代先进科学技术，对中药饮片的加工炮制等相关技术进行探索性改良，并从中产生新的技术。

2. 利用中医药知识的技术再创新　是指在解读中医药知识的指引、导向作用后，或受到中医药知识的启发，通过现代科学技术来对其实质性内容进行重新表达，以形成更加符合市场需求的产品。主要有用新剂型重新表达中药方证功效的技术创新和用现代技术将中药方进行单一性表达的技术创新。中药传统制剂包括丸、散、膏、丹、酒、露、汤和锭八种，随着制药工业和新药开发的不断进展，我国中药制剂已从传统经验和工艺水平逐步上升到科学制药的新水平，由此创造出了滴丸、栓剂、膜剂等中医药新剂型，从而更好地重新表达中药方证。用现代技术将中药方进行单一性表达是利用现代提取技术和药监管理安全、可控、有效的要求，将中药单方或复方中的一部分功能进行单一性表现而形成的技术创新，如中药提取分离纯化精制浓缩干燥工艺技术，特别是提取中药复方中的有效部位、有效成分，甚至提取出单一的化合物，像青蒿素就是依据青蒿"截疟"的作用而提取出的单一成分。

(二) 中医药产品创新

中医药产品创新是指在中医理论指导下，结合中医药元素，创造某种新产品或对某一产品的功能、用途等进行创新。中医药产品创新主要包括以中医药功效为基础的产品创新及以中医药文化为载体的产品创新，具体表现为从经典古方中挖掘的养生、滋补类保健品，以药食同源药材为基源的食品，以中医药文化为载体的文创产品，以及传统动植物为原料的美容日化产品等。产品创新是中医药紧随时代发展进步的产物，是中医药传播的重要媒介。

1. 以中医药功效为基础的产品创新　此类产品的创新主要在于以产品为媒介，赋载中医药功效，从而使得产品拥有新功效，此创新产品以药膳为主要代表。药膳是将中医药同中国饮食相结合，配制成具有各式各样功能的药膳。当今社会越来越提倡健康饮食，药膳"寓医于食"，既将药物作为食物，又将食物赋以药用，药借食力，食助药威，二者相辅相成，相得益彰，既具有较高的营养价值，又可防病治病、保健强身、延年益寿，且易于普及，得到广大群众的喜爱。

2. 以中医药文化为载体的产品创新　此类产品的创新是借助于现代科技手段对中

医药文化资源、文化用品进行创造与提升，从而提高产品附加值，此创新产品以中医药文创产品为主要代表。中医药文创产品是依托于中医药文化和设计者的知识与智慧，在知识产权的保护下创造出具有市场经济价值和文化价值的产品，从中医文化到创意，从创意到产品，再到商业经济活动，构建了人和中医药的新关系。世界中医药学会联合会创会主席兼秘书长李振吉说："中医药的国际传播需要文创产品。"中医药和文创的结合扩大了文化产业市场。

【视野拓展】

相宜本草：传承本草智慧，创造健康之美

"相宜"一词源自宋代诗人苏轼的《饮湖上初晴后雨二首》中的诗句"淡妆浓抹总相宜"，故"相宜"承载着中国传统文化，追求万事万物，和谐统一、相宜相生。本草，即中草药，传承中医药文化。相宜本草品牌创立于2000年，专注于中草药护肤品的开发，悠久的中国文化与深厚的中草药智慧是品牌所倡导的"健康之美"的源泉。

品牌哲学

天地人和，相宜相生。相宜本草深受中国传统哲学和中医文化的影响，"阴阳五行""天人合一""致中和"是品牌的哲学根基。人与自然万物是一个生命共同体。品牌倡导并践行人与自然、人与社会、人与人、人与自身的和谐共生、和美共荣。

品牌缘起

几千年博大精深的中医药文化，积累了坚实的理论和丰富的实践。《黄帝内经》《神农本草经》《本草纲目》等典籍，是中医文化的珍贵宝藏。中医美容的各种方法，被反复运用、筛选，日臻完善，为现代中医美容与世界美容理论提供了行之有效的天然药物及方法。

品牌诞生

创始人封帅，生于医药世家，外祖父杨继田曾是冯玉祥将军的保健医生，在泰山脚下创办过"博爱医院"。"有钱没钱都给看病"的济世情怀，远近闻名。源于家庭的熏陶和传承，封帅于2000年创立"相宜本草"品牌，专注于中草药护肤品的开发。

联合开发

相宜本草与上海中医药大学展开深入合作，聘请中医药专家顾问，组建联合实验室，共同开发相宜本草的核心本草技术。

（来源：相宜本草官方网站——相宜本草品牌故事）

（三）中医药服务创新

中医药服务创新指突破以前各种限制因素，为用户带来新颖的中医药服务，是新设想、新技术转变成新服务的过程。提升中医药服务创新的重点在于继承中医健康服务的"理法方药"，提升中医药认知、诊病、组方、用药四大方面的能力。

中医药服务创新离不开互联网平台，面对新形势下的医疗健康需求，需加强深化互联网与中医药服务的融合发展，推动中医药服务新模式的发展，提升中医药创新服务能力，"互联网＋中医药"创新服务已然成为当今社会医疗服务最受欢迎的模式之一。国家中医药管理局出台《关于推进中医药健康服务与互联网融合发展的指导意见》（国中医药规财发〔2017〕30号）指出：要充分发挥中医药特色优势，大力拓展中医药健康服务与互联网融合的广度和深度，着力创新中医药健康服务模式，释放发展潜力和活力。到2030年，以中医药理论为指导、互联网为依托、融入现代健康管理理念的中医药健康服务模式形成并加快发展。

1. 中医药互联网医疗创新服务　充分利用互联网、大数据等手段，发展基于互联网的中医药医疗创新服务，建立医疗网络信息平台，探索具有中医特色的智慧医疗服务新模式，推动基于互联网的中医药医疗机构服务流程再造，促进区域不同级别医疗资源整合，提高中医药防控重大疾病的能力。

2. 中医药智慧养生养老创新服务　以社区为基础，搭建医养结合的养老信息服务网络平台，发展中医特色的智能健康产品及个性化健康管理服务，推进中医药智慧养生养老科技示范。

【视野拓展】

甘草医生：做最好的互联网中医在线服务平台

甘草医生是杭州甘之草科技有限公司旗下"互联网＋中医"品牌，以传统中医就诊流程为切入点，分阶段从医患精准匹配、药材质量把控、提升医生医术等入手，最大限度地服务好医生和患者，满足互联网时代大众节奏快、压力大、亚健康及慢性病普遍的现状需求。

多维服务场景，提升患者就诊效率

随着人们生活水平的提高，健康越来越受到人们的关注，但是现实医疗体系又存在着一些难题和痛点，如专家号难挂、大型综合医院人满为患等。针对市场存在的问题，甘草医生立足于中医药领域，借助"互联网＋"改善医疗领域的现状，解决患者的难题。

通过甘草医生医患服务平台，患者可以与自己熟悉信任的医生建立长期稳定的联系，随时随地在线与医生沟通反馈病情，提供更便捷的复诊体验。这是一个集就诊、开方、在线购物等几大功能为一体的多功能服务平台，旨在于服务医生和患者，实现医院、医生和患者多赢的局面。

加强诊后随访，创造疗效分析环境

诊后随访是指医院对诊治后的患者通过各种方式，定期跟踪了解患者病情变化，通过发布随访任务，病友患者配合完成，对患者进行专业性康复指导的一种随访行为。就我国来说，就诊后的患者随访率普遍偏低，随着医院和患者对就诊后随访的意识越来越强烈，随访行为和随访方式也需要被规范和改进。医生平时工作较忙，患者又处于移动状态，亟须在各方配合下，借助适合的工具，使诊后随访效率最大化。

甘草医生开发的诊后随访系统，可以提高医院医前及医后服务水平，同时方便医生对患者进行跟踪观察，掌握第一手资料以进行统计分析、积累经验，同时也有利于医学科研工作的开展和医务工作者业务水平的提高，从而更好地为患者服务。

把控药材质量，优化传统医药服务

对于中药饮片的质量，国家有关部门的监管一直没有停止，多次开展专项治理行动，但中药材流通环节混乱、市场无序竞争现象仍时有发生，影响中药饮片和成品药的质量。甘草医生在为医生提供在线诊后复诊工具的同时，也为患者提供线下转方服务，以优质中药提升疗效体验。

通过走访考察多方药企，甘草医生以道地药材、炮制工艺、现代化制药技术、贮藏技术与质量标准的研究等维度，与多家品牌药企达成战略合作，其中包含国药天江、华润三九、华东医药、九州通医药、同仁堂等知名中药企业，保障中药品质，提升中药疗效。同时与顺丰物流建立合作，集中式为患者提供中药配送服务，目前已实现全国 80% 的地区次日送达。

甘草医生以互联网技术为核心，围绕医生、患者、中医药三方的结合，建立医患关系链接平台，整合优质药企供应链资源，优化中医药服务，让患者就诊更便捷，让医生随时随地看好病，致力于做最好的互联网中医在线服务平台。

（四）中医药创新的特点

1. 新颖性 指现有事物所不具备的属性，是对旧事物的扬弃与发展，是创新的本质和价值所在。中医药创新的新颖性体现在理论之新、技术之新、方法之新、方药之新等方面。

2. 前瞻性 指对未来发展可能性的预测，是创新的关键。中医药创新要遵循中医药发展规律，把握中医药发展趋势，结合当前的发展现状，预测未来发展的可能性，从而进行有目的地创新。

3. 社会性 指生物作为集体活动中的个体或作为社会一员，在活动时所表现出的有利于集体和社会发展的特性，是创新的基础。中医药创新涉及众多中医药人的投入、产出，投入的是中医药人智慧和自然资源，产出的是中医药的新理论、新产品和新服务。

4. 价值性　指主体认定的客体对主体的积极作用，即意义、作用，是创新的目的。中医药创新价值体现，一是造福人类健康，为建设健康中国、健康世界作出新贡献，二是为世界带来直接或间接的经济效益。

【课堂互动】

一、创意传球游戏

游戏简介：每人都必须触击球，组内轮番传递，用时最少者为胜。

游戏分享：能否再快些。集合团队的创新力量，就可以完成不可能完成的任务。

二、嘴巴手指不一样

游戏简介：每个小组出一人，裁判随意指一人，被指的人口念"嘴巴手指不一样——5"，然后出手指，不能和嘴巴说出的数字一样，如果一样就错了。没有错误，被指人就指示他人为下一个。速度可以越来越快。

游戏分享：考验个人的反应与协调组织能力。

三、场景再现游戏

游戏简介：某一人为主要叙述对象，其余同学为提问者。高铁站入口处有一个被打开了的包，由此开始联想和提问。由叙述者讲述在脑海中推测的场景，其余同学提问完善故事场景。

游戏分享：包为什么在这里，包为什么被打开，当时可能发生了什么。

【实践探索】

一、"六顶思考帽"实践

实践背景：六顶思考帽是法国"创新思维学之父"爱德华·德·博诺（Edward de Bono）开发的一种思维训练模式。通过使用六种不同颜色的帽子（代表六种不同的思维模式）来全面思考问题，强调的是"能够成为什么"，而非"本身是什么"，寻求一条向前发展的道路。

实践内容：对同一个问题，在思考过程中不时调换思考帽，用六顶思考帽从问题的不同角度来分析讨论。用白色思考帽关注事实和收集数据；用"绿色思考帽"进行创造性思考、头脑风暴和求异思维，跳出一般思维模式；用"黄色思考帽"从正面考虑问题，并收集建设性的观点。用"黑色思考帽"收集负面的意见，找出逻辑上的错误；用"红色思考帽"大胆表现自己的情绪、直觉、感受和预感等；用"蓝色思考帽"控制和调节好思维过程。

实践总结："六顶思考帽"是具有建设性、设计性和创新性的思维管理工具。能够帮助思考者克服情绪感染，剔除思维的无助和混乱，摆脱习惯思维枷锁的束缚，以更高效率的方式进行思考。六顶思考帽是平行思维工具，是创新思维工具，也是人际沟通的操作框架，更是提高团队效率的有效方法。

二、"迪士尼策略"实践

实践背景："迪士尼策略"是迪士尼公司进行创意设计的一个流程化工具，以沃尔特·迪士尼（Walt Disney）的名字命名。迪士尼将提出点子的梦想家、制定执行计划的实干家和寻找问题的批评家三个不同角色聚在一起，通过默契合作，创造出富含创意，实际零缺点的梦想或结果。

实践内容：选定一个要思考的具体事件，在三张白纸上分别写上"梦想家""实干家"和"批评家"。先在"梦想家"的纸上，集中思考你最想得到什么，最想看到什么，要没有限制地发挥自己的想象力。在这一步骤，最重要的就是不要自我设限。接着进入"实干家"的角色，集中精力思考如何实现刚才"梦想家"所设想的，你要不断地问自己怎样才能做到，此时也要把"做不到"等念头抛开。想完如何才能做到，然后进入"批评家"的角色，开始考虑有什么漏洞，刚才"梦想家"和"实干家"所想的东西中有哪些是和现实情况最相符的。最后根据实际情况进行选择，思考应该再从哪个角色考虑，直到有了满意的方案为止。

实践总结：梦想家充分发挥想象力，实干家和批评家使创新的想法落地成现实，在平衡大局的同时，又能洞察细节从而成功达成目标。

【本章小结】

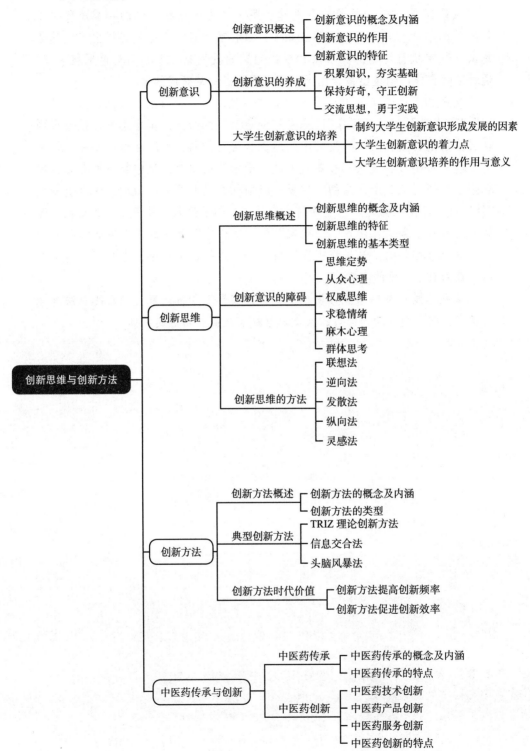

【思考题】

1. 培养创新意识和创新思维对中医药院校大学生发展有何意义?

2. 大学生在培养创新意识和创新思维过程中遇到了哪些困难,该如何克服?

3. 中医药院校大学生在学习过程中如何处理好传承与创新的关系?

4. 请列举日常生活与实际中常见的创新思维。

5. 阐述三种典型创新方法的一般流程。

6. 举例说明典型创新方法如何应用于现实生活。

7. 面对重大突发公共卫生事件,中医药如何发挥自身优势和创新工作方式。

第三章　创新创业与知识产权▷▷▷▷

【创言创语】

　　创业的过程，实际上就是恒心和毅力坚持不懈的发展过程，这其中并没有什么秘密，要真正做到中国古老格言所说的勤和俭也太不容易。

——［中国香港］李嘉诚

【学习目标】

1. 掌握著作权、专利权、商标权的概念。
2. 掌握知识产权对创新创业的作用。
3. 理解知识产权的使用范围、申请流程、主要内容、保护战略。
4. 理解知识产权的概念和特征。
5. 了解知识产权的由来。

【理论知识】

第一节　知识产权概述

一、知识产权的概述

（一）知识产权的概念及内涵

英文"Intellectual Propertly"、法文"Propriéte Intellectuale"、德文"Gestiges Eigentun"，其原意均为"知识（财产）所有权"或者"智慧（财产）所有权"。

知识产权的称谓来源于18世纪的德国，将一切来自知识活动的权利概括为知识产权的主要是著名比利时法学家皮卡弟，这一学说被广泛传播，得到许多国家和国际组织的承认。皮卡第认为，知识产权是一种不同于所有权的特殊权利，所有权原则上是永恒的，随着物的产生与毁灭而发生与终止；但知识产权却有时间限制。一定对象的产权在每一瞬息时间内只能属于一个人（或一定范围的人共有财产），使用知识产权的权利则不限人数，因为它可以无限地再生。1967年《建立世界知识产权组织公约》签订以后，知识产权这一概念得到了世界大多数国家和众多国际组织的承认。

我国法学界曾长期使用"智力成果权"这一概念，1996年《中华人民共和国民法通则》颁布以后，开始正式使用"知识产权"这一概念。我国台湾地区称知识产权为"智慧财产权"。吴汉东教授在其主编的《知识产权法》中的定义是："知识产权是人们对于自己的智力活动创造成果和经营标记、信誉所依法享有的专有权利。"张玉敏教授则认为："知识产权是民事主体支配其所有的创造性智力成果、商业标志以及其他具有商业价值的信息，享受其利益并排斥他人干涉的权利。"总的来说，知识产权是指自然人、法人或者其他组织依法对创造性的智力成果和经营性标记、信誉所享有的权利。上述内容准确地指明了知识产权行为的主体、依据及受保护对象，包含了整个知识产权的全部内容。

知识产权的内涵涉及多领域。在知识产权制度越来越受重视的背景下，运用知识产权并实施知识产权战略成为一个国家和地区促进经济发展的重要手段。知识产权战略属于竞争战略的范畴，它是市场经济主体实施竞争行为的高级形式和较高境界。随着知识产权制度在一个国家经济社会发展中的地位日益提高，知识产权战略也与国家经济发展、科技进步和综合竞争实力的提高日益相关，这就使知识产权制度在一个国家的运行被提高到战略高度，同时也使知识产权战略具备了国家战略的禀赋，在国家整体战略中的地位越来越重要。

（二）知识产权的类型

1. 国内分类

（1）著作权（Copyright） 中文最早使用"著作权"一词，始于中国第一部的著作权法律《大清著作权律》。其中对著作权的解释为："有法律不称为版权律而名之曰著作权律者，盖版权多于特许，且所保护者在出版，而不及于出版物创作人；又多指书籍图画，而不是以赅刻模型等美术物，故自以著作权名之适当也。"此后中国著作权法律都沿用这个称呼。著作权的对象是作品，是指文学、艺术和科学领域内具有独创性并能以某种有形形式复制的智力成果。

（2）专利权（Patent Right） 专利权，简称"专利"，是发明创造人或其权利受让人对特定的发明创造在一定期限内依法享有的独占实施权，是知识产权的一种。我国于1984年公布《专利法》，1985年公布该法的实施细则，对有关事项作了具体规定。

（3）商标权（Trademark Right） 商标权是指商标所有人对其商标所享有的独占的、排他的权利。我国商标权的取得实行注册原则。因此，商标权实际上是因商标所有人申请、经国家商标局确认的专有权利，即因商标注册而产生的专有权。

（4）其他知识产权

1）原产地标记 是原产地规则的一项重要内容，是原产地工作不可分割的组成部分，包括原产国标记和地理标志。原产国标记是指用于指示一项产品或服务来源于某个国家或地区的标识、标签、标示、文字、图案以及与产地有关的各种证书等；地理标志指一个国家、地区或特定地方的地理名称，又将该名称用于指示一项产品，且该产品的质量特征完全或主要取决于地理环境、自然条件、人文背景等因素。

2）商业秘密权 是对创造性成果给予保护的权利形态，具有知识产权的本质特征。

商业秘密权不同于一般的知识产权，商业秘密权的权利主体不是单一的。同样的商业秘密可能既为甲所掌控，也为乙所掌控，并且二者均采取了保密措施，同一商业秘密的多个权利主体都可以对商业秘密进行占有、使用、处分和收益。

3）植物新品种权　是工业产权的一种类型，是指完成育种的单位或个人对其授权的品种依法享有的排他使用权。植物新品种权产生的最终目的是鼓励更多的组织和个人向植物育种领域投资，从而有利于育成和推广更多的植物新品种。

4）制止不正当竞争权　是保护工业产权的内容之一。不正当竞争行为包括：可能对竞争者的企业、商品或工商业活动发生混淆的行为；可能破坏竞争的企业、商品的性质、制造方法信誉的虚假陈述；可能使公众对于商品的性质、制造方法、特征、目的适用性或数量引起误解的表示或陈述。制止不正当竞争的权利与专利、商标及工业品外观设计不同，后三项都是以授予利用的专有权方式来保护的，而前者则具有反对违反诚实经营工商业的竞争行为的权利。

2. 国外分类

（1）版权（Copyright）　版权是对计算机程序、文学著作、音乐作品、照片、电影等的复制权利的合法所有权。除非转让给另一方，版权通常被认为属于作者。大多数计算机程序不仅受到版权的保护，还受软件许可证的保护。版权只保护思想的表达形式，而不保护思想本身。

（2）工业产权（Industrial Property）　工业产权是指人们依法对应用于商品生产和流通中的创造发明和显著标记等智力成果，在一定地区和期限内享有的专有权。按照《保护工业产权巴黎公约》的规定，工业产权包括发明、实用新型、外观设计、商标、服务标记、厂商名称、货源标记、原产地名称以及制止不正当竞争的权利。

（三）知识产权的特征

1. 无形性　知识产权的无形性是指其客体既不是人身或人格，也不是外界的有物体或无物体，而是人的无形性的智力成果。需要把知识产权的客体与载体区分开来，知识产权的载体是有形的，譬如作品、产品等，而知识产权的客体则是这些作品、产品等所体现出来的权利人的思想。

2. 复合性　知识产权的复合性是指其内容既包括人身权利又包括财产权利。人身权利，也可以称为精神权利，是指权利与取得智力成果的人身不可分离，是人身关系在法律上的反映。财产权利则是指智力成果被法律承认以后，权利人可利用这些智力成果取得报酬或者得到奖励的权利。

3. 地域性　知识产权的地域性是指只在所确认和保护的地域内有效。即除签有国际公约或双边互惠协定外，经一国法律所保护的某项权利只在该国范围内发生法律效力。知识产权既具有地域性，在一定条件下又具有国际性。

4. 时间性　知识产权的时间性是指法律对各项权利的保护，都规定有一定的有效期，各国法律对保护期限的长短可能一致，也可能不完全相同，只有参加国际协定或进行国际申请时，才对某项权利有统一的保护期限。

5. 专有性　知识产权的专有性是指除权利人同意或法律规定外，权利人以外的任何人不得享有或使用该项权利，即独占性或垄断性。这表明权利人独占或垄断的专有权利受严格保护，不受他人侵犯，只有通过"强制许可""征用"等法律程序，才能变更权利人的专有权。

【视野拓展】

迈克尔·乔丹商标纠纷案

迈克尔·乔丹是美国NBA著名篮球明星，乔丹公司是国内体育用品企业，在国际分类第25类、第28类等商品或者服务上拥有"乔丹""QIAODAN"等注册商标。

2012年，迈克尔·乔丹认为，争议商标"乔丹""QIAODAN"的注册损害了其姓名权，向商标评审委员会提出撤销争议商标的申请。商标评审委员会裁定争议商标予以维持。迈克尔·乔丹不服，向北京市第一中级人民法院提起行政诉讼。一审败诉后，迈克尔·乔丹上诉至北京市高级人民法院提起上诉。

2015年7月27日，北京市高级人民法院公布了二审判决书对于迈克尔·乔丹与中国乔丹体育商标争议案，迈克尔·乔丹要求撤销乔丹体育的争议商标的上诉理由依据不足，法院不予支持，乔丹体育的注册商标不会被撤销。驳回上诉，维持原判，并宣布本判决为终审判决。

2016年4月26日上午，最高人民法院公开开庭审理再审申请人迈克尔·乔丹与被申请人国家工商行政管理总局商标评审委员会、一审第三人乔丹体育股份有限公司10件商标争议行政纠纷系列案件，庭上各方就"乔丹"商标是否侵权问题辩论了4小时之久，但最终结果并未当庭宣判。商标评审委员会、北京一中院、北京高院均认为，"乔丹"为英美普通姓氏而不是姓名，难以认定其与迈克尔·乔丹存在当然的对应关系。现有证据不足以证明"乔丹"确定性指向"Michael Jordan"和"迈克尔·乔丹"，难以认定争议商标的注册损害迈克尔·乔丹的姓名权。迈克尔·乔丹不服，向最高人民法院申请再审。最高人民法院认为，乔丹在中国具有较高的知名度，为相关公众所知悉，"乔丹"与迈克尔·乔丹之间已经形成了稳定的对应关系，迈克尔·乔丹对中文"乔丹"享有在先姓名权，但不足以证明相关公众使用拼音"QIAODAN"指代迈克尔·乔丹，也不足以证明拼音"QIAODAN"与迈克尔·乔丹之间已经建立了稳定的对应关系。

2016年12月8日，最高人民法院判决乔丹公司对争议商标"乔丹"的注册损害迈克尔·乔丹在先姓名权，违反商标法，撤销一、二审判决，判令商标评审委员会重新裁定。法院同时认定拼音商标"QIAODAN"及"qiaodan"未损害乔丹姓名权。

（来源：百度百科——乔丹商标案）

二、知识产权的发展历程

(一)国外知识产权的发展

知识产权最早起源于 16 世纪的英国,早期的英国资产阶级为了追求财富和保持国家经济的繁荣,鼓励发明创造。1624 年,英国颁布了垄断法案,这是世界上第一部具有现代意义的专利法。在专利制度确立的同时,著作权制度也产生了。1709 年,英国颁布了《安娜女王法》,率先实行对作者权利的保护。《安娜女王法》为现代著作权制度奠定了基石,被誉为著作权法的鼻祖。1790 年,依照《安娜女王法》的模式,美国制定了《联邦著作权法》。在英美强调版权的普通法系确立的同时,以法国和德国为代表的强调人格权的大陆法系也诞生了。1793 年,法国颁布《作者权法》,不仅规定了著作财产权,而且还注意强调著作权中的人格权内容。该法成为许多大陆法系国家著作权法的典范。1803 年,法国在《关于工厂、制造场和作坊的法律》中将假冒商标按私造文书处罚,确立了对商标权的法律保护。1857 年,法国又颁布了《关于以使用原则和不审查原则为内容的制造标记和商标的法律》。随后欧洲大陆各国和美国相继实行和发展了相应的知识产权专利制度。

19 世纪末开始,有关知识产权的国际多边公约、地区公约或双边协定纷纷出台,其中 1883 年签订的《保护工业产权巴黎公约》和 1886 年签订的《保护文学艺术作品伯尔尼公约》成为知识产权领域国际保护制度的基本法律框架。知识产权保护从此呈现国际化的特点,而且知识产权保护和协调的国际化趋势愈来愈明显。特别是进入 20 世纪 70 年代以来,随着各国在经济、科学、技术、文化领域交流与合作的不断扩大,知识产权的国际化又迈上了一个新台阶。

1968 年,法国签订《工业品外观设计国际分类的洛迦诺协定》,明文规定把包装和容器列入工业品外观设计。

1970 年,《建立世界知识产权组织公约》生效,世界知识产权组织正式成立。

1980 年,美国国会通过《斯蒂文森·威尔德勒(Stevenson.Wydler)法案》,也称"联邦技术转移法案",以此促进联邦政府机构拥有的专利的商业化实施。

21 世纪日本政府和企业共同制定 21 世纪知识产权战略大纲,提出了创造、保护、应用知识产权的战略和人才培育战略。此后美国、韩国等多个国家也相继公布了相关的知识产权体系,把知识产权制度和政策纳入了提升国家竞争力和促进技术进步的范畴。

(二)国内知识产权的发展

1859 年,太平天国领导之一洪仁玕在他著名的《资政新篇》中首次提出了建立专利制度的建议。他认为对发明实行专利保护,是赶上西方发达国家的必备条件。由于太平天国运动失败,洪仁玕的建议没有真正实现。

1881 年,我国早期民族资产阶级的代表人物郑观应,曾经就上海机器织布局采用的机器织布技术,向清朝皇帝申请专利。1882 年,光绪皇帝批准该局可享有十年专利,这是我国历史上的较有影响的"钦赐"专利事件。

1898 年，在戊戌变法中，光绪皇帝签发了《振兴工艺给奖章程》，这是我国历史上的第一部专利法。

1910 年，我国历史上第一部著作权法《大清著作权律》颁布。

1990 年，新中国第一部著作权法《中华人民共和国著作权法》颁布。

1993 年，我国颁布《反不正当竞争法》，之后又颁布了《植物新品种的保护条例》《集成电路布图设计保护条例》等。

2001 年，我国加入世界贸易组织（WTO）前，按照国际公约的规定对知识产权相关法律进行了修改和完善。

2008 年，我国发布《国家知识产权战略纲要》（国发〔2008〕18 号），明确到 2020 年要把我国建设成为知识产权创造、运用、保护和管理水平较高的国家。

2010 年，第十一届全国人民代表大会第三次会议上，时任总理温家宝提出："必须大力实施知识产权战略，加强知识产权创造、应用和保护，进一步激发广大科技工作者和全社会的创新活力。"其中《中华人民共和国国民经济和社会发展第十二个五年规划纲要》将知识产权保护纳入国家未来发展战略。

2015 年，国务院发布《关于大力推进大众创业万众创新若干政策措施的意见》（国发〔2015〕32 号），明确提出"加强创业知识产权保护"。同年 9 月，国家知识产权局等五部委印发《关于进一步加强知识产权运用和保护助力创新创业的意见》（国知发管字〔2015〕56 号）的通知，对如何完善知识产权政策引导和激励创新创业进行了系统规定。

2017 年，国务院发布《关于强化实施创新驱动发展战略进一步推进大众创业万众创新深入发展的意见》（国发〔2017〕37 号），为完善创新创业过程的知识产权运用和保护体系提出了切实的举措。

2018 年，国家知识产权局发布《2018 年重点领域知识产权分析评议报告》。该报告包括《移动支付产业知识产权分析评议报告》《半导体存储器产业知识产权分析评议报告》《超高清显示产业知识产权分析评议报告》三部分，在某种程度上意味着未来移动支付、半导体存储器和超高清显示将成为中国知识产权的重点发展领域。

2019 年，国家版权局发布声明，图片版权保护被纳入"剑网 2019"专项行动，进一步规范图片市场版权秩序。国家版权局强调，各图片公司要健全版权管理机制，规范版权运营，合法合理维权，不得滥用权力。知识产权受到国家及社会重视，将促进未来整个社会的版权保护环境的提高，推动版权经济迈入新时代。

加入世界贸易组织（WTO）之后，我国更加重视对知识产权的保护。2019 年底，我国针对知识产权保护已深入开展了"护航""雷霆""清风""龙腾""溯源""剑网"等行政执法专项行动，同时还设立 14 家知识产权保护中心，知识产权维权援助与举报投诉网络覆盖全国大部分地区。

【视野拓展】

中医药知识产权的历史演进

宋晓亭在《中医药知识产权保护指南》一书中认为，中医药知识产权是指与中医药有关的智力成果权、特殊标记使用权和信誉相关的权利，并把中医药知识产权划分为智力成果权和标记使用权两大类。从这个定义中可见，中医药的有关智力成果权、特殊标记使用权都应当纳入中医药知识产权的定义之中。对于一些具有很好的实用性但未被现有知识产权法所保护的传统医药知识也应纳入其中。诸如养生知识、针灸知识、生命知识等具有很好的实用性的传统知识随着社会的发展，将来得到中医药知识产权保护的可能性很大。

1993 年以前，我国主要依靠行政立法保护药品的知识产权。行政保护是指除专利、商标之外，依靠行政法规对药品知识产权的保护。1993 年以后，我国修订后的中国专利法开始对药品进行专利保护，实行两套系统并行。目前我国中药研究成果存在的保护形式有五个，包括：国家保密处方，如华佗再造丸；商标保护，如同仁堂；行政保护，如中药保护品种保护等。

2003 年，《中华人民共和国中医药条例》正式施行，是当时我国效力层次最高的一部保护中医药的立法，其中有很多规定涉及中医药技术成果及其应用。

2017 年，通过的《中华人民共和国中医药法》（以下简称《中医药法》）正式实施，对中医药知识产权保护问题给予相对较为全面的关注和重视，该法不仅明确宣示了要保护中医药知识产权，肯定了中医药传统知识持有人对其持有的中医药传统知识所享有的权利，对经认定属于国家秘密的传统中药处方给予特殊保护，且鼓励对道地中药材采取地理标志产品保护等。这表明我国立法对中医药知识产权的保护已经达到了一个更高的阶段，不仅立法的效力层次有了明显提高，而且其保护措施已经不再局限于专利，而有了更多种形式。

2020 年 1 月中办、国办印发《关于强化知识产权保护的意见》提出，要探索建立药品专利链接制度、药品专利期限补偿制度。研究制定传统文化、传统知识等领域保护办法，加强中医药知识产权保护等。《意见》明确了工作目标，提出力争到 2022 年，侵权易发多发现象得到有效遏制，权利人维权"举证难、周期长、成本高、赔偿低"的局面明显改观；到 2025 年，知识产权保护社会满意度达到并保持较高水平，保护能力有效提升，保护体系更加完善，尊重知识价值的营商环境更加优化，知识产权制度激励创新的基本保障作用得到更加有效地发挥。

保护中医药知识产权，必须变被动防守为主动出击。从《专利法》的规定来看，专利权保护期限不过几十年，需要不断申请专利保护。有限的专利保护期，保护不了传承上千年的中医药。唯有从源头上保护好中医药的知识理论体系，才能促进中医药事业的创新发展。例如，地黄丸家族由六味地黄丸加减而来。只要保护好制备六味地黄丸的"理和法"，知柏地黄丸、杞菊地黄丸、归芍地黄丸等"方和药"才会不断涌现。如果只保护"方和药"，不保护"理和法"，中医药创新的源头就会枯竭。与其下游拦坝，不如上游开源，保护好中医药这一中华民族的伟大创造。

（来源：①宋晓亭. 中医药知识产权保护指南［M］. 北京：知识产权出版社，2008；32.②人民网——保护好中医药知识产权）

第二节　知识产权的类型及申请

一、著作权

（一）著作权的概念及内涵

著作权作为一个法律术语，在各国称谓不一。英语国家一般称为"版权"（copyright），意为抄录或复制的权利；在法国、德国、东欧等欧洲大陆国家称为"作者权"（right of the author），意为著作权是由作者和权利所构成；而在日本则称为"著作权"（right in the work）。立法上语词构成的不同，实质上反映着不同的立法概念。随着时代演进及科技的进步，著作的种类逐渐增加。世界上第一部版权法英国《安娜法令》开始保护作者的权利，而不仅仅是出版者的权利。1791 年，法国颁布了《表演权法》，开始重视保护作者的表演权利。1793 年，法国又颁布了《作者权法》，作者的精神权利得到了进一步的重视。

1990 年，第七届全国人民代表大会常务委员会第十五次会议通过的《中华人民共和国著作权法》采用了"著作权"这一概念。该法于 1991 年 6 月 1 日正式施行，并于 2001 年和 2010 年进行了修订。根据我国《著作权法》的有关规定，著作权是指特定形式的文学、艺术和科学领域内具有独创性并能以某种形式固定的智力表达的作者，依法对其创作完成的作品所享有的专有人身权和财产权的总称。其中作者是指创作完成作品的人，可以是自然人，也可以是法人或者其他组织，在特殊情况下还可以是国家。所谓的"依法"，主要是指著作权作为智力成果权的重要组成部分，是由民事法律规范直接确定而产生的，它同其他知识产权一样，均为法律的产物。作品是作者以某种具体的有形形式表现出来的科学技术研究和文学艺术领域内具有独创性的智力创作成果，它不仅包括已经发表的和尚未发表的作品，也包括自己创作的和翻译、改编他人的作品以及法律、法规规定的其他作品。所谓的"专有权利"，是指作者对其作品依法享有人格利益和财产利益的权利，除法律另有规定或者当事人另有约定外，未经作者同意或者许可，他人不得行使作者的专有权利。

著作权的含义有广义和狭义之分。广义的著作权是指包括作者和其他著作权人对作品享有的权利的总称。狭义的著作权指作者对其作品享有的权利的总称。由于著作权是基于作者的创作行为而产生，故著作权首先是作者享有的权利，至于作者之外的其他著作权人，均系基于作者著作权的延伸。

著作权的特征如下。

1. 著作权的独占性与排他性源自法律的规定，且具有相对性。著作权针对的是无形的人类精神和智力活动的成果，以及人类思想或情感的一定表现，不同于所有权。所有权针对的是动产和不动产等有形物，表现为对有形物的支配权，其独占性与排他性是源自物本身的性质，而著作权的独占性与排他性则源自法律的规定。著作权并不要求所保护的作品是首创的，而只要求它是独创的。而对于同一内容的发明，专利权只授予先申请人，而著作权并不排斥他人对独立完成的相同作品取得同样的权利。

2. 著作权自作品创作完成之时起自动产生，不必经过申请和审批。知识产权中的专利权、商标权，均以"依法确认"为特征，即权利的取得需经国家主管机关依法确认。如专利权的产生需要经过申请，报专利机关审查批准；商标权的产生，需依照法定程序申请注册。从历史上看，著作权的取得也曾经过"注册保护主义"的立法阶段，但时至今日，世界绝大多数国家（包括我国）的著作权法均采取"创作保护主义"的立法原则，即规定作品一经产生，不论是否发表，均依法享有著作权，从而使著作权的产生有别于其他知识产权。

（二）著作权的内容

著作权是一种智力成果权，它所保护的作品是一种非物质财富。著作权包括以下人身权和财产权：发表权，署名权，修改权，保护作品完整权，复制权，发行权，出租权，展览权，表演权，放映权，广播权，信息网络传播权，摄制权，改编权，翻译权，汇编权，应当由著作权人享有的其他权利。

著作权由人身权和财产权两部分组成，两者关系密切，有时使用作品的一个行为同时体现了人身权和财产权两方面的内容。但是两者仍然有相对的独立性，它们可能分别属于不同的主体，并且在有效期上也有显著的区别。

1. 著作人身权　著作人身权又称作者人格权或精神权，是指作者基于作品创作所享有的各种与人身相联系的非财产性权利。在我国，著作人身权主要包括以下四个方面的内容。

（1）发表权　即决定作品是否公之于众的权利。公之于众是指对不特定的社会成员公开，即作品从个人控制的私密状态进入社会公共场合，使作品能够被公众自由地接触、了解和利用。公开作品的方式有出版发行、公开陈列、现场表演、媒体播送、网络传输等。应当注意，作品发表是一种公之于众的行为，因此如果作品涉及他人隐私或使用了他人的肖像，那么作品发表应当征得有关当事人的同意，否则视为侵犯隐私权或肖像权。

（2）署名权 即表明作者身份，在作品上署名的权利。作为著作人身权的一种，署名权具有排他性、永久性和不可转让性等特征。《伯尔尼公约》中所规定的署名权，包括如下四项内容：①作者有权以任何方式在自己的作品上署其名（署真名、假名或匿名）。②作者也有权禁止他人在并非其作品上署其名（即禁止"冒名"）。③作者还有权反对未作出应有贡献的他人强行作为"合作作者"在自己的作品上署名。④作者尤其有权反对他人在作品上删除自己的名字而署以他人的名字。

（3）修改权 即修改或者授权他人修改作品的权利。修改是指对作品内容作局部的变更以及对文字、用语的修正。修改权的效力包括作者有权自己修改作品，有权授权他人修改作品，有权承认他人对作品已经做出的修改，有权要求他人尊重作者修改作品的意愿，有权禁止他人未经允许修改作品的行为。

（4）保护作品完整权 即保护作品不受歪曲、篡改的权利。作品的完整性不仅包括其表现形式的完整性，也包括其内容、情节和主题思想的完整性。完整性还包括作品的标题和作品之间的联系以及作品中的一部分和另一部分的联系。如果未经作者认可，他人擅自改换作品具有独特含义的标题或者利用原曲另填新词也是对该权利的侵害。

2. 著作财产权 著作财产权又称为作者经济权利，是指作者本人或者授权他人采取一定的方式使用作品而获得金钱和物质报酬的权利。作者就其作品依法所享有的财产权利。著作财产权主要包括以下方面。

（1）复制权：即以印刷、复印、拓印、录音、录像、翻录、翻拍等方式将作品制作一份或者多份的权利。

（2）发行权：即以出售或者赠予方式向公众提供作品的原件或者复制件的权利。

（3）出租权：即有偿许可他人临时使用电影作品和以类似摄制电影的方法创作的作品、计算机软件的权利，计算机软件不是出租的主要标的的除外。

（4）展览权：即公开陈列美术作品、摄影作品的原件或者复制件的权利。

（5）表演权：即公开表演作品，以及用各种手段公开播送作品的表演的权利。

（6）放映权：即通过放映机、幻灯机等技术设备公开再现美术、摄影、电影和以类似摄制电影的方法创作的作品等的权利。

（7）广播权：即以无线方式公开广播或者传播作品，以有线传播或者转播的方式向公众传播广播的作品，以及通过扩音器或者其他传送符号、声音、图像的类似工具向公众传播广播的作品的权利。

（8）信息网络传播权：即以有线或者无线方式向公众提供作品，使公众可以在其个人选定的时间和地点获得作品的权利。

（9）摄制权：即以摄制电影或者以类似摄制电影的方法将作品固定在载体上的权利。

（10）改编权：即改变作品，创作出具有独创性的新作品的权利。

（11）翻译权：即将作品从一种语言文字转换成另一种语言文字的权利。

（12）汇编权：即将作品或者作品的片段通过选择或者编排，汇集成新作品的权利。

（13）其他著作财产权。

（三）著作权的范围

著作权即版权。在我国，著作权是从创作完成之日起产生的。著作权保护范围如下。

1. 著作权法保护的对象 包括以下列形式创作的文学、艺术和自然科学、社会科学、工程技术等作品：①文字作品。②口述作品。③音乐、戏剧、曲艺、舞蹈、杂技艺术作品。④美术、建筑作品。⑤摄影作品。⑥电影作品和以类似摄制电影的方法创作的作品。⑦工程设计图、产品设计图、地图、示意图等图形作品和模型作品。⑧计算机软件。⑨法律、行政法规规定的其他作品。

2. 不受保护对象包括 ①法律、法规，国家机关的决议、决定、命令和其他具有立法、行政、司法性质的文件，及其官方正式译文。②时事新闻。③历法、通用数表、通用表格和公式。

（四）著作权的获取

1. 根据著作权人取得的方式分类

（1）注册取得制度 注册取得，也叫登记取得，是指以登记注册作为取得著作权的条件，作品只有登记注册后方能产生著作权。著作权注册取得的原则，又称为"有手续主义"。

（2）自动取得制度 著作权自动取得，是指当作品创作完成时，作者因进行了创作而自动取得作品的著作权，不再需要履行其他任何手续。

2. 根据获取方式的途径分类

（1）原始取得 所谓"原始取得"系指权利的取得不是以他人已存权利为取得基础，而是初始性地取得权利的情形。通过原始取得所获得的著作权是完整的著作权，包括人格权和财产权的全部著作权的权能。著作权的原始取得主要包括如下具体情形。

1）自然人因创作行为取得著作权。

2）法人等组织因法律规定取得著作权：就法人等组织而言，它们在主持体现其意志的创作活动的情况下，可以根据法律的直接规定原始性获得著作权。

3）自然人或法人等组织因法律规定取得著作权：当自然人是否实施了创作行为有争议时，或者法人等组织是否符合法律规定的被视为作者条件有争纷时，在没有充分证据否定于作品上署名的自然人或者法人等组织是作者的情况下，法律直接规定在作品上署名的自然人或法人等组织是作者。

（2）继受取得 所谓"继受取得"系指权利的取得是以他人既存权利为基础的派生性取得权利的情形。通过继受取得的著作权是部分的著作权，即仅涉及著作权中的财产权，除非法律有明确的规定。著作权的继受取得主要包括如下具体情形：①因约定取得。②因继承取得。③因法律规定取得。

（五）著作权的界定

著作权属于作者，著作权法另有规定的除外。创作作品的公民是作者。符合《著作权法》第十一条第三款规定情形，法人或者其他组织视为作者。如无相反证明，在作品上署名的公民、法人或者其他组织为作者。著作权的界定主要还有以下六种类型：

1. 合作作品 两人以上合作创作的作品，著作权由合作作者共同享有。没有参加创作的人，不能成为合作作者。合作作品可以分割使用，作者对各自创作的部分可以单独享有著作权，但行使著作权时不得侵犯合作作品整体的著作权。

2. 汇编作品 汇编若干作品、作品的片段或者不构成作品的数据或者其他材料，对其内容的选择或者编排体现独创性的作品，为汇编作品。其著作权由汇编人享有，但行使著作权时，不得侵犯原作品的著作权。

3. 委托作品 受委托创作的作品，著作权的归属由委托人和受托人通过合同约定。合同未作明确约定或者没有订立合同的，著作权属于受托人。

4. 视听作品 电影作品和以类似摄制电影的方法创作的作品的著作权由制片者享有，但编剧、导演、摄影、作词、作曲等作者享有署名权，并有权按照与制片者签订的合同获得报酬。电影作品和以类似摄制电影的方法创作的作品中的剧本、音乐等可以单独使用的作品的作者有权单独行使其著作权。

5. 职务作品 一般公民为完成法人或者其他组织工作任务所创作的作品是职务作品，除本条第二款的规定以外，著作权由作者享有，但法人或者其他组织有权在其业务范围内优先使用。作品完成两年内，未经单位同意，作者不得许可第三人以与单位使用的相同方式使用该作品。由法人或者其他组织主持，代表法人或者其他组织意志创作，并由法人或者其他组织承担责任的作品，著作权由单位完整地享有。

6. 计算机软件 计算机软件著作权人指依法享有软件著作权的自然人、法人或者其他组织。软件著作权自软件开发完成之日起产生。

【视野拓展】

知识产权侵权案例分析

《李可乐抗拆记》由甘肃人民美术出版社出版，李承鹏是该书作者。李承鹏指控苹果公司未经其许可，自行上传或与开发者通过分工合作等方式，将其享有著作权的作品上传到苹果应用商店，并通过该商店向社会公众提供下载阅读，获取经济利益，上述行为侵害了涉案作品的信息网络传播权。

法院经审理后判决：苹果公司赔偿李承鹏经济损失1万元及因诉讼支出的合理费用1000元。

本案是"作家维权联盟"因苹果公司在其经营的App store（应用程序商店）上提供涉嫌侵犯其著作权的应用程序而向苹果公司提起的系列维权诉讼

之一。最终，法院认定苹果公司是 App store（应用程序商店）的经营者，应用程序商店是一个以收费下载为主的网络服务平台，并且在与开发商的协议中，约定了固定比例的直接收益，因此苹果公司应对开发商的侵权行为负有较高的注意义务。苹果公司在可以明显感知涉案应用程序为未经许可提供的情况下，仍未采取合理措施，未尽到注意义务，具有主观过错，其行为构成侵权。在当前互联网产业飞速发展、各种新的网络平台经营模式不断出现的情况下，本案的审理对如何界定平台服务商的行为性质、责任，具有一定借鉴和指导意义。

（来源：华律网——三大经典知识产权侵权案例分享）

二、专利及专利权

（一）专利的概念及内涵

受专利法保护的发明成果称为专利。专利是一个法律名词，"独占"和"公开"构成了专利的两个最基本的特征。所谓独占，又称垄断，是法律授予技术发明人在一定时期内享有独占使用的权利。公开，是指技术发明人作为对法律授予其独占使用权的回报而将其技术公之于众。

19世纪以来，专利一词有了多种含义。其一，专利是指专利技术；其二，是指登载专利技术的专利文献；其三，是指发明创造，即受法律保护的发明、实用新型和外观设计；其四，是指获得独占使用权的专利证书；其五，是指法律授予的专利权。专利一词最基本的含义就是法律授予的专利权。

（二）专利的类型

我国专利法规定的专利类型有三种。

1. 发明专利　我国《专利法》第二条第二款对发明的定义是："发明是指对产品、方法或者其改进所提出的新的技术方案。"所谓产品是指工业上能够制造的各种新制品，包括一定形状和结构的固体、液体、气体之类的物品。所谓方法是指对原料进行加工，制成各种产品的方法。根据发明对象的不同，发明可以分为产品发明和方法发明两大类。

（1）产品发明　产品发明是指以有形形式出现的一切发明，包括制造品的发明、材料的发明以及关于物品新用途的发明。制造品的发明，指如机器、设备、构件、装置、用具等的发明。材料的发明或称物质发明，是指以任何方法所取得的两种或两种以上元素的合成物或化合物，如人造金刚石、人工合成胰岛素等。自然界天然存在的物质，不能作为发明。关于物品新用途的发明是指在不改变物品原来结构的前提下，发现了该物品以前不为人知的新用途。

（2）方法发明　方法发明是指借以获得某项物品或实现某种效果的所有因素、程序、工具和手段的总和。方法发明可以是制造方法的发明，也可以是其他方法，如化学分析方法、种子消毒方法的发明。在不改变某种方法原有特征的前提下，发现了该方法以前不为人知的新用途也属于方法发明。

2. 实用新型专利　我国《专利法》第二条第三款对实用新型的定义是："实用新型是指对产品的形状、构造或者结合所提出的适用于新的技术方案。"同发明一样，实用新型保护的也是技术方案。但实用新型专利保护的范围较窄，它只保护有一定形状或结构的新产品，不保护方法以及没有固定形状的物质。实用新型的技术方案更注重实用性，其技术水平较发明而言，要低一些。多数国家实用新型专利保护的产品都是比较简单的、具有改进性的，可以称为"小发明"的技术发明。

3. 外观设计专利　我国《专利法》第二条第四款对外观设计的定义是："外观设计是指对产品的形状、图案或两者结合以及色彩与形状、图案的结合所做出的富有美感并适于工业应用的新设计。"并在《专利法》第二十三条对其授权条件进行了规定："授予专利权的外观设计，应当不属于现有设计；也没有任何单位或者个人就同样的外观设计在申请日以前向国务院专利行政部门提出过申请，并记载在申请日以后公告的专利文件中。"外观设计是与产品相结合的，以富有美感为标准，称为"新设计"。

（三）申请专利的原则

在我国，申请专利是为了更好的保护创新，促进发展。在申请过程中应注意以下原则：

1. 保密原则　申请递交给国家知识产权局专利局之前应严格保密，防止任何形式（如发表、展览、公开销售、许诺销售、使用等）的公开，以免造成专利申请缺乏新颖性而不能被授权或授权后被无效。

2. 及时申请原则　由于我国实行的是先申请原则，所以有了发明创造要尽快整理有关材料委托代理机构申请专利，做到产品完全成熟进行批量生产时专利已经授权，这样可以进行更加有利的保护。

3. 充分公开原则　由于专利制度是以公开换取保护，公开不充分会导致申请被驳回，所以申请人应将发明创造尽可能详细地写成书面材料交给代理机构，由代理机构掌握公开与保密的界限。

4. 先检索原则　申请人往往以市场上没有见过其设计的产品为由，想当然地认为其设计的产品具有专利性。实际上基于各种原因，很多专利技术只停留在纸面上并未落到实处。因此在申请专利前最好先检索一下已有的专利，避免重复申请，造成浪费。从专利信息的利用上来讲，在产品研发之前更有必要进行检索，避免重复研究、浪费资金。

5. 委托代理原则　委托专利代理机构办理专利申请，相应的申请质量会高一些。可以避免申请文件存在严重缺陷而导致延误审查和授权，同时也能对授权专利在有效期内做到及时交纳年费，维护专利权。

（四）申请专利的程序

1. 专利权的取得　在我国，专利权的获得需要由申请人向国家知识产权局（SIPO）主动提出申请，由国家知识产权局按照规定进行审查，审查合格后予以授权。专利申请过程中，专利权的保护范围由申请人提出，国家知识产权局对申请人圈定的保护范围进行审查，分别做出授权、要求修改或补正、驳回的决定。因此，专利权保护范围的圈定尤为重要，既要考虑到权利要求保护范围的初始圈定，又要考虑到保护范围修改的余地以及修改后的保护范围的稳定性和合理性。进一步而言，圈定权利要求保护范围时甚至要考虑到该专利技术未来可能的发展趋势，这与专利授权后能否获得实质性的有效保护密切相关。申请人向专利局提出专利申请以及在专利审批程序中办理其他专利事务，统称为专利申请手续，见图 3-1。

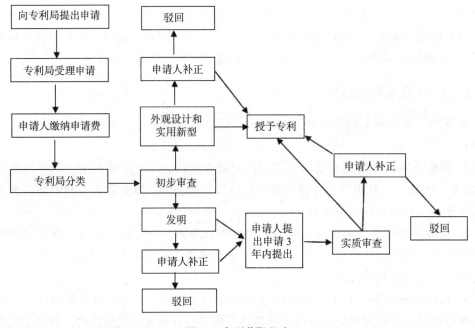

图 3-1 专利获取程序

2. 专利权的期限　专利权的期限是指专利权从发生法律效力至失去法律效力的时间期限。我国专利法规定，发明专利权的期限为 20 年，实用新型和外观设计专利权的期限为 10 年，均自申请日起计算。

3. 发明和实用新型专利申请文件要求　根据《专利法》第二十六条规定，申请发明或者实用新型专利的，应当提交请求书、说明书及其摘要和权利要求书等。请求书应当写明发明或者实用新型的名称、发明人的姓名、申请人的姓名或者名称、地址以及其他事项。说明书应该对发明或者实用新型做出清楚、完整的说明，以所属技术领域的技术人员能够实现为准，必要的时候应当有附图。摘要应当简要说明发明或者实用新型的技术要点。权利要求书应当以说明书为依据，清楚、简要地限定要求专利保护的范围。

依赖遗传资源完成的发明创造，申请人应当在专利申请文件中说明遗传资源的直接来源和原始来源。

4. 外观设计专利申请文件要求　根据《专利法》第二十七条规定，申请外观设计专利的，应当提交请求书、该外观设计的图片或者照片以及对改外观设计的简要说明等文件。申请人提交的有关图片或照片应清楚地显示要求专利保护的产品的外观设计。根据《专利法实施细则》第二十八条规定，简要说明应当包括下列内容：

（1）外观设计产品的名称　简要说明中的产品名称应当与请求书中的产品名称一致。

（2）外观设计产品的用途　简要说明中应当写明有助于确定产品类别的用途。对于具有多种用途的产品，简要说明应当写明所述产品的多种用途。

（3）外观设计的设计要点　设计要点是指与现有设计相区别的产品的形状、图案以及结合，或者色彩与形状、图案的结合，或者部位。对设计要点的描述应当简明扼要。

（4）制定一幅最能表明设计要点的图片或者照片　制定的图片或者照片用于出版专利公报。

（五）专利权的概念及内涵

专利权是专利权人依法申请、批准、对其发明成果在有效期限内享有的专利权。专利权的核心是专有权。这种专有权包含着相互对应并且密切联系的两个方面：一是独占性，即权利人对发明成果享有充分的占有、使用和处分的权利，它称为对发明成果拥有的垄断权。二是排他性，即它排除其他任何人未经权利人许可，擅自支配该专利发明成果，它称为对发明成果拥有的禁止权。专利权是国家对科技进步、发明创造活动的一种鼓励措施，通过对创新技术的专有权的保护，保障创新者的利益，提高研发动力，促进科技进步。

专利权是狭义知识产权的重要组成部分之一，具有知识产权的专有性、时间性、地域性等普遍特征，同时又含有与其他知识产权相区别的特殊性。在同一法域内，相同主题的发明创造只能被授予一项专利。相对著作权和商标权而言，专利权的保护期较短，且没有权利的续展制度。

【视野拓展】

互联网公司专利侵权案例分析

公开资料显示，搜狗诉百度专利侵权案始于 2015 年 10 月。两家公司在北京、上海等地法院就对方的输入法是否侵犯己方专利权提起多次诉讼。因总标的额达到 2.6 亿元，该案也被称作中国互联网专利第一案，受到社会各界关注。

搜狗公司认为，百度输入法侵犯了本方拥有的 17 项专利，包括超级词库、智能组词、云输入、表情输入方法等，于是向法院提起系列诉讼。面对搜狗的起诉，百度认为百度输入法有自己的专利技术方案，尚未落入搜狗输入法技术专利的保护范围。同时，百度向国家知识产权局专利复审委员会提起专利无效请求。

搜狗主张"侵权"的 17 项专利中，6 件涉案专利被维持有效，5 件被维持部分有效，6 件则被宣布无效。搜狗公司在上海起诉的这起案件则涉及名为"一种用户词参与智能组词输入的方法及一种输入法系统"的发明专利。司法鉴定结果显示，百度输入法软件的部分技术特征与搜狗公司的相关专利技术特征不相同也不等同，结合搜狗公司和百度公司代理人及专家辅助人、技术调查官、相关鉴定专家对百度输入法软件源代码勘验结果，上海知识产权法院驳回了搜狗公司的诉讼请求。2020 年 3 月 30 日，搜狗公司在上海起诉百度公司的一起侵害发明专利权纠纷案二审落槌，法院驳回了搜狗公司的全部上诉请求，维持原判。

在搜狗诉百度侵权的同时，百度也向法院提起了诉讼，认为搜狗输入法侵犯了百度输入法多项专利权。据多家媒体报道，搜狗此次涉嫌侵权的输入法专利，包括应用环境设置、词库升级方法和装置、触控操作、表情输入、输入修改等多个细分领域。如果败诉，搜狗或将面临约 6000 万元的赔偿。2019 年 1 月，该案在北京知识产权法院公开开庭审理。

百度公司认为，自己是输入法"用于输入修改的方法与装置"的专利权人。也就是说，用户仅需要在编码字符串或候选词条中的任意一处选择待修改项，涉案专利即会在用户所选的待修改项处及其对应的候选词条或编码字符串处显示候选修改项，从而最大可能地向用户提供与其当前修改需求相对应的候选修改项，方便用户的修改，提升用户的输入修改体验。

搜狗公司则认为，搜狗输入法的九宫格输入操作，要求用户在敲击字符串对应的按键之后，还需要在候选项中进行选择，这是九宫格的输入操作流程，而不是修改输入字符串的过程。如果采用搜狗输入法的全键盘进行输入，由于一个按键只对应一个字母，就不存在需要选择候选的过程。因此，搜狗输入法与原告专利权利要求所保护的技术方案完全不同。

裁判文书网显示，百度公司曾针对搜狗公司名称为"一种输入过程中删除信息的方法及装置"专利，向国家知识产权局提出无效宣告请求。

国家知识产权局专利复审委员会于 2018 年 2 月 2 日做出的第 35082 号无效宣告请求审查决定，认为百度公司提出的无效宣告请求不能成立，维持搜狗公司专利权有效（后被撤销）。

百度公司不服，向北京知识产权法院提起行政诉讼。法院审理后认为，被诉决定中提出的多项有关证据没有公开确定的技术方案，不能作为现有技术评价本专利新颖性和创造性的认定事实有误，依法应当予以撤销。但支持被诉决定中认可该专利具有创造性的观点。

法院一审判决撤销第 35082 号无效宣告请求审查决定，国家知识产权局专利复审委员会重新做出无效宣告请求审查决定。

之后，两家公司同时向最高人民法院上诉。搜狗公司请求撤销原审判决并维持被诉决定，百度公司则主张涉案专利不具有创造性。2019 年 9 月 2 日，最高人民法院驳回上诉，维持原判。

（来源：搜狐网——搜狗诉百度输入法专利侵权一案二审有果）

三、商标权

（一）商标的概念及特征

商标是用来区别一个经营者的品牌或服务和其他经营者的商品或服务的标记。我国《商标法》规定，经商标局核准注册的商标，包括商品商标、服务商标和集体商标、证明商标。商标注册人享有商标专用权，受法律保护。如果是驰名商标，将会获得跨类别的商标专用权法律保护。

商标作为一种识别性标记，具有以下基本特征：

1. 商标是商品或者服务项目的标记。在社会生活中，人们为了识别某种事物，常常需要使用某种标记，以便与相同或者类似的事物相区分，各种标记一般都具有代表、象征或者识别某种事物的功用。例如，国徽代表国家，校徽代表学校等，此外还有许多标识文化、体育、科学研究等事业或者活动的标记。商标是标记范畴中使用最普遍、与公众生活关系最为密切的标记符号。商标依附于商品而存在，与一定的经营对象密不可分，其识别对象是商品或者服务。

2. 商标是识别商品或者服务来源的标记。商标附置于商品或服务项目上用以识别其不同来源，识别性是商标的基本特征。为了实现区分来源的作用，商标不能是商品或者服务项目的通用名称，也不能是直接描述产品或者服务的标记符号，而应当是具有鲜明个性以便于与其他同类产品区分开来的显著标记。

3. 商标是以文字、图形、字母、数字、三维标志或颜色组合，以及上述要素的组合构成的可视性标志。单纯从图文设计上看，构成商标的符号图案可视为一项美术作品得到著作权保护。然而商标与美术作品不同，它是一种识别性标记，具有标记所固有的代表、象征等基本功能，并不单纯是人们思想感情的表露。由于商标与一定的经营对象密不可分，集中表现了商品来源及服务提供者的独特个性，因而构成商标的文字、图形或者其组合必须从商业竞争的角度考虑产品的特点、消费者心理、市场情况等。离开一定的经营对象，不管其标记图案构思如何巧妙，设计如何新颖，也起不到识别商品或者服务项目的作用，这样的标记不能成为商标。

4. 商标是一种具有价值的无形资产。商标代表着商标所有人生产、经营或者服务的质量信誉和企业信誉。商标所有人通过商标的创意、设计、申请注册、广告宣传以及使用，使商标具有价值，同时增加了商品或者服务的附加值。商标可以有偿转让，经过商标所有权人同意，许可他人使用。商标的价值，可以通过评估确定。

（二）商标的作用及功能

商标就是能够将一个企业的商品或者服务同其他企业的商品或者服务区别开来的标志。换言之，商标是一种用于商品上或者服务中的特定标记，消费者通过这种标记，识别或者确认该商品、服务的生产经营者和服务提供者。这一基本定义表明了商标的本质属性和主要特征，也只有在这个基础上，才能在不同的形式中对商标做出界定，并构建商标法律制度，确定其具体内容。

我国《商标法》第八条规定：任何能够将自然人、法人或者其他组织的商品与他人的商品区别开的标志，包括文字、图形、字母、数字、三维标志、颜色组合和声音等，以及上述要素的组合，均可以作为商标申请注册。该规定表明商标是一种标志，用于商品上，具有区别性，在当代它是一种可视标志。

从广义上讲，商标保护通过对商标注册人加以奖励，使其获得承认和经济效益，从而对全世界的积极或进取精神起到促进作用。商标保护还可阻止假冒者之类的不正当竞争者用相似的区别性标记来推销低劣或不同产品或服务的行为。商标作为一种工业产权，它是一种无形财产，从它伴随着商品经济的产生而出现的那一天开始，就对商品经济的发展起到了巨大的推动作用。商标日益显示出其功能和作用。

第一，商标具有区别企业商品来源和特点的功能。如果没有商标，许多商品则无法在市场上顺利流通。消费者在购买过程中如果不借助商标则无法对不同企业的产品加以区别。因此现代商标的识别作用越来越重要。

第二，商标具有保证和提高企业商品质量的功能。商品质量是商标信誉的物质基础。因此商标具有维护商品信誉，增强竞争力的作用。

第三，商标具有宣传企业产品，开拓市场的功能。商标是链接消费者与生产经营者的纽带。商标可以引导消费者，而以商标作广告，具有简单明了、容易记忆的作用。

第四，商标具有促进国际贸易的作用。商标是占领国际市场的重要工具。特别是名牌商标对于打开销路，占领国际市场，提高商品竞争力有重要作用。

第五，商标具有财产价值的功能，是企业的无形资产。商标被核准后，排除其他企业在同一种或者类似商品上对该商标的使用。因此，商标具有一种独占排他性。

第六，商标具有美化产品的作用。商标的价值和生命力在于对于商标的使用。运用商标的基础是商标具有独创性和艺术感染力，商标设计是一门艺术。美的形象可以吸引人的注意力，从而增强产品美感。

（三）注册商标的原则

1. 商标要有显著个性特征　我国《商标法》第九条规定："申请注册的商标，应当有显著特征，便于识别，并不得与他人的在先权利相冲突。"商标的显著特征是指商标的独特和可识别性。无论是以何种形式组成的商标，都要尽量立意新颖、独具风格，借以和其他同类商品区别。

以下列举几种缺乏显著性的情形：①仅有本商品的通用名称、图形、型号的。②仅直接表示商品的质量、主要原料、功能、用途、重量、数量及其他特点的。③其他缺乏显著特征的。

2. 商标要分类注册 商标的划分有 45 类，注册商标要分类申请，应按商品与服务分类表的分类确定使用商标的商品或服务类别。同一申请人在不同类别的商品上使用同一商标的，应当按商品分类在不同类别提出注册申请。这样可以避免商标权适用范围的不正当扩大，也有利于审查人员的核准和商标专用权的保护。商标注册之前首先要确定是否能够注册在中国商标局。第一步：根据市场需求查询类别（商标申请的分类按用途划分为商品类和服务类）。第二步：查询商标是否具有不良影响（进行商标注册申请时，也要考虑名称是否有不良影响，比如是否涉及种族歧视、宗教信仰，是否有损道德风尚等）。第三步：查询商标的在先相同或近似（创业公司在设计产品名称时，应该事先做好商标检索的分析工作，考虑商标注册成功的可能性），因此，如果商标里同时包含中文、英文和图形，建议选择分开注册，这样不但能提升商标注册的成功率，而且也方便后续商标使用的灵活度。第四步：查询商标的显著性（商标的显著性是指商标应当具备的足以使相关公众区分商品来源的特征）。

3. 商标要考虑地域性的特点 商标的专用权具有地域性，在某一国家或地区核准注册的商标只有在该国或该地区内有效，受这一地域范围内法律的保护。然而，在交通与信息高度发达和国际间交流日益频繁的今天，经济开放与世界贸易自由化已成为不可逆转的潮流。企业创设商标应有超前的战略眼光，使创设的商标有利于企业向国际市场发展，有利于企业在国际市场上建立自己的产品信誉和企业精神。因此，企业应根据自己商品的销售情况适时地向其他国家也申请注册商标或申请商标国际注册。

4. 注意商标标识和创意在申请前的保密 企业在申请注册商标标识前，必须注意对商标标识及相关创意采取保密措施，以避免商标被他人抢注。企业在申请注册前，须尽量避免通过出版物、网络、销售、商务谈判等任何方式公开使用商标标识；在委托创作、合作创作过程中也应采取保密措施避免创意的泄露。商标申请日的确定十分重要，由于中国商标注册采用申请在先原则，一旦发生申请日的先后就成为确定商标权的法律依据，商标注册的申请日以商标局收到申请书件的日期为准（日期的最小单位为"日"）。通过商标代理机构提交商标注册的，商标代理机构可以通过纸件方式向商标局提交申请。商标代理机构通过网上报送申请的，可以向商标局领取数字证书进行网络申报。以纸件方式申报的，商标申请日为商标局收到申请文件之日，以网络方式申报的，以网络申报日为申请日。

5. 商标标识分开注册 在企业申请注册商标时，应将文字、图形、声音商标等予以分开注册，从而有效化解注册风险，提高核准率，获得最大的保护范围。因为对于组合商标在审查时任何一部分不满足要求，全部商标均会被驳回。

6. 注意商标标识设计的著作权归属 很多人往往误以为，企业内部职员所设计的商标，或企业与设计人签订了委托合同，那么他们所设计商标的版权便自然归属本企业，这是一个很大的误区。事实上，商标标识的著作权归属须以明确而有效的合同条款来约定。因此，企业必须事先与商标设计人明确该标识的著作权归属，否则在商标做大做强之后极易产生经营隐患。

（四）注册商标的程序

商标注册是一种商标法律程序。由商标注册申请人提出申请，经商标局审查后予以初步审定公告，没有人提出异议或提出异议经裁定不成立的，该商标即注册生效，受法律保护，商标注册人享有该商标的专用权。一个商标从申请到核准注册，需一年至一年半时间。商标注册申请的核准或驳回没有法定期限，商标局审定公告该商标，再下发商标注册证，该商标至此获得核准。商标审查的时间段会根据商标局内部审查速度的快慢而有所变化。注册商标的有效期限为十年，自核准注册之日起计算，注册商标有效期满，需要继续使用的，可以申请商标续展注册。

（五）商标权的概念及内涵

商标权是商标专用权的简称，是指商标主管机关依法授予商标所有人对其注册商标受国家法律保护的专有权。

1. 商标权本质上是商标所有人对特定符号与特定商品或服务信息之间的对应关系的支配权，商标法保护的是特定符号与特定商品或服务信息之间的对应关系，而不是商标符号本身。

2. 商标权同时是一种扩张的禁止权。商标所有人除了享有商标支配权本身包含的禁止权，还在商标支配权之外的"禁区"享有禁止权，具有"禁"与"行"不一致的特点。他人违反诚信原则，未经许可利用商标所有人的特定符号与特定商品或服务信息之间的对应关系进行营利的行为（在相同商品上使用相同商标），以及通过干扰（在相同商品上使用类似商标、在类似商品上使用相同或近似商标）、割裂（反向假冒）、淡化（跨类使用商标使用人的驰名商标）商标所有人的特定符号与特定商品或服务信息之间的对应关系的手段进行营利的行为，均构成商标侵权。对于他人侵害商标权的行为，商标所有人有权加以禁止。

3. 商标权是一种特殊的民事权利。法律赋予商标所有人商标权，一方面是为了保护商标所有人的私权，另一方面是为了保护消费者的合法权益。

4. 商标权具有地域性。商标所有人只在一定地域范围内才享有商标权，超越这个地域范围就没有商标权可言。随着知识产权国际保护制度的建立，商标权的地域范围有进一步扩大的趋势。

【视野拓展】

商标权侵权案例分析

"茶颜悦色"和"茶颜观色"，你分得清吗？ 2019 年 5 月，"茶颜观色"奶茶店在长沙开业，随之而来的是一场知识产权之争。除了名称和商标与

"茶颜悦色"类似外，多个主打产品名称也一模一样。两家店起源于湖南，但是"茶颜观色"首先注册了商标。

2020年4月9日"茶颜观色"与"茶颜悦色"知识产权之争一审宣判结果出炉。"茶颜观色"注册商标专用权人广州洛旗公司以长沙"茶颜悦色"商标侵权为由，向长沙市岳麓区人民法院起诉，请求法院判令"茶颜悦色"商标注册人湖南茶悦餐饮管理有限公司及授权使用人等赔偿其各项损失21万元，并在微信公众号、微博、大众点评及美团外卖平台上发表致歉声明，消除不利影响。

洛旗公司诉称，旗下的"茶颜观色"是中国极具影响力的茶馆服务品牌，而长沙的"茶颜悦色"店铺在其门头、店内装饰、茶杯等处，使用了在形、音、义上非常相似的字样，构成商标侵权。茶悦公司则辩称，自2013年以来，"茶颜悦色"经过推广发展，早已享有较高的市场知名度，与"茶颜观色"在形、音、义上具有明显差异，商标使用范围亦不相同，消费者不会因此混淆二者。

经调查取证发现，"茶颜观色"的注册商标专用权是几经转让后，被洛旗公司获得。洛旗公司自2017年3月开始推广"茶颜观色"品牌，2018年8月经受让取得注册商标，商标核定使用的商品类别为43类，包括咖啡馆、自助餐厅、饭店、酒吧、茶馆等，目前尚在有效使用期限内。以"茶颜观色"为关键词进行网络检索，在第一家"茶颜悦色"门店开业前，检索不到"茶颜观色"相关商标使用信息。而在网络销售平台上，一些消费者购买"茶颜观色"后发表评论，称误以为是"茶颜悦色"。

国家版权局作品登记证书载明，"茶颜悦色文字"及"茶颜悦色图形"美术作品系吕良于2013年创作，登记日期为2017年5月。2013年12月，吕良在长沙开设了第一家"茶颜悦色"门店，并在茶饮料包装、店铺门头、店内装潢上使用了"茶颜悦色"标识。2015年10月至2018年3月间，茶悦公司先后申请注册了"茶颜悦色"多款商标。商标核定使用的商品类别为30类，以茶、糕点、咖啡、茶饮料为主，有效期为十年。

2020年4月8日下午，岳麓区法院一审公开开庭审理了此案，并当庭宣判：驳回洛旗公司的全部诉讼请求。

法院认为，原被告之间有两个争议焦点，即注册商标"茶颜悦色"在使用过程中，是否侵犯了同为注册商标"茶颜观色"的商标使用权；注册商标"茶颜观色"的取得及使用行为，是否违反诚实信用原则。

注册商标"茶颜悦色"核定使用的范围包括茶、糕点、咖啡、茶饮料等。虽门店设有座椅等，但其目的是为消费者提供便利，与"茶颜观色"商标核定使用的范围不同。从商标本身的近似程度来看，双方在字形、含义及构图组合后的整体结构上均存在较大差异。"茶颜悦色"虽由"茶颜"和"悦色"两部分组成，但起识别作用的是"茶颜悦色"这一整体。

此外，"茶颜观色"商标最早由案外人柴某于2008年注册，首次转让之前，无任何证据可以证明商标的实际使用情况，消费者知晓度不高，市场知名度亦不高。与之相反，"茶颜悦色"门店开张6年有余，已逐渐发展成为连锁品牌店，被广大消费者认可。

审判结果显示，注册商标"茶颜悦色"在使用上，既未超出核定使用的范围，亦与注册商标"茶颜观色"不相近似，不易混淆。故"茶颜悦色"不构成商标侵权。洛旗公司作为同行业竞争者，理应知晓"茶颜悦色"的知名度，但其仍受让使用注册商标"茶颜观色"，并以此作为权利商标对注册商标"茶颜悦色"提起商标侵权之诉，主观恶意明显，违反诚实信用原则，故洛旗公司的诉讼请求不应得到法院支持。

（来源：搜狐网——"茶颜悦色"与"茶颜观色"仅有一字之差，你买对了么？）

第三节　常见知识产权的使用及保护

一、著作权的使用及保护

（一）著作权的使用行为

著作权的合理使用是指在一定情况下，不经著作权人许可，不向其支付报酬，可以使用其作品的制度。根据《中华人民共和国著作权法》第四节第二十二条规定，著作权的合理使用行为主要包括下列情况：①为个人学习、研究或者欣赏，使用他人已经发表的作品。②为介绍、评论某一作品或者说明某一问题，在作品中适当引用他人已发表的作品。③为报道时事新闻，在报纸、期刊、广播电台、电视台等媒体中不可避免地再现或者引用已经发表的作品。④报纸、期刊、广播电台、电视台等媒体刊登或者播放其他报纸、期刊、广播电台、电视台等媒体已经发表的关于政治、经济、宗教问题的时事性文章，但作者声明不许刊登、播放的除外。⑤报纸、期刊、广播电台、电视台等媒体刊登或者播放在公众集会上发表的讲话，但作者声明不许刊登、播放的除外。⑥为学校课堂教学或者科学研究，翻译或者少量复制已经发表的作品，供教学或者科研人员使用，但不得出版发行。⑦国家机关为执行公务在合理范围内使用已经发表的作品。⑧图书馆、档案馆、纪念馆、博物馆、美术馆等为陈列或者保存版本的需要，复制本馆收藏的作品。⑨免费表演已经发表的作品，该表演未向公众收取费用，也未向表演者支付报酬。⑩对设置或者陈列在室外公共场所的艺术作品进行临摹、绘画、摄影、录像。⑪将中国公民、法人或者其他组织已经发表的以汉语言文字创作的作品翻译成少数民族语言文字作品在国内出版发行。⑫将已经发表的作品改成盲文出版。

前款规定适用于对出版者、表演者、录音录像制作者、广播电台、电视台的权利的限制。

（二）著作权的使用方式

著作权的使用方式实际上是指著作财产权的使用方式，包括著作权转让、著作权许可使用和著作权的其他使用三方面。

1. 著作权转让　指著作权人将著作权中的全部或部分财产权有偿或无偿地移交给他人所有的法律行为。这种转让通常可以通过买卖、互易、赠予或遗赠等方式完成。著作权一经转让，出让人就丧失了原有著作权的相应权能。在转让期限内，受让人成为著作权的继受主体，有权使用作品，有权再向第三人转让该著作权。著作权的转让仅限于著作财产权。著作权的转让，与作品载体的所有权无关，并非作品原件上物权的转让。

2. 著作权许可使用　指著作权人授权他人以一定的方式，在一定的时期和一定的地域范围内使用其作品的法律行为。著作权人有权以复制、发行、出租、展览、表演、放映、广播、信息网络传播、摄制、改编、翻译、汇编等方式使用自己的作品，同时也有权许可他人以上述方式使用其作品，并依照约定或者根据法律的有关规定获得相应报酬。著作权的许可使用是一种重要的法律行为。许可人和被许可人之间的权利、义务关系可以通过合同进行约定。当许可使用合同约定的期限届满后，被许可的著作权将回归至原著作权人。

3. 著作权的其他使用　著作财产权除许可使用和转让外，还可以用作债的担保、强制执行、信托、债的质押、破产财团的对象等。

（三）著作权保护战略的制定

人们不但要把取得和利用著作权作为技术创新的一个重要目标，还应善于在取得、利用、管理和保护著作权的过程中实现效益最大化的保护战略和保护策略。

1. 取得著作权的保护战略选择　在技术创新过程中取得著作权，至少有两个问题需要做出保护性的战略选择。

（1）完成创作时间的选择　在技术创新过程中，无论是完成文字作品或其他作品的时间，几乎都是根据技术创新主体的需要。绝大多数情况下，完成创作时间越短越好，这既有利于较早地把技术创新的创作思想固定在一定的载体上，也有利于公认著作权的早日形成或取得。

（2）署名问题的选择　在技术创新过程中完成作品或计算机软件的创作任务之后，必须署名。署名问题有很多种选择方案，如果技术创新主体是单位，既可以用单位的名义署名，也可以用研究机构的名义署名，还可以用课题或项目组的名义署名等。此外，也能以个人名义署名，如以单位领导人或创作人员（或以发明创新人员）等。在对外公开发表时，有时既可以实名署名，也可用匿名署名。署名问题的本质是明确作品的归属及作品负责人。

2. 利用著作权的保护战略选择　依据利用著作权的目的不同，可以把利用著作权划分为两种，一种是主要为表明或展示的利用，另一种是主要为营利的利用。当利用著作权的目的主要是为了表明或展示时，一般的实现形式是在特定的载体上或媒体上公开发表。当利用著作权的目的主要是为了营利时，一般的实现形式是复制或大批量的出版发行。因此，对利用著作权的保护战略选择，应按实际需求进行选择。

3. 管理著作权的保护战略选择　在技术创新过程中取得和利用著作权进行管理时，需对以下问题做出保护性的战略选择。

（1）是否设置著作权管理机构　当同时涉及专利权、商标权和著作权时，可将三种权利的管理功能统一在专门的机构（如知识产权管理中心或办公室），这种管理方式更为恰当。

（2）是否应配备专职管理人员　如果技术创新主体是大型的研究所、高等院校、企业时，著作权工作量较大，可配备专职的著作权管理人员。相反，则可由专利权或商标权的专职管理人员兼管。

二、专利权的使用及保护

（一）专利权的使用行为

为了平衡专利权人与国家和社会之间的利益，各国专利法均不同程度地对专利权的使用行为作了限制性的规定。我国《专利法》第六十九条规定，不视为侵犯专利权的使用行为包括以下方面：①专利产品或者依照专利方法直接获得的产品，由专利权人或者经其许可的单位、个人售出后，使用、许诺销售、销售、进口该产品的。②在专利申请日前已经制造相同产品、使用相同方法或者已经做好制造、使用的必要准备，并且仅在原有范围内继续制造、使用。③临时通过中国领陆、领水、领空的外国运输工具，依照其所属国同中国签订的协议或者共同参加的国际条约，或者依照互惠原则，为运输工具自身需要而在其装置和设备中使用有关专利。④专为科学研究和实验而使用有关专利。⑤为提供行政审批所需要的信息，制造、使用、进口专利药品或者专利医疗器械的，以及专门为其制造、进口专利药品或者专利医疗器械的。

（二）专利权的使用方式

专利权的使用是指专利所有者享有对专利的制造、使用、许诺销售、销售和进口权利。

1. 制造权　指专利权人享有独占地制造专利产品，禁止他人未经许可制造相同或相似于专利产品的垄断权。制造专利产品是专利权人拥有的一种排他性权利，除法律另有规定外，任何单位和个人非经专利权人许可不得擅自制造专利产品，专利权人可依法自行使用专利权。

2. 使用权　指专利权人享有对其专利信息进行工业性再现利用后所形成的有形专利产品的经营性使用权。使用权包括对专利产品的使用和对专利方法的使用。市售的高科技产品大多数是专利产品，经营者、事业单位、政府机关依据它们的用途对其进行的经营性或者业务性使用，都是使用权的支配对象。

3. 许诺销售权 指专利权人有明确表示愿意出售具有权利要求书所述技术特征的专利产品以及禁止他人未经专利权人许可许诺销售专利产品的权利。许诺销售权支配许诺销售行为，包括以销售为目的的促销、展览、展示或者宣传行为等。

4. 销售权 指专利权人享有的独自销售专利产品或依照专利方法直接获得的产品的权利。这种独占销售通常仅指专利产品所有权第一次转移，其中专利产品既可以由专利权人制造，也可是他人经许可制造；可以是一般的专利产品，也可以是按照专利方法直接获得的产品。

5. 进口权 指除法律另有规定外，专利权人享有的将专利产品从专利权效力范围之外的领域转入专利权有效的地域的权利。专利权人在一国获得一项专利权后，未经其同意该国不可生产相应的专利产品，也不能在该国进口此类专利产品。

（三）专利权保护战略的制定

专利权的保护范围是指专利权法律效力所涉及的发明创造的范围。专利权的保护范围是确定专利是否侵权的重要依据，行为人是否侵权主要看行为人的产品及方法是否与专利权人在权利要求书中要求的权利相重合。

根据《专利法》第二十六条、第二十七条、第五十九条第一款和《专利法实施细则》第二十条第一款的规定，发明或实用新型专利权的保护范围以其权利要求书的内容为准，说明书、附图不能作为认定专利权保护范围的依据，只是居于从属地位。根据《专利法》第五十九条第二款的规定，外观设计专利权的保护范围以表示在图片或者照片中的该外观设计专利产品为准，仅限于在授予专利权时指定的产品上使用的外观设计。专利权的保护涉及专利权人被侵权或被控侵权两方面。专利申请一旦获得授权，专利权人应当致力于保证该专利权不受侵犯，以维护其合法权益。

【视野拓展】

中国痛失青蒿素专利的教训

2015年10月5日，屠呦呦因发现抗疟疾特效药青蒿素而获诺贝尔生理学或医学奖，成为首位获该奖项的中国女科学家。但由于专利意识的缺乏，中国科研人员在没有申请国际专利保护的情况下，于1977在《科学通报》上首度公开了青蒿素的化学结构和相对构型，并随后在学术刊物上发表了一系列关于青蒿素的论文，使得青蒿素丧失了专利授权的"新颖性"。加之中国的专利保护制度1985年才始建，当时国内也没有相应的立法予以保护，青蒿素基本技术专利也永久与中国失之交臂。

与此同时，法国赛诺菲和瑞士诺华等技术雄厚的外国医药公司却依靠有关技术及相关数据，在青蒿素的人工全合成、复合物、提纯和制备工艺等方面进行后续开发和广泛研究，申请大量专利。中国制药企业努力钻研，但在相关技术上仍落后于欧美国家，中国制造的青蒿素类药物只占国际市场份额的 1% 左右，且大部分集中在原材料供应方面。

从案例中人们知晓在未对药品进行专利保护以前，新药研发创造如果被公布，会被他人肆无忌惮地仿制和利用。英国哈丁教授在其发表的《公有地的悲剧》一文中提到公共资源理论，即资源的公有会导致人们无节制甚至过度使用。把这一理论放在知识产权领域中，就是要防止他人"搭便车"，赋予知识产权以私人财产权的性质，并配套设置强制许可制度，从而避免知识领域的公地悲剧，这是对药品进行专利保护的第一个关键点。

随着《RIPS 协议》和一系列国际条约、双边条约的确立，新药的研发活动受到了极大的限制，这对广大发展中国家非常不利。因此，印度、哥伦比亚等国家在实践中对知识产权协定的灵活性有了进一步的认识，采取强制许可、平行进口和与专利权人交易等一系列大胆的措施，并有了卓越的效果，还有大量的学者投入知识产权人权性的研究，药品专利在理论上也趋于成熟，此为药品专利权的第二个关键点。在了解这两个关键点后，人们才能更好地进行知识产权保护。

（来源：汪洪，屠志涛. 北京中医药知识产权发展报告［M］. 北京：社会科学文献出版社，2017.）

三、商标权的使用及保护

（一）商标权的使用范围

商标的合理使用是指对于商标或者构成商标的文字、字母、数字、色彩、图形等要素，在不造成商品或服务来源混同的前提下，他人可以不经商标所有权人同意，也不向其支付报酬，即在商业活动中加以使用。我国《商标法》第五十九条规定："注册商标中含有的本商品的通用名称、图形、型号，或者直接表示商品的质量、主要原料、功能、用途、重量、数量及其他特点，或者含有地名，注册商标专用权人无权禁止他人正当使用。"

此外，我国《商标法》《商标法实施条例》以及相关司法解释都从侵权行为的禁止的角度划定了商标权的外部界限。有下列行为之一的，均属侵犯注册商标专用权：①未经商标注册人的许可，在同一种商品或者类似商品上使用与其注册商标相同或者近似的商标的。②销售侵犯注册商标专用权的商品的。③伪造、擅自制造他人注册商标标识或者销售伪造、擅自制造的注册商标标识的。④未经商标注册人同意，更换其注册商标并将该更换商标的商品又投入市场的。⑤给他人的注册商标专用权造成其他损害的。

（二）商标权的使用方式

商标权的使用方式主要包括商标性和非商标性两种使用方式。

1. 商标性的使用　商标性的使用是指以注册商标的标志来标识商品或服务的来源，以区别于其他相同或类似的商品或服务。在商标权合理使用的范畴里主要是指示性使用，即为指明产品、服务的种类而使用他人的商标。

2. 非商标性的使用　非商标性的使用是指包括叙述性使用、将他人注册商标作为姓名使用、将他人注册商标作为原产地名称使用、将他人注册商标作为作品使用、将他人注册商标作为企业名称或商号使用和将他人注册商标作为域名注册使用等使用方式。

（1）叙述性使用　指主要针对描述性商标，即那些直接由表示商品通用名称、商品质量、主要原料、功能、用途等不具显著性特征的普通词汇构成的商标。

（2）将他人注册商标作为原产地名称使用　指为表明产品的真实产地而在产品上或产品包装标注他人注册地名商标的行为。

（3）将他人商标作为作品使用　指第三人经著作权人许可将作品中的人物姓名或插图等内容注册为商标后，非商标权人包括著作权人和其他公众在使用作品时可能涉及那些已被注册为商标的内容，从而造成商标权和著作权的冲突。

（4）将他人商标作为企业名称或商号使用　指商标权与企业名称权或商号权的冲突，主要有申请注册的商标与在先的企业名称相冲突，他人将商标作为企业名称登记使用两种情况。

（5）将注册商标作为域名注册使用　指将与他人注册商标相同或相近似的文字为域名使用。商标权中禁用权的效力一般仅限于禁止他人在相同或类似的商品或服务上使用与注册商标相同或近似的标识，而不直接延及域名。

（三）商标权保护战略的制定

商标权保护战略主要包括取得商标权时的保护战略和使用商标权时的保护战略两方面。

1. 取得商标权的保护战略制定　面对技术创新过程中取得商标权的诸多问题，从取得商标权利益最大化的角度考虑，取得商标权需要从以下七个方面做出选择：①专利产品是否使用商标。②专利产品使用商标后是否注册。③已经使用商标是否到外国注册。④使用商标的申请注册时机。⑤不同类别商品是否申请注册同一商标。⑥关于是否申请系列商标。⑦关于是否聘请商标代理人。

2. 使用商标权的保护战略制定　技术创新过程中取得商标权之后，应积极使用商标权。从使用商标权也要利益最大化的角度考虑，应在商标权使用时间、商标权使用方式、商标权国外使用三个问题的选择上做出保护性的战略制定。

【视野拓展】

真假"同仁堂"

北京同仁堂（简称同仁堂）是全国中药行业著名的老字号。国家商标局于 1989 年认定"同仁堂"商标为驰名商标，为全国首例被认定的驰名商标。原告中国北京同仁堂（集团）有限责任公司（以下简称北京同仁堂）是第 171188 号"同仁堂"注册商标权利人。被告中华同仁堂生物科技有限公司（以下简称中华同仁堂）设立于我国台湾地区，于 2011 年在江苏省常州市设立代表处，以招商为目的，向客户提供台湾土特产、茶叶等赠品，在大陆地区寻求药品、养生及其他产品生产销售服务的合作机会。中华同仁堂在经营过程中，实施了对"同仁堂"商标的模仿装潢、虚假宣传、恶意诋毁等行为。为此，北京同仁堂诉至法院，请求判令中华同仁堂停止侵权及不正当竞争行为并赔偿经济损失 500 万元。

江苏省南京市中级人民法院经审理认为，中华同仁堂在其店铺牌匾、装饰、赠品外包装、名片、宣传册及网站上，突出使用"同仁堂"字样的行为，侵害了北京同仁堂享有的注册商标专用权。同时，中华同仁堂在其网站上捏造、散布虚假事实，对北京同仁堂实施恶意诋毁，构成不正当竞争。遂判决：被告中华同仁堂立即停止侵害北京同仁堂注册商标专用权的行为，消除其不正当竞争行为给北京同仁堂公司造成的影响，赔偿北京同仁堂公司经济损失及因维权支出的合理费用共计 100 万元。判决后，中华同仁堂不服，提起上诉。

本案中，中华同仁堂实施的侵权行为及不正当竞争行为可分为以下几种：第一，在其开设的店铺门头、牌匾、装饰、赠品外包装、名片、宣传册及网站上突出使用"同仁堂"标识，故意造成消费者混淆。第二，使用北京同仁堂公司特有的影像素材、历史图片、企业文化资料等作为店铺装饰，故意使其经营活动与"同仁堂"商标之间建立一定联系，诱使消费者及相关公众产生联想和误认。第三，在其网站上捏造、散布虚假事实，对北京同仁堂恶意诋毁，损害对方商品声誉和商业信誉。

显而易见，在具有极高知名度和认同感的"同仁堂"商标与中华同仁堂的行为相结合，必然会使相关公众产生"同仁堂"商标与中华同仁堂之间存在关联的联想，从而构成对相关公众的误导，并对驰名商标权利人的合法权益造成损害。这种损害主要表现为：相关公众及消费者会产生误认，认为中华同仁堂的经营方式是北京同仁堂扩大经营范围和拓展经营项目的行为，本着对北京同仁堂及其商誉的信任而与其开展经营行为；一旦中华同仁堂的经营活动出现问题，相关公众和消费者便会降低对北京同仁堂及涉案商标的评价，北京同仁堂也会因此而丧失一定市场份额；即使相关公众在事后得知中华同仁堂的侵权行为与北京同仁堂没有任何关系，也会在一定程度上削弱"同仁堂"商标与北京同仁堂之间的特定联系，从而降低北京同仁堂品牌在相关公众中的知名度、影响力，降低"同仁堂"商标对消费者的吸引力，最终损害北京同仁堂所享有商标的市场价值。因而，最终江苏省高级人民法院经审理认为，一审判决认定事实清楚，适用法律正确，判决驳回上诉，维持原判。

（来源：汪洪，屠志涛. 北京中医药知识产权发展报告［M］. 北京：社会科学文献出版社，2017.）

第四节　知识产权与创新创业的关系

一、知识产权对创新创业的作用

知识产权对创新创业有显著的促进作用，主要表现为：通过完善知识产权政策体系能够降低创新创业门槛，通过强化知识产权激励政策能够释放创新创业活力，通过推进知识产权运营工作能够引导创新创业方向，通过强化知识产权执法维权能够保护创新创业成果。

（一）降低创新创业门槛

综合运用知识产权政策手段，拓宽知识产权价值实现渠道，引导广大创新创业者创造和运用知识产权，进而降低创新创业的门槛。近年来，各地面向高校院所科技创新人才、海外留学回国人员等高端人才和高素质技术工人出台一系列扶持创新创业知识产权的政策，降低了中小微企业知识产权申请和维持的费用，通过各项财税扶持政策，支持在校大学生和高校毕业生、退役军人、登记失业人员、残疾人等重点群体运用专利创新创业。对事业单位科技成果使用、处置和收益管理进行改革，充分调动单位和人员运用知识产权的积极性。部分金融机构为创新创业者提供知识产权资产证券化、专利保险等新型金融产品和服务。完善知识产权估值、质押、流转体系，实现了知识产权质押融资普遍化、常态化和规模化，积极协助符合条件的创新创业者办理知识产权质押贷款。

（二）释放创新创业活力

鼓励利用发明创造在职和离岗创业，提供优质知识产权公共服务的方式，强化知识产权激励政策，进而释放创新创业活力。近年来，我国职务发明与非职务发明法律制度逐渐完善，合理界定单位与职务发明人的权利义务，切实保障发明人合法权益，使创新人才分享成果收益。支持企业、高校、科研院所、研发中心等专业技术人员和技术工人进行非职务发明创造。打造专利创业孵化链，鼓励和支持青年以创业带动就业。开展创业知识产权培训进高校活动,部分高校还开设了创新创业知识产权实务技能课程。从优秀知识产权研究人员、专利审查实务专家、资深知识产权代理人、知名企业知识产权经理人中选拔一批创业知识产权导师,积极指导青年创业训练和实践。

(三)引导创新创业方向

运用专利分析工作成果、知识产权运营服务体系,推进知识产权运营工作,并以此引导创新创业的方向。近年来,通过实施宏观、微观专利导航项目,优化了各类创业活动中的资源配置,引导有条件的创业活动向高端产业发展。建立了一批产业知识产权联盟,构建了一批具有产业特色的低成本、便利化、全要素、开放式的知识产权创新创业基地。同时,运用社区网络、大数据、云计算等先进技术,推进知识产权运营公共服务平台建设,构建新型开放创新创业平台,创业者集聚效应明显。

(四)保护创新创业成果

加大专利行政执法力度,完善知识产权维权援助体系,强化知识产权执法维权,加强对创新创业成果的保护。近年来,我国通过健全知识产权保护措施,加强行政执法机制和能力建设,切实保护了创新创业者知识产权的合法权益。构建网络化知识产权维权援助体系,为创新创业者提供有效服务。健全电子商务领域专利执法维权机制,快速调解、处理电子商务平台上的专利侵权纠纷。制订符合创新创业特点的知识产权纠纷解决方案,完善了行政调解等非诉讼纠纷的解决途径。建立互联网电子商务知识产权信用体系,指导支持电商平台加强知识产权保护工作,强化了专业市场的知识产权保护。

二、创新创业中的知识产权战略

(一)专利战略

专利战略是在专利制度产生后,随着专利制度国际化趋势的增强和专利在社会生活中地位的提高应运而生的。专利战略是企业面对激烈变化、严峻挑战的环境,主动地利用专利制度提供的法律保护及其种种方便条件有效地保护自己,并充分利用专利情报信息,研究分析竞争对手状况,推进专利技术开发、控制独占市场;为取得专利竞争优势,为求得长期生存和不断发展而进行总体性谋划。

作为企业发展的生命线和护身符,企业专利战略有各种行之有效的形式,根据定制战略以后实施的策略方式可以分为进攻型战略、防御型战略和引进型战略三种类型。

1. 进攻型战略　指积极、主动、及时地申请专利并取得专利权,以使企业在激烈的市场竞争中取得主动权,为企业争得更大的经济利益的战略。这是准确地预测未来技术的发展方向,将核心技术或基础研究作为基本方向的专利战略。实施进攻型战略的企业应具备的条件是:企业拥有较强的研究、开发能力,包括在基础研究方面的实力;企业经济实力较雄厚,能够为以研究开发为核心的技术创新投入较多的资金和技术设备等,目的是最大限度地占领市场,排挤竞争对手。常用的具体战略主要有:外围专利战略；专利转让战略；专利收买战略；专利与产品结合战略；专利与商标结合战略；资本、技术和产品输出的专利权运用战略；专利回输战略等。

2. 防御型战略　指防御其他企业专利进攻或反抗其他企业的专利对本企业的妨碍，而采取的保护本企业，并将损失减少到最低程度的一种战略。在某个有限的市场中，防御型组织常采用竞争性定价或高质量产品等经济活动来阻止竞争对手进入它们的经营领域，以此来保持自己的稳定和发展。防御型战略是企业保持现状或对可能损害企业竞争优势和盈利能力的事件做出的反应。

3. 引进型战略　指组织自身不进行积极的专利研究开发工作，而是通过引进其他单位或个人的优秀专利技术为自己所用，从而实现自身经营发展的战略。这种战略虽然会使引进者付出一定的经济成本，但是可以最大限度地降低专利研究开发的风险，而自己集中精力在已经成功的技术上下功夫，并把重点放在研究生产技术和销售上。引进型战略在中小型企业中往往使用较多。

（二）商标战略

商标既是经营者生产产品或提供服务的质量象征，又是经营者独特个性、文化品位、商业信誉等因素的综合载体，是为经营者创造财富的无形资产。企业围绕商标设计的一系列战略即企业商标战略，是指企业将商标工作及商标手段运用于企业的经营活动之中，以带动和影响整个企业的经营活动，这是企业经营战略的组成部分，并随企业经营战略的调整而调整。

1. 商标战略的内容　商标战略主要包含以下内容：以商标为工具，塑造企业形象；以商标为商战利器，求生存，求发展，开拓市场，占领市场；以商标为无形资本，去创造和积累更多的财富；以商标为广告宣传的焦点，让更多的经营者和消费者认识商标所代表的企业和商品；以商标为企业生命，以合理的制度、科学的管理并运用法律武器去保护商标权，维护企业的合法权益。

2. 商标战略的特性　商标战略是从企业领导人层面为实现企业长期总目标所进行的商标方面的谋划。一般具有如下特性：商标战略是定性的，不是定量的具体指标或具体的实施方案；商标战略对一定时期（如1年、2年或更长时间）预定目标起指导作用，而非长期有效。

3. 商标战略的意义　商标战略能充分而有效地利用商标本身所拥有的功能和它为商标所有人开拓市场所具备的作用，使其服务于经济发展。实施商标战略有利于树立产品和服务的良好声誉和信誉，提高产品和服务的附加值；有利于将产品的品质和性能优势、服务的质量优势转化为市场优势，增强产品和服务开拓、占领、巩固市场的能力；有利于促进各类生产要素向名牌产品、名牌企业聚集。商标战略是提高企业核心竞争力的重要战略之一。

4. 商标战略的注意事项　一个正确、合理的商标战略绝不建立在人们的主观想象之上，而是从企业的内部和外部条件出发，根据企业开拓发展战略的市场目标，来确定商标的开发、使用、覆盖、树立形象和争取购买者的目标。因此，商标战略不存在固定的模式，制定企业的商标战略必须实事求是，切忌盲目性，把工作建立在调查研究和科学分析的基础之上，提出切实可行的目标和任务，确定实现这个目标、任务的步骤和主要行动。

【视野拓展】

华为公司专利战略

华为公司专利战略具体内容见表 3-1。

表 3-1　华为公司专利战略

专利战略	华为公司
进攻性专利战略	1. 基本专利战略：在无线通信标准 LTE 领域的基本专利份额达到 15% 以上，LTE 基本专利数全球领先
	2. 专利收买、引进战略：华为出资 2.2 亿美元获得长距离光传输技术的专利许可；与阿尔卡特达成宽带产品 DSLAM 的专利交叉许可
	3. 专利有偿转让战略：华为向摩托罗拉提供先进的核心网和无线接入技术，并收取 8.8 亿美元
	4. 专利交叉许可战略：华为在无线通信领域与同行业其他专利持有者签署了一系列知识产权交叉许可协议
	5. 专利技术和产品输出战略：华为在进行海外市场拓展的同时，也在输出国积极地进行专利申请，截至 2015 年底，华为在欧洲专利申请排名第一
	6. 专利诉讼战略：华为对摩托罗拉和诺基亚西门子网络公司提起诉讼，摩托罗拉向华为支付转让费，并将摩托罗拉与华为之间的商业合同转移给诺基亚西门子网络公司
	7. 技术合作战略：在独立研发的基础上，华为积极与全球领先厂商合作，先后与诺基亚、西门子、英特尔、高通、微软等公司达成技术合作，达到企业间的优势互补、缩短研发进程
防御性专利战略	1. 利用失效专利战略：由于专利具有时间性，因而可以利用失效专利进行深入研发、创新，从而在此基础上进行新的专利申请。华为强大的研发创新能力部分源于失效的专利，在此基础上进行二次的研发和创新
	2. 专利对峙战略：面对专利纠纷，双面的对峙，可以在一定程度上借助专利排他性来阻止竞争对手模仿、保持自我的竞争优势。华为在与苹果的专利纠纷中，双方的对峙，换来的是相互专利的交叉许可，从而在一定程度上推动企业更好地发展
其他专利战略	1. 在全球设立 16 个研发中心，累计获得专利 5 万余件
	2. 每年将不低于销售收入的 10% 用于产品研发和技术创新
	3. 实施标准专利战略，积极参与国际标准的制定，推动自有技术方案纳入标准，积累基本专利

（来源：隋洪明. 知识产权法律应用研究［M］. 北京：知识产权出版社，2019.）

三、知识产权与创新创业的典型案例

（一）案例一

知识产权制度运用与企业创新发展——从中美贸易摩擦背景下华为被美制裁事件的启示论起。

案例简介：

2019 年 5 月 15 日，华为被美国政府列入"实体清单"。美国政府将华为列入这一清单的原因，对外宣称是"基于有合理原因怀疑华为参加了危害美国国家安全或者外交政策利益的相关活动"。根据该实体清单所实施的管制意味着华为出口到美国的产品和技术需要从美国获得许可；同时，华为在美国的供应商也被限制向其提供网络运营设备和相关技术，华为及其分布在全球 26 个国家和地区的 68 家附属机构均受到美国许可政策的限制。美国政府以所谓危害美国国家安全为借口，实际上掩盖了其企图通过打压在全球通讯关键技术领域占优势的华为，防止其国内技术被赶超、市场被占领的狭隘的单边主义心态。对华为的管制，直接后果是影响甚至隔断华为与美国供应商的合作。但是，当前的经济是全球化时代的经济，国内外经济主体之间存在十分密切的相互依赖关系。美国政府采取对华为的管制措施一旦实施，势必会打破全球供应链，最终也会危及美国企业自身的利益和市场。或许是基于这一考虑，美国商务部在 2019 年 5 月 16 日美国总统特朗普签署管制行政命令后，又表示考虑缩减对华为的限制，以保障现有网络运营和设备的正常运营。

案例启示：

拥有核心技术是企业获得国内外市场竞争力的关键，但核心技术必须通过有效的全球专利布局才能真正转化为市场优势和竞争优势。华为被美国制裁事件，其实最根本的原因还是华为领先于美国通讯企业巨头而造成后者存在巨大的担忧和恐慌。开发核心技术是企业知识创新和技术创新的目标和产物。由于技术积累的渐进性，核心技术突破需要漫长的时间和巨额的投入，一旦取得了核心技术突破，它往往意味着一个具有市场前景的巨大产业和具有竞争力的市场开始形成。因此，突破核心技术一直是近些年来我国科技发展规划和技术创新战略，尤其是战略性新型产业发展的重要目标。在当前我国总体上仍然存在较高程度的对外技术依存度的形势下，在部分领域实施核心技术突破、扭转技术上受制于人的被动局面具有更加现实的重要意义。

企业创新需要知识产权制度的激励。知识产权制度立足于知识产权保护的专门法律，通过对知识创新和技术创新成果进行确权，并对创新成果予以有效保护，以此激励创新主体的知识创新和技术创新活动。知识产权制度本身是一种制度激励机制，即对知识产权保护的客体——知识产品人为地设置为稀缺，通过赋予知识产权人对知识产品的专有权利，以此鼓励人们投入时间、精力从事创新活动。设想一下，没有知识产权制度，人们就不愿投入更多精力和时间用于研究开发等创新活动，因为人具有自利性，在个人的创造性劳动成果得不到法律保护的前提下，会存在"搭便车"的心理。这也正是产权经济学、制度经济学所分析的产权的激励机制和效用。从某种程度上说，世界未来

的竞争，就是知识产权的竞争。

（二）案例二

小米——面对专利壁垒，唯快才能破局。

案例简介：

小米成立于2010年，经过多年的迅猛成长，在智能手机市场"跑马圈地"，目前市值已然数百亿元。2014年小米进军亚洲市场，在新加坡等国取得了不俗的成绩后，却因和国际手机巨头抢占市场份额，受到巨头们的专利诉讼攻击：2014年12月，爱立信向小米发起专利诉讼，要求其在印度停止销售、宣传、制造小米的智能手机。后来经过交涉，小米为每部手机缴纳100卢比押金方可继续在印度销售。同时，小米需要为其销往印度的所有手机获得爱立信的专利授权。小米专利"软肋"已被点中，尤其是高通的"反向专利授权"模式被打破后，小米失去高通的庇护，必将遭受更多的专利围攻。手机品牌HTC也曾成功打入欧美市场，并取得市场份额第一的成绩，但在竞争中被对手戳中"软肋"，逐渐现出颓势。

案例启示：

小米科技的初创团队大多有谷歌、微软、摩托罗拉公司的履历背景，显然具备积极创新、保护专利的意识，而作为小米创始人之一的周光平，更是曾担任摩托罗拉中国研究院通信专利委员会副主席。其实，小米一直在紧锣密鼓地申请专利，专利技术主要集中在手机的操控技术、数字传输、手机结构特点、无线通信网络、图像处理等。2019年12月从"天眼查"中获得的信息显示小米科技公司拥有9169件专利信息，而2017年3月小米官方公布的专利数据为4043件，更早的时候，2015年小米全年才495件，2014年仅有151件。专利数量呈爆发式增长，足见小米这几年对专利的重视。

除了通过申请进行原始专利的积累，小米还通过收购扩充专利储备。2014年小米科技通过旗下的松果电子与大唐电信旗下子公司联芯科技有限公司签订技术转让合同，获得联芯科技公司开发并拥有的SDR1860平台技术。这是通信领域的一部分核心专利，将对小米原有的专利体系形成了有益的补充。

除此之外，小米还投资了一家名为智谷的知识产权运营公司。这家主要从事开发及转让技术和知识产权、技术服务咨询和商业信息等业务的知识产权综合服务公司，有望在小米受到专利诉讼时提供有力外援。

总之，为克服专利短板，小米已通过各种方法进行战略布局，并继续沿用其"唯快不破"的秘诀，通过加大研发力度、获取专利许可、专利收购等手段，大幅提升了企业在专利方面的"抗击打"能力。

（三）案例三

胡涛与摩拜（北京）信息技术有限公司侵害发明专利权纠纷案。

案例简介：

原告胡涛于2013年6月29日向国家知识产权局申请了"一种电动车控制系统及其

操作方法"的专利,至今有效。原告发现,被告未经专利权人许可,规模化制造、出租摩拜单车,在摩拜单车上安装锁具,通过云端服务器进行开锁和报警控制,与安装有摩拜单车应用程序、带摄像头的手机形成锁控制系统。原告认为,被告制造、以对外出租的方式使用摩拜单车,被告摩拜单车锁控制系统的技术特征与原告享有的名称为"一种电动车控制系统及其操作方法"的发明专利权中记载的全部技术特征完全相同,侵犯了原告的专利权,依法应停止侵权,并向原告支付赔偿金 500,000 元。

被告摩拜公司辩称:

(1)被控侵权的摩拜单车锁控制系统并不具备与涉案专利权利要求相同或者等同的技术特征,被告不构成侵权。

(2)鉴于原告明确被控侵权的摩拜单车锁控制系统由摩拜单车上的锁具、被告提供的云端服务器、签约用户的手机摄像头共同构成,在没有起诉签约用户的情况下,明显缺少涉案专利的一个必要技术特征,原告的侵权指控显然不能成立。且签约用户使用摩拜单车不具备经营性质,不属于专利法第十一条限制的侵权行为。

(3)原告提出赔偿损失的诉讼请求缺乏事实与法律依据。

案例启示:

在网络化信息化的时代,所谓创新主要包括方法的创新和技术的创新,一个创意从产生到商业运营,涉及复杂的知识产权法律问题,对此,创新创业者不可不察。此案发生后之所以引起了社会的广泛关注,不仅在于所涉专利技术及摩拜单车智能锁控制系统具有技术复杂性,而且还在于被告方摩拜(北京)信息技术有限公司作为科技创新"标杆"的身份。自 2015 年 1 月成立以来,摩拜单车首创无桩智能共享单车模式,综合运用物联网、云计算和大数据技术,提供便捷、可靠、环保的"最后一公里"出行服务,并率先展开智能化、精细化运维,引领共享单车"迈入新赛道"。

【课堂互动】

浙江省高级人民法院对外发布,2014 年至 2018 年,浙江法院共受理涉及多个电商平台知识产权民事一审案件 1.55 万余件,年均增幅高达 88.46%。值得注意的是,不仅是浙江,全国范围内近年来知识产权案件数量都在大幅攀升。据最高人民法院发布的数据,2018 年人民法院新收知识产权案件数量同比上升 41.19%。京、沪、苏、浙、粤 5 省市法院收案数量仍然保持高位运行。

阿里巴巴重视对于知识产权的保护,阿里巴巴集团知识产权保护平台将为权利人提供维权投诉、品牌合作、知识产权投诉政策和规则等一站式服务。

请结合本章节相关知识内容以及阿里巴巴对于知识产权的保护,分小组讨论,作为电商平台该如何规避知识产权带来的风险。

【实践探索】

结合本章第三节知识产权的使用及保护相关知识,就某一案例进行分组讨论,并阐述知识产权保护在创业活动中的重要意义。

【本章小结】

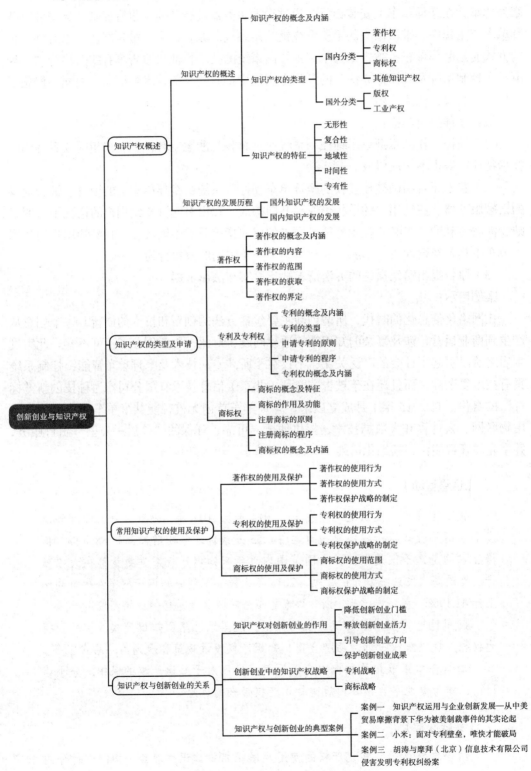

【思考题】

1. 如何看待知识产权中著作权与专利权的区别和联系?

2. 大学生在申请专利权时应该注意哪些问题?

3. 除了书中列举的知识产权,你还知道存在哪些知识产权?

4. 大学生创业过程中可能遇到哪些知识产权侵权行为?

5. 当发生专利侵权纠纷时,应如何正确应对?

6. 如何界定商标权的合理使用范围?

第四章　创业者与创业团队▷▷▷▷

【创言创语】

　　我认为做企业要有这些素质：诗人的想象力、科学家的敏锐、哲学家的头脑、战略家的本领。

——[中国]娃哈哈集团创始人宗庆后

【学习目标】

1. 掌握创业者、创业精神、创业团队的概念及内涵。
2. 掌握创业者素质、创业精神的构成要素。
3. 理解大学生创业素质、创业精神的培育意义及原则。
4. 理解创业团队的特征及分类。
5. 了解创业团队的优势及局限。
6. 了解股权结构的概念、分类、影响因素。

【理论知识】

第一节　创业者

一、创业者概述

　　"大众创业、万众创新"提出以来，我国创业者数量不断增多、创业成果日渐丰富、创业生态不断优化，对经济发展的支撑引领作用显著增强。在这一过程中，涌现出了许多优秀创业者，他们的成功激励更多的人投身创业浪潮。创业活动的成功开展离不开人力、资金、商品、技术、渠道等各项资源的整合，创业者作为人力资源的核心，是创业成功的第一要素。

（一）创业者的概念及内涵

　　创业者一词由法国经济学家坎蒂隆（Cantillon）于1755年首次引入经济学。1800年，法国经济学家萨伊（Say）首次给出了创业者的定义，他将创业者描述为将经济资源从生产率较低的区域转移到生产率较高区域的人，并认为创业者是经济活动过程中的代理人。1934 年，美国著名经济学家熊彼特（Schumpeter）提出创业者即创新者，具有发现和引入新的、更好的、能赚钱的产品、服务和过程的能力。创业者的概念随着时代的发展逐渐演变。在欧美经济学研究和实践中，创业者被定义为组织、管理一个生意或企业并承担其风险的人。创业者的对应英文单词是 Entrepreneur，Entrepreneur 有两个基本含义：一是指企业家，即在现有企业中负责经营和决策的领导人；二是指创始人，通常理解为即将创办新企业或者是刚刚创办新企业的领导人。

随着创业实践活动的丰富和发展，创业者逐渐演化成狭义和广义之分，狭义的创业者指参与创业活动的核心成员，广义的创业者指参与创业活动的全体成员。

（二）创业者的类型

1. 生存型 生存型是指以维持日常生活物质需要为主要动因的创业者。此类创业者的创业范围较为局限，多从事商业贸易，规模较小，抵御风险能力较弱，也有成长为大中型企业的，但数量较少。

2. 赚钱型 赚钱型是指以实现财务自由为主要动因的创业者。此类创业者的创业范围广泛，通常选择新颖、热门、回报迅速的项目，创业项目选择多变，失败率较高，但短期获利可观。

3. 变现型 变现型是指在某些领域掌握了较高技能或聚拢了大量资源的创业者。此类创业者会在机会适当时进行创业，创业内容实际是将技术、资源变现，将无形资源转化为有形货币。

4. 主动型 主动型是指有着明确创业目标、详细创业计划的创业者。此类创业者的特点是谋定而后动，不打无准备之仗，他们会在创业前期做好充足准备，掌握足够资源，制定周密计划后，再进行创业，一般创业成功率较高。

二、创业者的素质

素质是指人与生俱来或通过后天培养、塑造、锻炼而获得的身体上和人格上的性质特点。国内外研究者对创业者素质进行了大量调查，其中关于成功创业者的 RISKING 素质模型被广泛采纳（图 4-1），资源、目标、想法、技能、关系网络、知识和才智是成功创业者需要具备的素质，具体释义见表 4-1。

表 4-1 RISKING 素质模型的要素释义

首字母	要素	释义
R	Resources	主要指创业必需的人力资源、物力资源以及财力资源等，包括好的项目资源
I	Ideas	主要指具有市场价值的创业想法，能在一定时期产生利润。应具有一定的创新性、可行性与持续发展与拓展性
S	Skills	主要指创业者所需的专业技能、管理技能和行动能力等，如果个人不完全具备，但团队之间能够形成技能互补也是不错的能力组合
K	Knowledge	主要指创业者所必需的行业知识、专业知识以及创业相关知识。例如商业、法律、财务等知识。良好的知识结构对创业者的视野开拓、才智发挥具有很高的价值

首字母	要素	释义
I	Intelligence	主要指创业者的智商与情商，具体表现为观察世界、分析问题、思考问题和解决问题的能力
N	Network	创业者需要良好的人际亲和力和关系网络，包括合作者、服务对象、新闻媒体甚至竞争对手。善用资源者，通常能够较强的调动资源的深度和广度
G	Goal	明确创业的方向和目标，精准的市场定位对于创业而言至关重要

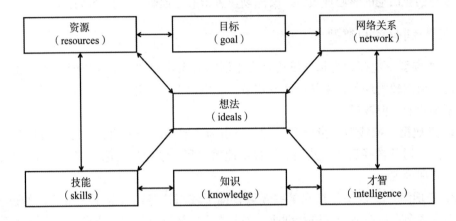

图 4-1　RISKING 素质模型

我国学者提出创新能力、社交能力、教育水平、坚持不懈、身体素质、识别商机、管理组织能力、责任心、决策能力、独立自主和冒险精神是成功创业者的基本素质。国内外的研究结论虽不相同，但均可将创业者的素质归结为四个维度，即身体素质、知识素质、心理素质和能力素质。

（一）身体素质

身体素质一般是指人体在活动中所表现出来的力量、速度、耐力、灵敏、柔韧等机能，也是一个人体质强弱的外在表现。"历经千辛万苦，说尽千言万语，走遍千山万水，想尽千方百计"的"四千精神"是当年温州人闯市场的生活写照，也是浙江人民的宝贵精神财富，更是创业者的真实写照，工作繁忙、工作时间长、精神压力大等问题会消耗创业者大量的心力和体力，创业者如果未具备良好的身体素质，必然力不从心，难以承担创业重任。

【视野拓展】

万科创始人：王石的健康晨跑

2020 年 3 月 25 日早上七点，万科创始人、著名企业家王石一身运动装现身南京跑步圣地玄武湖，带着南京数十名跑友晨跑，之后他又在玄武湖划艇。据随同的跑友透露，他们一共跑了 5 公里多，平均配速 5′28″。对于已经 69 岁的王石来说，能跑出这样的速度，可见平时对身体的重视。

王石是一名运动多面手，除了赛艇和跑步，他还擅长登山、滑翔伞、滑雪、攀岩等。在地产圈，王石爱好运动众所周知。2003 年 5 月 22 日，52 岁的王石成功登上珠峰，成为当时中国登顶珠峰年龄最大的登山者。他曾被医生诊断可能下半辈子将在轮椅上度过，但此后四年他又成功登上 11 座高峰。

作为一名成功的创业者，王石不仅注重对自己身体素质的提升，还在公司里推广运动，要求员工积极运动起来，提高身体素质，万科还一度被称为"万科运动员有限公司"。王石认为，员工健康才能让企业更好地发展。早在 2011 年，万科就组队参与马拉松比赛，后来组成"马拉松跑团"参赛。2015 年伦敦马拉松后，中国有 12 名跑者完成世界马拉松大满贯，万科就占了 4 位。

（来源：新浪体育——69 岁王石南京玄武湖晨跑 5 公里，平均配速 5 分 28 秒）

（二）知识素质

创业者的知识素质是指创业者应具备的与创业活动相关的知识、技能与人格特质，主要包括经营管理知识、市场经济知识、法律法规知识、行业相关知识等。

1. 经营管理知识 创业过程是高度综合的管理活动，涉及人员的选择、使用、组合和优化，也涉及资金聚集、核算、分配、使用、流动等多方面的经营管理知识，管理活动贯穿创业过程的每一个环节，是创业企业生存与发展的基本条件。创业者需要具备经济头脑和管理素质，懂得效益管理、知人善用以及充分合理地整合资源。

2. 市场经济知识 我国经济发展总体态势良好，孕育了众多市场机会和新兴行业。创业者想要获得创业成功，创业行为必须符合市场经济的规则和机制。创业者只有结合市场实际，灵活运用市场经济知识寻找商机，谋时而动，顺势而为，才能在瞬息万变的市场竞争中获得先机。

3. 法律法规知识 市场经济是法治经济，创业者需掌握企业管理、税务登记、人事聘用等法律法规知识。法律法规知识可以使创业企业有效地避免损失，提高效益、降低风险。十九届四中全会之后，我国为健全营商环境出台了一系列法律法规，营造了更为公平健康的市场环境，为创业者提供了千载难逢的创业机遇。创业者应当学习法律法规知识，用好用足政策红利，规避风险，为创业服务。

4. 行业相关知识 成功的创业者必须主动了解所从事行业的市场、经济、政策动态，研究行业的发展现状、发展规律与发展趋势，进行深入的市场调查和分析，科学制定创业计划，发现创业企业与行业成功企业之间的联系和差异，并利用这些联系和差异来寻找发展契机。

（三）心理素质

创业者的心理素质是指创业者以自然素质为基础，在极具挑战的社会活动中所形成的性格品质与心理能力的综合体现，主要表现为独立性、敢为性、坚韧性、合作性等。

1. 独立性　独立性是指思维和行动不易受他人影响，具有独立思考、判断、选择、行动的心理素质，是创业者最基本的心理素质。创业者的独立性主要表现为具有个人见解和主张，能进行自主抉择，并且对自己主张的决策贯彻到底不易受他人影响。

2. 敢为性　敢为性是指具备敢于行动、敢于冒险、敢于拼搏、敢于承担风险的心理素质。创业者的敢为性主要表现为创业者所具备的冒险精神，通过对主客观条件的科学分析，能识别创业风险，也能发现商机，能快速果断地制定计划并组织实施。

3. 坚韧性　坚韧性是指在实现创业目标的过程中，始终保持顽强毅力、充沛精力、坚定意志的心理素质，是创业者获得创业成功的必备要素。创业者的坚韧性主要表现为其对所进行的创业活动或事业具有矢志不渝的恒心和坚持不懈的信念，具有强大的抗压能力和抗挫能力。

4. 合作性　合作性是指创业者在创业活动中所表现的善于理解、沟通、交往等特质的心理素质。创业者的合作性主要表现为通过语言、文字等形式与他人进行有效的交流与沟通，提高办事效率，增加成功的机会，建立外部人脉资源的行为。

（四）能力素质

创业者的能力素质是指和创业活动相联系并表现在具体的创业实践之中的心理素质，是决定创业成功与否的关键因素，主要包括创新能力、预见能力、决策能力、社交能力等。

1. 创新能力　创新能力是指在前人发现或发明的基础上，通过自身努力创造性提出具有经济价值、社会价值、生态价值的新思想、新理论和新发明的能力，是创业者能力素质的重要组成部分，是一种与知识、经验、技能等密切联系的综合能力。创新能力的含义有两个方面：一方面指大脑活动的能力，即创造性思维、创造性想象、独立性思维和捕捉灵感的能力；另一方面指创新实践的能力，即人在创新活动中完成创新任务的能力。

2. 预见能力　预见能力是指对未来的探知能力，是不受时间的牵制，让即将发生的事件能够处于控制之中的能力。预见能力是一种动态调整自己判断的思考方式，以投资股票为例，创业者并不需要精准预测股价，只需要判断市场的大体趋势，并根据市场情况进行动态调整，顺势而为。

3. 决策能力　决策能力是指创业者根据主客观条件，采用一定的科学方法和手段，确定正确的发展方向、目标、战略并实施方案的能力。决策能力是创业者综合能力的表现，作为创业企业的决策者，应依据实际情况，通过决策方法做出科学决策。

4. 社交能力　社交能力是指创业者在社会交往或交际过程中，对他人、社会和团体等施以影响和作用的能力。社交能力包括良好的表达能力、沟通应变能力、组织领导能力。社交能力决定创业活动的范围和程度，在其他因素相等的情况下，创业者的社交能力越强，对创业的影响作用越大，创业成功的概率越高。

三、大学生创业素质的培养

习近平总书记指出："青年是国家和民族的希望，创新是社会进步的灵魂，创业是推动经济社会发展、改善民生的重要途径。青年学生富有想象力和创造力，是创新创业的有生力量。希望广大青年学生把自己的人生追求同国家发展进步、人民伟大实践紧密结合起来，刻苦学习，脚踏实地，锐意进取，在创新创业中展示才华、服务社会。"大学生创业者是我国经济发展的中坚力量，高校应培养大学生的创业素质来充分激发大学生的创业积极性、主动性、创造性。

（一）大学生创业素质构成

大学生创业素质包含创业知识、创业能力、创业品格三个维度，这三个维度相辅相成。

1. 创业知识 创业知识是大学生创业素质的基础。作为一类特殊的创业者，扎实的专业基础是大学生的创业优势，也是强大竞争力。同时，大学生通过学习商业知识、管理知识、法律知识等来促进创业活动的开展。

2. 创业能力 创业能力是大学生创业素质的核心。在创业实践活动中表现为自我生存、自我发展，实现创业目标的能力。培养和提升大学生的创业能力，是高校对"大众创业、万众创新"时代需要的自觉响应。

3. 创业品格 创业品格是大学生创业素质的引导方向。蔡元培先生说过："若无德，则虽体魄智力发达，适足助其为恶。"知识和能力掌握在不同的人手中会释放不同的力量，知识和能力应受品格的制约。大学生接受过良好的高等教育，基本上形成了诚实信用、守法合规、踏实肯干的创业品格。

（二）大学生创业素质提升路径

1. 学习积累创业知识 大学生除了通过创业教育课程夯实创业知识外，还可以通过新闻、网站、微博、公众号等媒体资源及参加各类培训来了解相关创业知识。此外，大学生还应时常关注创业相关支持帮扶政策。

2. 提高创业实践能力 创业实践是促进知识和能力相互转化的有效途径。高校为大学生提供了大量的实践机会，大学生可以通过参加组织策划、市场调研、试办公司、申请专利、创业竞赛等各类活动来提升自身的创业能力。

3. 树立良好创业品格 创业作为一种社会实践活动，是在一定的意识和目的支配之下进行的。正确的价值观是创业的基石，树立正确的价值观，能够帮助大学生在创业过程中处理好个人与社会、个人与国家、现实与理想、利益与道德之间的关系，提升创业素质。

第二节 创业精神

一、创业精神概述

创业精神在创业活动中起重要作用。习近平总书记曾指出："充分尊重群众的首创精神，把群众的积极性和创业精神引导好、保护好，充分发挥人民群众在改革开放和现代化建设中的主体作用，为改革发展创造一个宽松的环境。"

（一）创业精神的概念及内涵

创业精神是指在创业者的主观世界中，具有的开创性思想、观念、个性、意志、作风和品质等。美籍奥地利政治经济学家熊彼特（Schumpete）将创业精神视为"创造性的破坏"力量。1983 年，美国学者米利特（Millet）提出具有创业精神的主体为个人或企业，奠定了创业精神在经济学领域的基础。1985 年，美国著名管理学家彼特 .F. 德鲁克（Peter.F.Drucker）提出创业精神或可创造财富。同年，史蒂文森（Stevenson）在此基础上进行深入研究，提出培养创业精神是创造新价值的过程，在该过程中要集中优势资源、充分挖掘机会。国外关于创业精神的早期研究注重个人（尤其是创业者）特质，而后从多角度对创业精神予以阐述，认为创业精神是个性特征，又是行为特征，被个人和组织发展所需要。

国内学者更多从国家层面理解创业精神。《伦理学大辞典》中将创业精神定义为是在建设中国特色社会主义过程中，用来进一步凝聚、激励广大干部和人民群众，同心同德、克服困难、开拓前进，夺取改革开放和现代化建设新胜利的精神动力。学者谢玉婧、张涛等人认为创业精神是指导人们利用现有条件充分发挥主观能动性，通过努力和创新，追求机会，创造更多社会价值的精神力量，是时代精神在就业和创业实践中的具体体现，是创业理想产生的原动力，是创业成功的重要保证，对创业实践具有重要意义，表现为创业者的优良品质和社会组织的精神风貌，激励人们以创新方式开创新事业。由此可见，创业精神是我国先进文化的重要组成部分，是推动社会主义现代化建设、实现中华民族伟大复兴中国梦的重要精神力量。

（二）创业精神的基本特征

1. 综合性 创业精神是由多种精神特质综合作用而成，是创业者在创业过程中表现出来的多种精神的总和，包括创新精神、拼搏精神、冒险精神、合作精神等。

2. 整体性 创业精神的产生、形成、内化及外化等，都是由哲学层面的创业思想和创业观念、心理学层面的创业个性和创业意志、行为学层面的创业作风和创业品质所构成的整体，缺一不可。

3. 先进性 创业精神具有超越历史的先进性，最终体现在开创敢为人先、开天辟地的事业，甚至"想前人之不敢想、做前人之不敢做。"

4. 时代性 创业精神具有鲜明的时代性，具有时代特征或特性。随着时代发展，人们物质条件改善、精神世界丰富，创业精神随之改变，被赋予相应内涵，打上时代的烙印。

二、创业精神的构成

创业精神有助于创业成功。创业精神应包含创新精神、冒险精神、合作精神、拼搏精神及市场嗅觉五个方面。

（一）创新精神

2016 年 1 月 5 日，李克强在考察清华科技园太原分园并与年轻创业者互动时说："今天你们创业创新，也要凭借头脑中创意'无中生有'。"创新精神是指创业者勇于抛弃旧思想旧事物、创立新思想新事物的精神动力。创新精神是创业竞赛的核心，创新是创业的本质、基础、前提，是民族进步灵魂、国家兴旺发达的不竭动力及中华民族最深沉的民族禀赋。创业具备了创新性，才能在激烈的竞争中保持优势，实现可持续发展。

（二）冒险精神

冒险精神指创业者个人或群体在创业过程中具有的大胆尝试精神，冒险精神不是盲目冲动，也不同于冒进。创业富有挑战性、风险性，本身就是一项冒险活动，创业者必须面对来自市场、消费者、供应商、融资渠道、营商环境等方面的不可知和不确定性。

（三）合作精神

合作精神指创业者个人或群体在创业过程中具有的为达到共同目的、彼此相互配合，产生联合行动或方式的精神。创业是一个相对浩大的工程，个人力量有限，单靠某一位创业者是难以完成的，须发挥合作优势，依靠志同道合成员创建创业团队。通过合作将团队成员所单独拥有的知识、能力、资源有机整合，任务分配更具针对性。同时，在合作过程中，成员间互相鼓励、交流学习，助力创业活动顺利进行。

（四）拼搏精神

拼搏精神指在一定的理想、信念驱使下，创业者个体或群体拼命争取、全力搏斗的意志品质。创业过程中，创业者在拼搏精神支撑下保持知难而进、坚韧不拔、锐意进取、永不放弃的精神状态和顽强意志，坚定创业理想，在逆境中把握创业方向，将创业活动进行到底。

（五）市场嗅觉

市场嗅觉指创业者个体或群体在创业过程中具有的对市场形势的迅速应变能力。在变幻莫测的市场经济中，机遇无处不在却稍纵即逝，创业者需要善于分析市场形势，努力发掘并及时把握市场机遇，推动创业梦想实现。

【视野拓展】

乔安娜的晚礼服租赁业务

在欧美国家，人们经常举行舞会、宴会、庆祝会、生日会。宾客讲究仪表雍容华贵，尤其是女士们穿的晚礼服，更是款式新颖，艳丽高贵。但是，即使是再好的衣服，如果接连几次在社交场合出现，也会被人窃窃私语，穿者自然也觉得脸上无光。所以价格昂贵的礼服也只有一两次的风头，需要不断更换，才能博得更多赞美。如此形势，不仅普通收入者无力应付，有钱人也深觉烦恼。但习俗难改，人们也只得勉力为之。

英国时装设计师乔安娜·多尼格就是个善于捕捉商机的人。有一次，她的朋友要出席皇家宴会，却没有合适的晚装，十分着急。她意识到，女士们遇到此类困境较为普遍。英国社会注重礼仪，各种社交活动很多。但大多数人收入不高，买不起华贵的服装。假如花较少的钱便能穿上名贵服装来出席高层次活动，那确实是件既省钱又光彩的事，也是多数人的共同心愿。乔安娜意识到这一商机后，便确定了开展晚装租赁业务的经营目标。她筹借资金，购买欧美名师设计的各种款式的晚礼服，每套价格成本数千元到数万元不等，租出一夜，每套收费百元左右。

对消费者来说，同样价钱原本只能买一件衣服，也穿不了几次，现在她们只需花上衣服十分之一的价钱，就可租到一套时髦的礼服，自然感到既划算又方便，于是纷纷来到租赁店租借服装。对乔安娜来说，她的服装只要租出 10 次，就能收回成本，多出的就是利润，这样的利润十分可观。结果不出所料，她的租赁生意十分兴旺，业务越做越大。

（来源：侯贵松. 金牌经理人必知的管理定律［M］. 广东：广东经济出版社，2008.）

三、大学生创业精神的培育

（一）大学生创业精神培育的含义

大学生创业精神培育是指高校引导大学生树立正确的创业观念、培养创业意识、激发创业热情，形成创业品质，在实践中不断提高创业能力进而创造新价值的培养过程，是大学生创业教育和思想政治教育的重要组成部分，是高等教育改革的重要途径。随着高校创业教育改革的全面深化，高等教育将创业精神纳入教育体系和培养目标，贯穿人才培养全过程，逐步完善传统人才培养模式。

（二）大学生创业精神培育的意义

习近平总书记指出"实现中国梦必须弘扬中国精神"，即以爱国主义为核心的民族精神和以改革创新为核心的时代精神。大学生创业精神是时代精神的重要组成部分，也是时代精神在大学生群体中的具体体现。党的十九大指出，"人才是实现民族振兴、赢得国际竞争主动的战略资源"。大学生是新时代的主力军，加强大学生创业精神培育对大学生个人价值的实现、高校教育体制的改革、创新型国家的建设均具有重要的意义。

1. 实现个人价值的现实需要　美国著名社会心理学家马斯洛（Maslow）认为，人在自然和社会发展中具有生理需要、安全需要、归属与爱的需要、尊重的需要和自我实现的需要，与生俱来、且有层次性。自我实现作为最高层次需要，是人类毕生追求的目标，努力使各种潜能得到充分发挥。大学生在实现个人价值的过程中，要有与其追求相匹配的品质和能力。创业精神培育能有效推动大学生主动发现新机遇、开创新局面、创造新价值，不断实现个人价值与社会价值的统一。

2. 改革教育体制的内在动力　高等教育体制改革需不断更新教育观念、变革教育模式、完善教育体系，提高人才培养质量，需要加速理论知识、科研成果向社会生产力的转化。在大学生群体中开展创业教育，培育具有创业精神的大学生是实现高等教育改革目标的重要环节，是高等教育改革和发展的必然选择和内在动力，也是高等院校适应经济社会发展的必然结果。对高等教育来说，高校培养具有创业精神的学生，为经济社会发展做引领和支撑，服务国家、地方经济和发展战略。

3. 建设创新型国家的客观要求　党的十九大对"加快建设创新型国家"创造性地提出了一系列新思想、新观点和新要求。创新型国家的主要标志是科技和人才成为国力强盛最重要的战略资源，创新驱动实质上是人才驱动，综合国力竞争归根到底是人才竞争。谁拥有人才优势，谁就会拥有创新实力优势。"青年兴则国家兴，青年强则国家强"，在当前就业形势下，培育具有创业精神的大学生不但成为解决就业问题的重要出路，而且为经济发展和创新型国家建设提供了人才支持和智力保障。

（三）大学生创业精神培育原则

大学生创业精神培育过程中应遵守以下基本原则。

1. 普及化原则　创业精神作为时代精神的重要组成部分，对中国特色社会主义现代化建设有举足轻重的意义，在高等教育阶段开展创业精神培育工作是建设创新型大学、实现高等教育体制改革目标和可持续发展的内在要求，同时也有助于实现大学生群体的全面发展。培育创业精神应该作为一种科学理念贯穿高等教育始终，普及到全体学生，让创业精神深深扎根在他们心中。

2. 专业化原则　创业精神培育的专业化主要体现在课程、管理、师资等方面。课程专业化指加强具有中国特色的创业课程建设，建构理论体系，为学科专业化发展奠定坚实的理论基础。管理专业化指针对理论研究、教学方案实施、教学反馈、教育支持服务体系设立专门的管理组织，科学助力创业精神培育。师资队伍专业化指要建设一支既有理论高度又有实践深度的创业师资队伍，为大学生创业精神培育提供全方位的帮助。

3. 主体性原则　创业精神培育的主体性主要表现在强化学生主体意识和尊重学生个体差异两方面，大学生是创业精神的培育主体，主体意识是大学生在学习过程中积极探索的内在动机和根本力量，要不断强化大学生明确活动目的、制定科学方法、策略和推进实际行动的相关意识。教师应最大限度地激发学生的内在动力，充分发挥学生的主体作用。在创业精神的培育过程中，每个学生都是独特的个体，存在差异化的个性特征，教师应尊重学生的个性化意识，注重因材施教。

4. 理论结合实践原则　创业精神培育需以理论知识为基础，通过实践活动激发强化。理论与实践是相辅相成，辩证统一的。实践只有在科学理论的指导下，才能达到改造客观世界的目的，而理论只有同实践相结合，才可检验和发展，进而转变为物质力量。这就要求大学生掌握扎实的理论知识、积极投身于创新创业实践，在创新创业活动中学以致用，检验并进一步发展所学知识，积累经验，在不断探索中打开新局面、创造新价值，将知识内化为创业者的素质和能力。

（四）大学生创业精神培育路径

1. 激励模式建构　构建创业精神激励模式，充分发挥榜样示范作用。通过创业榜样的优秀事迹激励大学生保持创业的激情，鼓励他们见贤思齐，提高创业品格，将从榜样身上学到的创业精神予以内化。高校可邀请杰出创业者与学生面对面交流，借助官方媒体对优秀创业事迹进行报道，讲好创业故事。教师可通过课堂引导，带领学生充分挖掘创业者的创业特质和创业精神。

2. 家校联合培育　高等院校发挥好在大学生创业精神培育过程中的引领作用，同时要加强家校联系，引导家长正确看待孩子自主创业，更新观念。同时，家庭需提供精神及物质支持，逐步认同创业教育的新模式，树立科学的教育理念，鼓励和支持孩子的创业选择。学校应与家长及时进行沟通交流，保持培育理念的一致性，共同合作，同频共振，齐心协力促进大学生创业精神培育。

3. 创业氛围营造　大学生创业精神培育工作是一个系统工程，应重视营造良好的创业文化。高校在创业精神培育过程中强化优秀中国传统文化的价值导向作用，树立大学生正确的就业创业价值观，培养大学生崇高的创业使命感和敢闯会创的拼搏精神。同时，社会应为创业精神培育提供良好环境，营造"大众创业、万众创新"的社会氛围，吸引大学生积极投身创业实践。

【视野拓展】

王兴的创业传奇：四次创业才成功

美团是王兴的第四次创业，屡败屡战的他终于创业成功了。

王兴 1979 年出生在福建，从小家境优越，父亲是亿万富翁。姐姐以优异的成绩考上了清华，王兴直接被保送至清华。从清华毕业后，王兴去美国特拉华大学读博士。2004 年正在美国读博士的王兴有了创业的想法，说干就干的王兴中断博士学业，找到了一个大学同学和一个高中同学，三个人就开始了创业之路。

第一次创业，王兴瞄准了社交网络，成立了多多友和游子图的社交网站。但是由于没有清晰的商业模式，且缺乏创业经验，王兴很快就失败了。没有气馁的王兴复盘了失败的教训并仔细研究了美国的社交网络，决定做细分社交市场，于是创办了以大学生为主的校内网。

王兴的校内网做得很成功，很快就成为国内大学校园最大的社交平台，远超各大 BBS，但是周转资金不足，最终王兴以 200 万美元的价格把校内网卖给了千橡互动集团董事长兼首席执行官陈一舟。后来陈一舟把校内网改名为人人网，从日本软件银行集团董事长兼总裁孙正义处融资 3.84 亿美元。2011 年人人网上市。

第二次创业又以失败告终，王兴还是不甘心，很快开始了第三次创业。他在 2007 年创办了轻博客饭否和海内网，但最终还是没有做大做强。王兴的前三次创业都是以社交网络为基础，这是他最爱的领域，却不断遭受打击。第四次创业，王兴转换了战场。2010 年国内开始兴起团购网站，王兴借势成立美团网。第四次创业没有让王兴失望，很快美团网就成为国内团购网站的"老大"，并且还得到了腾讯和阿里巴巴的支持。2015 年美团并购竞争对手大众点评网，稳坐第一大生活服务互联网企业。

从王兴的创业故事中可以发现，他对目标执着，不达目的决不罢休。即使多次失败也不气馁，调整过后继续上路。其实他有太多的退路可以选，他爸爸是福建龙岩有名的企业家，他本人又聪明，不管是继承家业还是做科研，都是很好的选择。但王兴还是选择了创业，一次不行就两次，两次不行就三次四次。就像他自己常说的一句话：既往不恋，纵情向前。这种坚忍不拔的创业精神值得人们学习。

（来源：看点快报——王兴的创业传奇：四次创业才成功，曾拒绝万达 800 万年薪）

第三节　创业团队

创业团队是高潜力创业企业高速发展和成功的关键要素，优秀的创业团队可以使创业组织更加有效地完成任务并提高绩效。美国著名风险投资管理专家约翰·多尔（John Doerr）曾说："与拥有一流的创意、二流创业团队的企业相比，我更喜欢拥有二流创意的一流创业团队。"伴随着全球经济产业链条发展的分工和细化、知识技术的进步和更新，创业环境发生着巨大变化，创新创业已经成为引领经济发展和社会进步的重要引擎和动力，创业不仅是个人创造的一项经济活动，创业者需要整合和利用多方资源，把握各种机会，仅靠单打独斗往往难以完成伟大的创业活动。

一、创业团队概述

（一）创业团队的概念及内涵

创业团队的概念有广义与狭义之分。狭义的创业团队是指具有共同目的、共享创业收益、共担创业风险的一群创建新企业的群体，广义的创业团体则不仅包括狭义创业团队，还包括与创业过程有关的各种利益相关者，如风险投资者、专家顾问。随着创业内涵理念的发展，创业团队的概念理解呈现出以下发展趋势：一方面是从人员构成的角度来研究创业团队的定义，即是指两个或两个以上的个人参与到企业创立的过程，并按照协定投入一定比例的资金、技术、知识的团体；另一方面是从职能的角度来研究创业团队的定义，即是指由两个或两个以上具有一定利益关系的、彼此间通过分享认知的合作行动以共同承担创建新企业责任的、处在新创企业高层主管位置的人员共同组建形成的有效工作群体。

可以从以下几个方面来理解创业团队的具体内涵。

1. 创业团队是一类特殊群体　创业团队首先是一类群体，创业团队成员在创业初期把创建新企业作为共同努力的目标和奋斗的方向。他们在合作创新、分享认知、共担风险、共享收益的过程中，形成了特殊的共同情感，创造出了简便、高效的工作流程。

2. 创业团队的集体工作绩效大于个体工作绩效之和　虽然创业团队成员个体的知识结构、对创业的风险认知具有不同的特质，但他们相互配合、相互帮助，通过一致的意见沟通形成了团队协作的议事机制，能够共同对拟创建的新企业负责，发挥出 1+1>2 的团队效应。

3. 创业团队具有重要的平衡价值　创业团队、创业资源、创业机会这三者是创业的三大核心因素，其中任何一个要素的改变或者缺失都会打破三者之间的动态平衡，其中创业团队在这种从不平衡到平衡的状态变化过程中发挥着重要作用。

4. 创业团队是高层管理团队的基础和最初组织形式　创业团队处在创建新企业的初期和小企业成长早期，而高层管理团队则是创业企业获得发展后，创业团队组织形式的继续，创业团队对高层管理团队各方面的影响极大，高层管理团队的管理风格受初创团队管理风格影响较大，在很长一个时期内一般都是难以彻底改变的。

（二）创业团队的要素

1. 创业目标　目标是将人们的努力凝聚起来的重要因素，从本质上来说创业团队的根本目标都在于创造新价值。一支高效的团队要有一个共同的奋斗目标——使团队成员为之奋斗而又切实可行的目标。为了创业目标，团队成员会全心全意致力于企业价值的创造，通过不同的途径把企业做大做强。

2. 创业人员　任何计划的实施最终还是要落实到个体的行动上。人作为知识的载体，所拥有的知识对创业团队的贡献程度将决定企业在市场中的命运。人是构成创业团队最核心的力量，两个或两个以上的人就可以构成团队。

3. 创业角色 即明确各人在新创企业中担任的职务和承担的责任。创业团队要对成员进行明确的分工，确定各自的任务，才能确保企业能正常运转并不断发展。

4. 创业计划 即制定成员在不同阶段分别要做哪些工作以及怎样做的指导计划。计划也要对所达到的目标分阶段做出安排，是对于企业发展的未来行动的方案，计划的制定能够促进团队朝着目标进发。

（三）创业团队的分类

根据创业团队运营氛围可以分为民主型团队和专制型团队。民主型团队是指团队内的决策大都由成员协商决定，领导者鼓励和支持团队成员参与决策。专制型团队其特点是领导决断一切，所有的事项都由领导者个人决定。

根据创业团队有无领导可分为有领导、无领导、半领导三种类型。有领导的创业团队明确了一个最高的、最终可以拍板的、资源控制力强的主导性成员，并且其领导地位通过职务、章程或其他明确的方式予以确认。无领导的创业团队，即团队没有明确谁是主要领导，也没有默认或自然形成一个话语权明显重于其他团队成员的权威者，这时团队的决策主要以相互协商的方式来进行。半领导的创业团队，即制度尚未明确规定最高领导者是谁，但某个成员因资历高或者贡献大等原因，具有较高威信而形成一种非制度权力或默认权威。

二、创业团队的优势与局限

（一）创业团队的优势

1. 资源整合优势 每个独立的个体都具备相应的知识背景、专业特长、相关经济社会资源，创业团队可以实现对独立个体资源的整合。对资源进行充分整合，可以更有效地面对企业创立、发展过程中的各类问题，提升企业的抗风险能力，进而实现创业企业长远发展。

2. 科学决策优势 创业团队具备统一指挥和分工协作的原则，为科学决策的实现带来了可能。统一指挥是下级部门只能接受一个上级的指挥，实现统一的领导和科学决策。分工协作的原则实现创业团队成员各司其职，但又相互配合。既确保工作的整体性和规范性，又发挥了个人自主性和创造性，促使决策更加科学，推动企业更好发展。

3. 规模效益优势 个体创业者独立创造经济效益与创业团队集体创造经济效益存在显著的差异，创业团队创造的集体效益存在规模效益和乘数效应。因此组建创业团队能够降低创业风险，形成团队合力，扩大效益规模，在市场竞争中取胜。

（二）创业团队的局限

1. 观念差异 创业团队成员是来自不同背景的个体，因为性格、个性、兴趣不合，必然会带来观念的差异，进而容易产生分歧，对于企业的发展难以迅速形成统一的思路和规划。

2. 利益冲突　创业初期创业团队内部人员往往拥有一致的奋斗目标，齐心协力将企业做大做强，但企业发展到一定规模，实现一定利润后，团队成员间往往会因利益分配不均而出现矛盾，或因创业初期没有明确的利益分配方案，导致利益冲突，影响企业的发展甚至生存。

3. 适应偏差　随着企业发展，要求团队成员的能力素质不断提高，在此过程中，部分成员会出现应变能力不足、掌控力减弱的情况，或团队成员的管理水平落后于企业发展的需要，或团队成员的格局、视野跟不上企业发展的步伐，出现适应困难

【视野拓展】

新东方的创业团队

在各种创业团队努力打拼走向成功的故事中，新东方创业团队的故事无疑是非常典型的，曾经红遍大江南北的电影《中国合伙人》，就是以新东方创业团队的故事为蓝本进行创作的。俞敏洪为新东方组建了一支年轻而又充满激情和智慧的团队，俞敏洪的温厚，王强的爽直，徐小平的激情，杜子华的洒脱，包凡一的稳重，五个人的鲜明个性让新东方总是处在一种不甘平庸的氛围当中。

谈到团队的组建，《西游记》中由唐僧率领的取经团队被公认为是一支"黄金组合"的创业团队。四个人的性格各不相同，却又同时有着不可替代的优势。如果只能从这四个人中挑选出两个人来作为创业成员的话，俞敏洪其中一个选择了孙悟空，列举了他的理由：孙悟空的优点很明显，第一，有信念，知道取经就是使命，不管受到多少委屈都要坚持下去。第二，忠诚，不管唐僧怎么折磨他都会帮助他一路走下去。第三，有头脑，在许多艰难中会不断想办法去解决。第四，有眼光，能看到别人看不到的机会和磨难。

当然，孙悟空也有很多个人的小毛病，会闹情绪，撂担子，所以需要唐僧必要时念念紧箍咒。但是在取经路上，孙悟空所起到的作用是至关重要的。如果将西天取经比喻成一次创业过程，孙悟空就是其中不可或缺的创业成员。

新东方的创业团队就有些类似于唐僧的取经团队。徐小平曾是俞敏洪在北大时的老师，王强、包凡一同是俞敏洪北京大学西语系80级的同班同学，王强是班长，包凡一是大学时代睡在俞敏洪上铺的兄弟。这些人个个都是能人、牛人。所以，新东方最初的创业成员，个个都是"孙悟空"，每个人都很有才华，而个性却都很独立。俞敏洪曾坦承，论学问，王强出自书香门第，家里藏书超过5万册；论思想，包凡一擅长冷笑话；论特长，徐小平梦想用他沙哑的嗓音做校园民谣，他们都比我厉害。

　　俞敏洪敢于选择这帮牛人作为创业伙伴，并且真的在一起做成了大事，成就了一个新东方传奇，从这一点来说，他是一个成功的创业团队领导者。他知道新东方人多是性情中人，从来不掩饰自己的情绪，也不愿迎合他人的想法，打交道都是直来直去，有话直说。因此，新东方形成了一种批判和宽容相结合的文化氛围，批判使新东方人敢于互相指责，纠正错误；宽容使新东方人在批判之后能够互相谅解，互相合作。这就是新东方人的特点：大家互相之间不记仇，不记恨，只计较到底谁对谁错谁公正。

　　（来源：百度文库——创业团队案例：俞敏洪创业团队）

三、创业团队的组建

（一）创业团队组建的概念及内涵

　　创业团队是为进行创业而形成的集体，它使各成员联合起来，在行为上形成彼此影响的交互作用、在心理上意识到其他成员的存在及彼此相互归属的感受和工作精神。这种集体不同于一般意义上的社会团体，它存在于企业之中，因创业的关系而连接起来，却又超乎个人、领导和组织之外。优秀创业团队具有的基本因素有：一个胜任的团队带头人，彼此熟悉且能够默契配合的团队成员，创业所必需的足够的相关技能。

（二）创业团队组建的基本原则

　　1. 目标明确　建立明确的目标才能使团队成员清楚认识到共同奋斗的方向是什么。同时，目标也必须是合理的、切实可行的，这样才能真正达到激励的目的。

　　2. 优势互补　创业者寻求团队合作的动因之一在于弥补创业目标与自身能力间差距。只有当团队成员在知识、技能、经验等方面实现互补时，才有可能通过相互协作发挥出"1+1>2"的协同效应。

　　3. 精简高效　为减少创业期的运作成本、最大比例的分享成果，创业团队人员构成应在保证企业高效运作的前提下尽量精简。

　　4. 动态开放　创业过程充满了不确定性，团队中可能因为能力、观念等多种原因不断有人在离开，同时也有人在加入。因此，在组建创业团队时，应注意保持团队的动态性和开放性，使真正完美匹配的人员能被吸纳到创业团队中来。

（三）创业团队组建的程序

　　创业团队的组建是一个复杂的过程，不同类型的创业项目所需的团队不一样，创建步骤也不完全相同。企业团队组建的主要工作包含以下几项内容。

　　1. 明确创业目标　创业团队的总目标就是要通过完成创业阶段的技术、资金、生产、市场、规划、组织、管理等各项工作，实现企业从无到有、从小到大、从起步到成熟。总目标确定之后，为了推动团队最终实现创业目标，再将总目标加以分解，设定若干可行的、阶段性的子目标，使企业的发展在不同层次、不同阶段有明确的愿景。

2. 制定创业计划　在确定总目标以及阶段性子目标之后，就应研究如何实现这些目标，这就需要制定周密的创业计划。创业计划是在对创业目标进行具体分解的基础上，以团队为整体来考虑的计划，创业计划确定了在不同的创业阶段需要完成的阶段性任务，通过逐步实现这些阶段性目标来最终实现创业目标。

3. 招募合适人员　这是创业团队组建最关键的一步。关于创业团队成员的招募，主要应考虑两个方面：一是考虑互补性，即考虑其能否与其他成员在能力或技术上形成互补，这种互补性的形成既有助于强化团队成员间彼此的合作，又能保证整个团队的战斗力，更好的发挥团队作用；二是考虑适度规模，适度的团队规模是保证团队高效运转的重要条件，太少则无法实现团队的功能和优势，而过多可能会产生交流障碍，导致团队分裂成许多较小的团体，进而大大削弱团队的凝聚力。一般认为，创业团队的规模控制在 2 ～ 12 人之间为佳。

4. 进行职权划分　为了保证团队成员执行创业计划、顺利开展各项工作，必须预先在团队内部进行职权的划分。创业团队的职权划分就是根据执行创业计划的需要，具体确定每个团队成员所要担负的职责以及相应所享有的权限。团队成员间职权的划分必须明确，既要避免职权的重叠和交叉，也要避免无人承担造成工作上的疏漏。此外，由于创业环境是动态复杂的，团队成员也可能不断出现变动，因此创业团队成员的职权划分也应根据需要不断进行调整。

5. 构建创业团队制度体系　这体现了创业团队对成员的控制和激励措施，主要包括团队的各种约束制度和激励制度。创业团队通过各种约束制度（主要包括纪律条例、组织条例、财务条例、保密条例等）指导其成员避免做出不利于团队发展的行为，实现对其行为有效的约束、保证团队的稳定秩序。同时，为了实现创业团队的高效运作，通过各种激励制度（主要包括利益分配方案、奖惩制度、考核标准、激励措施等），使团队成员看到随着创业目标的实现，自身利益将会得到怎样的改变，从而达到充分调动成员积极性、最大限度发挥团队成员作用的目的。要实现有效激励首先应把成员的收益模式界定清楚，尤其是关于股权、奖惩等与团队成员利益密切相关的事宜。需要注意的是，创业团队的制度体系应以规范化的书面形式确定下来，以免带来不必要的混乱。

6. 团队的调整融合　完美的创业团队并非创业一开始就能建立起来的，大多是随着创业企业的发展逐步形成和完善的。伴随创业开展，团队中人员匹配、制度设计、职权划分等方面的问题会逐渐显露，这时就需要对团队进行调整融合。由于问题的暴露需要一个过程，因此团队调整融合也应是一个动态持续的过程。如图 4-2 所示，团队调整融合工作针对团队组建各环节运行中出现的问题不断进行调整，直至满足实践需要为止。在进行团队调整融合的过程中，要保证团队成员间积极有效的沟通与协调，培养

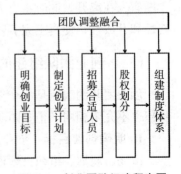

图 4-2　创业团队组建程序图

强化团队精神，提升团队士气。

（四）创业团队的建设

1. 文化建设

（1）建立和调整团队目标　创业团队在创业初期属于摸索阶段，需建立明确的目标，目标的明确既能提升创新思维、创业实践方面的学习能力，又能提升经营管理、社交沟通等方面的学习能力。创业团队在建立目标时，可遵循 SMART 原则来进行设置，即具体的（Specific）目标，可以衡量的（Measurable）目标，可以达到的（Attainable）目标，现实的（Realistic）目标，有明确截止日期的（Time-bound）目标。

（2）培育团队凝聚力　创业团队的凝聚力关系到创业发展的稳定性，无论在合作过程中，还是在危机处理或者团队结构中，拥有较好凝聚力、向心力的团队更容易焕发无限生机。培育创业团队凝聚力应遵循四个原则，即团队协作原则，团队协作需要贯穿创业发展全过程，有利于工作效益的提高和团队的长期发展；优势互补原则，主张发挥创业团队中个人的优势和特长，并在此基础上进行团队协作，更好地发挥创业团队优势；团结一致向前看原则，创业团队应强调团结一致向前看，团队个人的行为都以公司发展为重；团队个人能力与组织力量相结合原则，团队凝聚力的建设不能忽略个人能力的优势，但个人能力的发挥也是要依靠组织力量，强调组织力量与个人力量的有效结合，是促进团队凝聚力的关键之举。

2. 制度建设

（1）完善团队制度　制定制度的目的是使各受益方能够得到公平公正的对待，制度对创业团队成员有一定的约束力，又要保证每个成员都受益。对制度的更新要保证一定的频率，对于不合理的制度条款要及时修改和调整，解除工作中不必要的束缚，推动各项规章制度健全和完善。

（2）建立有效激励机制　有效的激励机制不但可以增强团队凝聚力，也利于团队的良性发展。建立有效的激励机制应遵循以下三个原则。

一是要公平合理。公平合理体现在分配公平、程序公平、信息公平等方面。公平合理的激励机制才能确保分配合情合理，维护每个团队成员的正当权益，才能调动团队成员的热情和活力，推动团队形成强大的合力。

二是要因地制宜。对于不同层次的团队成员要采取不同的激励措施。在创业公司中，团队成员的层次不同，贡献也不同，代表的利益就会有差别，针对不同层次的团队成员需要采取不同的激励措施，以满足不同层次的需求，从而更好地调动团队成员的积极性。

三是要把物质激励和精神激励相结合。物质激励能够在短时间内快速有效地促进公司的发展，但随着业务量的增长和考核指标的不断提升，单靠物质激励成效会不断降低。因此把物质激励和精神激励相结合才能促进公司的良性发展，精神激励的方式多样，例如通过表彰的方式鼓励团队成员，通过树立榜样的方式激励其他团队成员朝着榜样的方向去努力等。

3. 沟通平台建设

（1）顺畅的沟通渠道 初创公司的构架、管理、制度等往往不够成熟，缺乏系统的规则和高效的处理流程，因此内外沟通对于初创公司来说尤为重要，通过搭建顺畅的沟通渠道，能让信息传递更加准确、团队管理更加高效、团队成员合作更加紧密，使创业中的问题得到快速解决。搭建顺畅的沟通渠道，需要构建良好的沟通平台，保证信息沟通高效顺畅，需要完善内部沟通机制，提高团队协作能力。

（2）有效的冲突管理 冲突和矛盾客观地存在于创业活动之中。创业过程中难免会遇到这样那样的问题，在解决问题过程中，各个部门或团队成员的出发点和目的不一、解决方法不一，冲突在所难免。一旦冲突处理不当，小则造成管理的混乱，大则将所有管理成果付诸东流，甚至导致企业的衰败或灭亡。冲突能否得到有效处理，影响到团队的管理秩序以及工作效率。如何处理各种冲突，是公司能否获得成功的关键。

【视野拓展】

"金华佗"创业团队的中医梦

创业和创新需要一种精神——专注与坚持。金华佗科技有限公司创始人戴韵峰曾说："很多人不理解什么叫作专注。我理解的专注就是心无旁骛地去感受自己跟这个世界的互动。随心而动的状态就是一种创业者的专注。"

2011年，还在广州中医药大学攻读中医七年制本硕连读时，戴韵峰就悄然启动了自己的"创客"计划。一年后，深圳市金华佗科技有限公司正式成立。学生时期的戴韵峰就开始关注中医标准缺失问题，希望依托国际医疗术语库，建立起中医与国际标准的对应、关联，最终实现中医的标准化和数字化。当所有关联建立后，中医中的"胸闷"就能够与西医的"胸痛"作对应，而"不寐""少寐""眠差"也能自动关联到"失眠"。思路有了，中医素材却成了大问题。大批的文献资料仍未成为电脑中的中医素材，只好采取土办法——将《伤寒论》《内经》《金匮要略》《温病条辨》四本中医经典全文通过人工录入电脑，并整理成7000多条经验——每条经验都有病因和药方。完成这个步骤花费了金华佗创业团队1年多的时间，"手打"团队也从最初的10人增加至30人。截至2018年，金华佗的数据库整合了约800本中医书籍、7000味中药、6万首方剂、460个中医穴位。通过他们的微信公众号，用户可免费查询这些中医内容，该功能目前已经吸引了7万多名用户。

由此戴韵峰迈出了"创客"梦想的第一步。然而路途并不平坦，2012年春天，戴韵峰忙得焦头烂额。硕士研究生刚毕业，他留在广东省中医院的ICU病区当医生，白天上班，晚上创业，同时还要应对团队骨干出走的打击。由于股份谈判破裂，公司技术总监、产品经理离职并删除了进度过半的产品源代码。但也是在这个时候，国家出台政策放开医疗市场、鼓励医生多点执业。戴韵峰觉得这是医患互动平台进入市场的最佳时机，为此决定辞职创业。

他拿出了工作时积攒的30余万元，同时向银行和朋友借了30万元。接下来的时间里基本都在疯狂寻找团队和投资者，一个月下来，积累的名片有数百张。在设想中，通过APP和网页平台，一个全新的"淘宝"式中医院将被建立起来。"金华佗"与有资质的中医医生签约，全国各地病患注册上线就可以挑选医生问询。病患只需要输入自己的病证关键词，平台就会"跳"出相关的医生，并确保系统在3分钟内应答、医生在24小时内接受问询。患者的付费支付到第三方平台，等待患者确认并打分之后再支付给医生。如果患者给医生的差评有事实依据，第三方会将钱退回给病患。在"金华佗"的平台上，患者除了可以向医生咨询之外，还可以保存自己的病历档案，并挑选自己的家庭医生，进行线下的问诊。此外，医生们还会在平台上定期开展义诊、举办养生讲座。根据2013年的数据，全国有80多万名中医医生。在医生多点执业的趋势下，互联网式医患市场蓄势待发。截至2018年，"金华佗"已与全国350余名副主任级别以上医生进行签约，这些医生是创业团队逐一打电话、拜访"争取"来的。平台最高峰时每天活跃粉丝7万多名，主要以广东地区用户为主。

2015年，团队搬迁到了海珠区，并开办第一家"写字楼"里的中医体验馆，旨在打造"一站式中医执业孵化平台"，2017年初正式开启中医师承项目。在不断向前奔跑的过程中，金华佗不断强大，在实现目标的过程中，积极响应了国家号召，推广了博大精深的中医医学，促进了中医传承与发展。

在外人看来，获得两轮风投后，他们的腰包比以前鼓了，四处举债的苦日子成为过去时，但是事实上，团队作风还是很"抠"，正餐也只舍得吃最平常的快餐。"创业者如果觉得自己富有，就离失败差不远了。是不是真的有钱，得看我们今后的运营情况。"这是戴韵峰常对团队核心成员说的。

当了五年"创客"，他总结了几条"激励语"："多阅读，多观察，才能有火眼金睛发现哪里有机会""多思考，但是不要想太多，起跑前不要停留在决策泥潭，起跑后要少犹豫、多坚持""闭上嘴，迈开腿，少说话，多干事"……总结起来好似云淡风轻，但是创业途中总有许多不为人知的坎坷和辛酸。"每当遇到困难，我总会想起年幼时生的那场大病，以及借助中医得到康复的奇妙过程。在那之后，中医成了我的信仰，我决定为中医的创新发展贡献青春才智，用我的中医梦，助力实现民族复兴的伟大中国梦。今后的路途任重道远，我坚信创业能过'败、苦、辱'三关，可望有成。"

（来源：广州中医药大学校友会——校友荟（四）为中医赋能，打造中医正规军）

第四节　股权结构

一、股权结构概述

2014 年 9 月，李克强总理在夏季达沃斯论坛上提出，要在 960 万平方千米的土地上掀起"大众创业"的新浪潮，形成"万众创新"的新态势。面对新形势，创业者建立的企业主体应该更加具有现代企业制度的特质——清晰的产权、明确的权责、科学的管理、合理的股权结构等。2010 年国美电器两任执行董事陈晓与黄光裕之间股权争夺事件、2016 年"野蛮人"与万科集团股权的收购与反收购等事件都充分说明，现代企业架构中一个清晰、合理、公平的股权结构是何等重要，这也是企业创业成功、平稳运行的前提。

（一）股权结构的概念及内涵

股权结构是指股份公司总股本中，不同性质的股份所占的比例及其相互关系。股权结构是公司治理结构的基础，公司治理结构则是股权结构的具体运行形式。不同的股权结构决定了不同的企业组织结构，从而决定了不同的企业治理结构，进而决定了企业的行为和绩效。在科学技术发展和经济全球化的影响下，企业的股权结构对企业的类型、组织结构的形成都具有重大的意义。

（二）股权结构的衡量指标

对股权结构的衡量主要涉及股权集中度和股权制衡度两个指标。

1. 股权集中度　股权集中度基本决定着控制权的集中程度和可竞争程度，对公司治理和经营管理格局产生深刻影响。衡量股权集中度的指标主要有 CRn 指数（Concentration Ratio）和 HHI 指数（Herfindahl–Hirschman Index）。

CRn 指数是指公司前 n 位股东持股比例的总和，例如，CR4 代表前四大股东的持股比例的总和。CRn 越小，表明该公司的股权越分散，而该指数越大，则说明该公司的股权就越集中。

HHI 指数是指前 n 位股东的持股比例的平方和。这个指数是 CRn 指数的一个补充，因为当公司的前 n 位股东的股权比例相同时，将难以区分两公司的股权分布的差异，所以 HHI 指数就很好地解决了这个问题。因为小于 1 的数进行平方计算，会使得差异更加显著，于是便反映出了股权在分布上的不平衡。

2. 股权制衡度　股权制衡度是指由少数几个大股东分享控制权，通过内部牵制，使得任何一个大股东都无法单独控制企业的决策，达到互相监督、抑制内部人掠夺的股权安排模式。股权制衡度的主要指标为 Z 值指数和 CNn 指数。

Z 值指数是指第一大股东持股比例与第二大股东持股比例之比。Z 值越小，表明第二大股东对第一大股东的制衡能力就越强，反之则表明制衡能力较弱。当该数值趋于 1

时，则表明两大股东持股比例相近；公司不是由最大的股东单独控制，即不属于控制型的股权结构。

CNn 指标表示第二到第 n 位股东的持股比例总和与第一大股东的持股比例之比。CNn 越大，表示该公司的股东制衡程度越高，反之，则表明制衡程度相对较低。

（三）股权结构的分类

1. 分散型股权结构　分散型股权结构是一种股权比例较为分散的股权结构，表现形式如 30%、20%、20%、20%、10%。分散型的股权比例产生的原因可能是公司的创始人较多，且因各个股东投入和地位相当，导致股权比例在分配上难以集中。

分散型股权结构具有以下特点：首先，在这种股权结构之下，由于股权的零散分布，公司需要在部分股东达成一致的情况下，才能进行决策，股东之间的相互制衡有利于提高决策的民主性和科学性，但相较于控制型的股权结构而言，分散型股权结构无论是在股东决策的效率上还是在公司的反应速度上都要低很多。其次，股权的分散将导致公司的中小股东数量较多，这些中小股东因为自己在公司的股权很少，个人没有什么决定性的发言权，所以就直接放弃管理公司的权利和对公司的投入，把管理公司和对公司的投入问题交给大股东，而消极的投入和参与管理将会出现中小股东"搭便车"的现象发生。再次，由于股权的分散分布，股东会决策时会因为各方股东的意见不一致，导致公司难以形成决策以至于出现公司僵局的情况。最后，因为股东追求投资利益最大化的预期，势必将导致股权的不断转手，然后在分散型股权结构下，公司缺少实际的控股股东，在股权的不断交易中容易造成公司的兼并与监管动荡。

由于股权的分散导致股东在公司的股东会上难以形成控制权，所以公司可以利用董事会进行日常的公司管理和决策。相较于股东会利用表决权比例进行决策的议事规则，一人一票的董事会议事规则似乎更适合股权分散型的公司。

2. 控制型股权结构　控制型股权结构是常见于家族企业的股权结构形式。在这种结构模式之下，由一个持有股权比例在 51% 甚至是 67% 以上的股东或家族控制公司的股东会，其表现为控制股东"一股独大"，而该控股股东通常为该公司的董事长、执行董事、总经理，同时作为公司的法定代表人，并保管公司的印章、证照，实现对公司的全方位控制。

控制型股权在创业初期有一定的优势，因为股权的高度集中，使得创业项目的负责人和创业前期的成功与失败有着最为直接的关联，且创业初期往往需要将更多的精力放在产品研发和市场的开拓工作上，因此需要进行高效的决策，以便将更多时间用于实质性的工作上。相较于分散型的股权结构，在控制型的股权结构下，只要实际控制人不发生变动，其他股东的进入和退出对公司的影响都较小，因此这样的股权结构安全性更强。以上都是控制型股权在创业初期所发挥出的优势，但如果一家公司长期保持这种模式，将不利于公司的发展。

控制型股权结构可以通过股权激励的形式，使管理层和员工进行持股，以调动职业经理人和员工的工作积极性，来弥补激励和约束机制的不健全。管理层持股从另一方面来说也稀释了股权的结构，分散了大股东对企业的控制权，改变公司治理的组织结构，能够提高生产效率，并改进公司决策机制。同时在控制型的股权结构模式下可以进行经营权和所有权相分离，控股股东不参与董事会和公司管理层，以避免形成封闭、保守的经营机制。

3. 博弈型股权结构　博弈型股权结构是最常见的股权结构形式之一，是指股东之间股权平均分配，股东间所持股权比例相当，相互制衡，常见的表现形式为50%、50%或40%、40%、20%。这种股权结构通常因为难以形成实际控制人，容易造成公司僵局，没有核心股东，也容易造成股东矛盾，因此被人们称为"最差"的股权结构。

有些企业在创业初期，各个股东之间的资源投入和股东能力旗鼓相当是比较常见的情况，在这种情形下平均分配股权也许是适合企业的一种方式。但是，随着企业的发展，考虑到避免公司僵局的产生，其实可以通过很多方式化解平均分配股权的弊端。在公司发展后期可以通过股权转让的形式解决股权结构不理想的问题，也可以考虑实行分红权与决策权相分离的设计。《公司法》第四十二条规定了有限责任公司的公司章程有权对股东会会议中股东的表决权和出资比例做分离设计，第三十四条规定了有限责任公司的公司章程有权对股东的分红权和出资比例做分离设计。有限责任公司在进行分红权与决策权的分离设计时，还可以参考双层股权结构（即AB股制度）进行。

二、股权结构的影响因素

股权结构的形成过程是股东间博弈的过程，是参与各方综合各方面因素讨价还价和妥协的结果，也会受到随机因素的影响。股权结构影响因素较多，主要有以下几个方面。

（一）法律、法规

各国法律、法规对本国股权结构有重大影响。市场经济国家的实践表明，只有极少数对股东权益的法律保护较为完善的国家存在分散的股权结构，股权集中是法律对股东保护不足的一种替代。由于法律保护不力，投资者只有通过股权集中、形成控制股东以监督代理人的行为，降低代理成本。同时，由于法律体系对股东的保护不力，中小股东面临较大的被侵犯风险，导致购买股票的需求不足或股价偏低，这会阻碍发起人对股票融资的积极性，也将导致股权的相对集中。

我国对股权结构的有关规定包括：①股东大会一股一票。②股东大会一般决议获得通过的条件是赞成票超过到会股东所持表决权数的半数，特别决议获得通过的条件是赞成票超过到会股东所持表决权数的三分之二。③以募集方式设立的股份有限公司，发起人认购的股份不得小于35%。④总股本4亿股以下的公司上市，对外公开发行的股份不能少于公司股份总额的25%，总股本4亿股以上的公司上市，对外公开发行的股份不能少于公司股份总额的10%。⑤单独或者合并持有公司有表决权股份总数10%（不含投票代理权）以上的股东有权提名董事和股东代表监事的候选人。⑥单独或者合并持有公司有表决权总数10%以上的股东可提议召开临时股东大会。⑦投资者持有一个公司已发行股份的 30% 时，继续进行收购的，应当向该公司所有股东发出收购要约。⑧国有股、法人股为限售流通股。从上述规定看出，我国一些上市公司一股独大，未形成相互制衡、股权分置的格局。

美国对股权结构的有关规定包括：①通过严格、及时的信息披露规定，降低市场参与者的非对称信息。②用严格的股权分散要求限制机构投资者对公司的控制。③利用严格的关于反接管规定，防止接管过程中大股东对小股东的侵害，限制一些反监管措施的采用。④禁止银行持有公司的股票。⑤银行所属的控股公司不能持有任何非金融企业 5% 以上的股权，同时不允许银行代表股东行使投票权。⑥严格地反垄断。上述规定对控制权限制很大，最终形成了美国公司股权分散的格局。

日本对股权结构的有关规定包括：①规定商业银行可以进入投资银行业务领域，可以持有非金融企业股票，比例可以超过 5%，可向企业派遣董事，行使代理投票权，利用股权保护债权，建立企业和银行的长期交易关系。②对企业发行股票和债券融资严加管制。上述对相互持股、大财团可持股的鼓励规定，逐渐形成日本由银行牵头的相互交叉持股的格局。

（二）控制权偏好及社会信用基础

控制权能带来控制权收益，包括主导董事会、左右股东会和董事会，对项目选择、现金流向、股利支付率有相当的选择权。所以，国家股东、财大气粗的企业集团、家族企业往往控制权偏好明显。另外，在社会信用基础较好的情况下，大股东权衡资本效率和风险后，有可能接受较低的持股比例。

（三）企业的生命周期

在企业生命周期的不同阶段，企业规模、风险程度、管理机制有很大不同，成为影响股权结构的选择和形成的重要因素。创建企业的过程是创业的过程，企业此时的规模小，风险大，家族控制或一股独大的股权结构比较普遍。当企业快速成长、成熟的时候，一方面企业需要资金，另一方面大多数投资者对该类企业有了兴趣，股份逐步社会化，股权集中度会呈现下降趋势。而当企业寻求再生或再腾飞时，会重组其股权结构，构建新的、适宜的股权结构，包括引进新股东、重新思考股权集中度和制衡度等。

三、股权结构与公司控制

（一）绝对控股

绝对控股是指股东拥有 67%（包含）或以上股份，理论上公司通过重大决策时需要达到三分之二的股份持有人（也就是支持的所有股东的股票总和占比达到 67%）同意。因此，拥有绝对控股权的股东可以确保自己的决策获得通过。首先，关于有限责任公司股东会表决比例，《公司法》第四十二条规定："股东会会议由股东按照出资比例行使表决权。但是，公司章程另有规定的除外。"第四十三条规定："股东会的议事方式和表决程序，除本法有规定的外，由公司章程规定。股东会会议做出修改公司章程、增加或者减少注册资本的决议，以及公司合并、分立、解散或者变更公司形式的决议，必须经代表三分之二以上表决权的股东通过。"其次，关于股份有限公司表决比例，《公司法》第一百零三条规定："股东出席股东大会会议，所持每一股份有一表决权。但是，公司持有的本公司股份没有表决权。股东大会做出决议，必须经出席会议的股东所持表决权过半数通过。但是，股东大会做出修改公司章程、增加或者减少注册资本的决议，以及公司合并、分立、解散或者变更公司形式的决议，必须经出席会议的股东所持表决权的三分之二以上通过。"

依据以上规定，首先在有限责任公司关于表决的比例问题上，《公司法》给了一个很大的自治空间，这就意味着公司股东可以在法律授权的范围内自行根据实际需求设置相应的表决比例，同时参照股份有限公司的决议程序，对于一般事项掌握 51% 股份比例的股东具有决定权，但是修改公司章程、增加或者减少注册资本的决议，以及公司合并、分立、解散或者变更公司形式的决议必须经过 67% 以上股东的表决通过。因此，在章程无特别规定的情况下，无论是有限责任公司还是股份有限公司，股东持有 51% 的股权仅仅是掌握对一般事项的控制权，对于一些重大事项需要持有 67% 以上比例的表决权才能有绝对的控制权。

（二）相对控股

相对控股是指股东拥有 50% 以上的股份（不包含 50%），核心权利是股份有限公司股东大会做出普通决议，必须经出席会议的股东所持表决权过半数通过；有限责任公司股东向股东以外的人转让股权，应当经其他股东过半数同意。这也就是说，当创始人持有 51% 的股权比例时，就拥有了企业的相对控制权。创始人可以决定一些简单事项的决策，比如聘请独立董事、解聘总经理、选举董事等。

（三）一票否决

一票否决指股东拥有 34% 的股权比例，核心权利是具有否决性控制权，也就是一票否决权。

（四）要约收购

根据《上市公司收购管理办法》，当收购人拥有权益的股份达到该公司已发行股份的 30% 时，继续进行收购的，应当依法向该上市公司的股东发出全面要约或者部分要约。

（五）召集会议、解散公司

《公司法》赋予了合计或单独持有 10% 以上表决权的股东召集和主持股东会的权利，而在有限公司中，该部分股东还可以召开董事会临时会议。除了有召开相关会议的权利外，单独或合计持有 10% 以上表决权的股东还享有请求解散公司的诉权。《公司法》第一百八十二条规定："公司经营管理发生严重困难，继续存续会使股东利益受到重大损失，通过其他途径不能解决的，持有公司全部股东表决权百分之十以上的股东，可以请求人民法院解散公司。"

（六）其他权利

5%（举牌收购）——证券法有规定，投资者在证券市场的二级市场上收购的流通股份超过该股票已发行股本的5%或者是5%的整倍数时，根据有关法规的规定，必须马上通知该上市公司、证券交易所和证券监督管理机构，在证券监督管理机构指定的报刊上进行公告，并且履行有关法律规定的义务，且在半年内不能卖出。

1%（股东代表诉讼）——《公司法》第一百五十一条规定："董事、高级管理人员有本法第一百四十九条规定的情形的，有限责任公司的股东、股份有限公司连续一百八十日以上单独或者合计持有公司百分之一以上股份的股东，可以书面请求监事会或者不设监事会的有限责任公司的监事向人民法院提起诉讼，监事有本法第一百四十九条规定的情形的，前述股东可以书面请求董事会或者不设董事会的有限责任公司的执行董事向人民法院提起诉讼。"

【视野拓展】

15% 股权拥有 79% 的投票权？京东 AB 股的故事

2020年4月2日，京东世纪贸易有限公司发生法定代表人的变更，由原来的刘强东变更为现在京东零售集团的CEO徐雷，刘强东正式卸任京东的主体公司京东世纪贸易的法定代表人。这是自去年开始，刘强东已经陆续退出京东子公司、孙公司的法定代表人。

需要注意的是刘强东并不是公司的大股东，接连卸任法定代表人重要职务，但是可以牢牢地掌控公司的发展方向，这是为什么呢？在央视《对话》节目中，刘强东曾称："如果不能控制这家企业，我宁愿把它卖掉。"目前，腾讯是京东的第一大股东，拥有18%的股权，投票权仅有4.4%；而拥有15.5%的流通股的刘强东，投票权却高达79.48%，仍然是京东独一无二的掌舵人。造成这一结果的原因，是京东的AB股规则。

AB股结构，又叫双重股权结构、二元股权结构、双重股权制等，是一种通过分离现金流和控制权而对公司实行有效控制的有效手段。区别于同股同权的制度，在双重股权结构中，股份通常被划分为高、低两种投票权。高投票权的股票拥有更多的决策权。高投票权的股票每股具有N票的投票权（通常是2～20票），主要由高级管理者所持有。低投票权股票的投票权只占高投票权股票1%～10%，有的甚至没有投票权，由一般股东持有。作为补偿，高投票权的股票其股利低，不准或规定一定年限，一般3年后才可转成低投票权股票，因此流通性较差，而且投票权仅限管理者使用。

比如你是公司的创始人，公司将股权结构变成 AB 股结构。你手中的股票为具有 1：20 投票权的股权，而其他人手中的为 1：1 的投票权。而此时公司经过融资后你变成了二股东，持股 20%，然而你的投票权等于 83.3%，计算公式为 [20%× 股票总数 ×20/（20%× 股票总数 ×20+80%× 股票总数）]。这也意味着你对公司仍然是具有绝对话语权的。值得注意的是，具有超级投票权的股票一经创始人卖出将变为普通股，而普通股是无法变为特殊股的。

京东 AB 股的设计主要体现为以下几个方面：①普通股分为 A 类和 B 类两类，刘强东持 B 类，每 1 股拥有 20 票投票权；其他投资者持 A 类，每 1 股拥有 1 票投票权。②A 类上市交易，B 类不上市交易。③A 类在任何时候均不可以转换为 B 类；B 类可随时自由转换为 A 类。④B 类转让给非联属人士（联署即直系或其控制的实体）时，则自动转换成为 A 类。⑤当刘强东不再担任京东董事兼 CEO 或其他特定情况时，其持所有 B 类将自动立即转换为等量的 A 类。⑥A 类及 B 类就所有呈交股东投票的事项一并投票。普通决议，出席的简单多数通过，特殊决议，出席的 2/3 通过。基于京东 AB 股的规则设计，刘强东以拥有 15.5% 的流通股持有 79.48% 的投票权，计算公式为 [15.5%× 总数 ×20/（15.5%× 总数 ×20+80%× 总数）]。所以刘强东卸任，一是可以预防个人事件对企业的影响，二是实现公司决策权与管理权的分离。基于京东特殊的股权条款，京东实际的控制管理权还在刘强东手上。

（来源：腾讯网——15% 股权拥有 79% 的投票权？一文详解京东 AB 股的前世今生）

【课堂讨论】

2008 年的一个深夜，在上海交通大学机械与动力工程学院读硕士一年级的张旭豪和室友打电话到餐馆叫外卖，要么打不通，要么不送。大家又抱怨又无奈，饿着肚子聊起来，没想到聊着聊着，创业兴趣被聊了出来。这几个研一的硕士生开始讨论和设计自己的外卖模式，这一聊就聊到了凌晨四五点。

当天他们便正式行动，先是市场调研，随后他们毛遂自荐，从校园周边饭店做起，承揽订餐送餐业务。他们专门花了几万块钱，印制了"饿了么"外送册，几个月下来，"饿了么"在校内出了名。这种模式真是苦活，团队里有两人选择退出，张旭豪不得不思变。他准备取消热线电话，取消代店外送，让顾客与店家在网上自助下单接单。

网络并非他们的专长，张旭豪在校园网上发帖，招来软件学院的叶峰入伙。他们没有照搬或修改其他网站的架构，而是编制和开发了新的架构。足足花了半年开发出的网络平台可按需实现个性化功能，比如顾客输入所在地址，平台便自动测算周边饭店的地理信息、外送范围，给出饭店列表和可选菜单。

最初的启动资金全靠几个人东拼西凑，连学费都没能幸免。为了全情投入，张旭豪主动放弃去香港理工大学深造的机会，与康嘉一起选择休学。而叶峰则在 2010 年本科毕业后，放弃了进入微软的机会，和大家一起奋斗创业。彼时的竞争对手小叶子、天天服务网等，对饿了么构成不了实质威胁。

2013 年底，巨头看到外卖线下的高频机会，阿里、百度、美团跃跃欲试，体量最小的饿了么，此时员工不过 300 人，稀疏进行了三轮融资，估值在 1 亿美元上下。2014 年夏天，经过半年的学习适应期，美团招募 1000 人，培训了一个月，迅速铺向 100 个城市，而已经 6 岁的饿了么，开城仅 12 个。

整个 2016 年，饿了么感到前所未有的艰难。合并完三个月，点评切掉饿了么所有的流量，转化成美团，这让本来就在流量上处于劣势地位的饿了么更加被动。更不巧的是，饿了么上了这年的"3·15"晚会的榜单。

2018 年，阿里用 95 亿美元收购饿了么。"我们是一家大学生创业公司，在体系化的管理、科学的管理、组织能力上还是有一些不足的。"张旭豪在交易公布的第二天接受《财经》记者专访时说。

讨论题： 结合案例，查阅资料，思考张旭豪及饿了么团队的经历对大学生创业的启示，并以小组为单位汇报。

【实践探索】

课堂游戏：四人一组进行组队，每个人制作两张牌（纸），一张写上 X，另一张写上 Y。一起出牌并计分，计分规则为：①四人都出 X，每人扣一分。②三人出 X 一人出 Y，出 X 的每人加一分，出 Y 的扣三分。③二人出 X 二人出 Y，出 X 的每人加二分，出 Y 的每人扣二分。④一人出 X 三人出 Y，出 X 的加三分，出 Y 的每人扣一分。⑤四个人都出 Y，每人加一分。游戏一共十轮，第五、八、十轮的分数分别以 3、5、10 倍计分，并且只有这三轮出牌前可以讨论。十轮结束后计算总分，计算个人分数和团队分数。并邀请个人分数最高、最低，团队分数最高、最低的代表进行分享。

影视鉴赏：电影《中国合伙人》，电视剧《温州一家人》。

【本章小结】

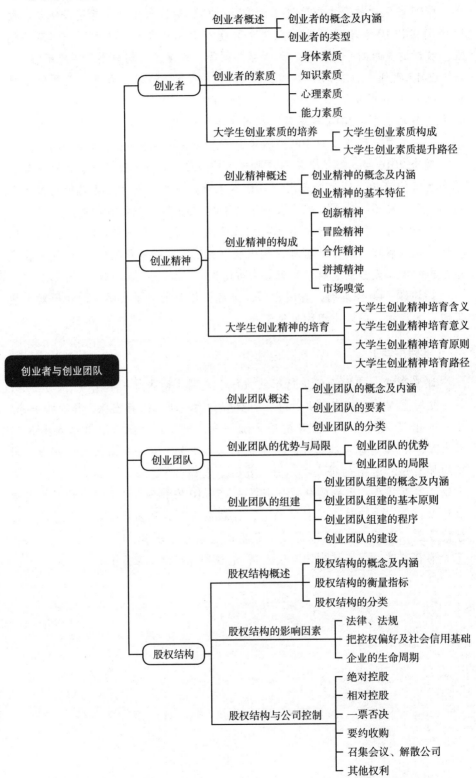

创业者与创业团队
- 创业者
  - 创业者概述
    - 创业者的概念及内涵
    - 创业者的类型
  - 创业者的素质
    - 身体素质
    - 知识素质
    - 心理素质
    - 能力素质
  - 大学生创业素质的培养
    - 大学生创业素质构成
    - 大学生创业素质提升路径
- 创业精神
  - 创业精神概述
    - 创业精神的概念及内涵
    - 创业精神的基本特征
  - 创业精神的构成
    - 创新精神
    - 冒险精神
    - 合作精神
    - 拼搏精神
    - 市场嗅觉
  - 大学生创业精神的培育
    - 大学生创业精神培育含义
    - 大学生创业精神培育意义
    - 大学生创业精神培育原则
    - 大学生创业精神培育路径
- 创业团队
  - 创业团队概述
    - 创业团队的概念及内涵
    - 创业团队的要素
    - 创业团队的分类
  - 创业团队的优势与局限
    - 创业团队的优势
    - 创业团队的局限
  - 创业团队的组建
    - 创业团队组建的概念及内涵
    - 创业团队组建的基本原则
    - 创业团队组建的程序
    - 创业团队的建设
- 股权结构
  - 股权结构概述
    - 股权结构的概念及内涵
    - 股权结构的衡量指标
    - 股权结构的分类
  - 股权结构的影响因素
    - 法律、法规
    - 把控权偏好及社会信用基础
    - 企业的生命周期
  - 股权结构与公司控制
    - 绝对控股
    - 相对控股
    - 一票否决
    - 要约收购
    - 召集会议、解散公司
    - 其他权利

【思考题】

1. 创业者应该具备哪些素质?
2. 你身上有哪些创业精神?
3. 组建创业团队就是寻找志同道合的朋友吗?
4. 你适合在创业团队中担任什么样的角色?
5. 股权结构对公司发展的意义。

第五章 创业资源与创业机会 ▷▷▷▷

【创言创语】

活着就是为了改变世界！

——［美国］乔布斯

【学习目标】

1. 了解创业资源的内涵与分类。
2. 了解创业资源整合的过程。
3. 理解创业资源管理的内容。
4. 理解中医药相关创业机会的类型及来源。
5. 掌握创业资源整合、创业资源管理的方法。
6. 掌握科学的创业机会识别技巧来避免或减少创业中的风险。

【理论知识】

第一节 创业资源

一、创业资源概述

（一）创业资源的概念及内涵

资源是人们生产和生活所需的各种自然、非自然要素，创业资源是指企业在初创、成长、发展过程中所需要的各种生产要素和支撑条件，比如创业人才、创业资本、创业机会、创业技术和创业管理等。对于创业者来说，只要对创业项目和企业发展有帮助的资源都可纳入创业资源的范畴，从某种程度上说，创业本身就是一种资源重组。创业资源是新创企业在创造价值的过程中需要的特定资产，是新创企业创立和运营的必要条件。根据美国"创业教育之父"蒂蒙斯（Jeffry A. Timmons）的"创业三要素"理论（图5-1），可以将创业资源分为创业计划、创业资源、创业团队。在"互联网＋"时代背景下，创业资源在内容与形式上更加多样化、开放化、共享化，这就需要创业者把握时代契机，因时而进，顺势而谋，积累个人资源和社会资源，为创业创造良好的条件。

（二）创业资源的分类

创业资源的种类有很多，有财务资源、物质资源、人力资源、信息资源、政策资源等（图5-2），可以根据性质、来源、存在形态进行分类。

1. 按性质分类　创业资源根据性质分，可分为人力资源、物质资源、技术资源、财务资源和组织资源。

人力资源是现代企业竞争的核心要素，任何一个组织都是由人构成，因此提高人的创造价值，就是提高组织的核心价值。创业资源中的人力资源是指推动创业发展所需要的具有必要劳动能力的人口。其中劳动力人口是指创业者及创业团队，更重要的是使他们成为必要劳动人口的健康、知识、技能、经验、智慧、判断力、人际关系等内在资源或隐性资源。创业者的价值观念、理想信念、发展规划、战略构想是创业企业发展的基石。人力资源与其他资源一样也具有特质性、可用性、有限性，因此在企业管理中要人尽其才，才尽其用，建立完善的企业薪酬制度、培训管理机制、人力资源规划体系。

技术资源在企业发展过程中占据突出地位，是关乎企业竞争力的重要资源，换句话说，有什么样的技术，就会有什么样的企业。单纯的物质资源不能产生出技术，技术资源来源于人的创造，要通过人的智慧和劳动发挥作用，因此技术资源最终多以人力资本的形式存在。同时，技术资源本身是一种巨大的"能量"，看不见，摸不着，需要人的技术素质和企业经营的效益等方式体现，这也决定了技术具有价值的不确定性和风险性，这种风险主要是从理论上的技术到实践上的经济效益所导致的。

财务资源一般指资金资源，贯穿于企业运营的各个部门、各个层面、各个环节，企业没有资金就等于企业没有生命之源。财务资源是形成其他各类有形和无形资源的基础，包括建立在智力和知识上的知识产权、人力资源、管理技术等无形资源，也包括建立在资本和自然资源上的现金、厂房、土地、有价证券等有形资源。

物质资源是企业赖以生存和发展的有形资源，如建筑物、原材料、资金、机器、土地、厂房、企业利益相关者等，有时也包括森林、矿山等自然资源，稳定的物质资源，保证企业正常有效运行。

组织资源是组织拥有的或者可以直接控制和运用的各种要素，这些要素既是组织运

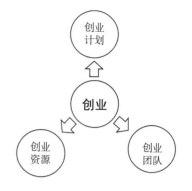

图 5-1　蒂蒙斯"创业三要素"理论

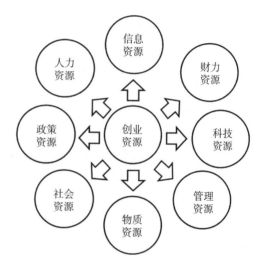

图 5-2　创业资源的种类

行和发展所必需的，又是通过管理活动的配置整合，能够起到增值的作用，为组织及其成员带来利益的。组织资源涵盖企业的组织结构、组织文化、组织形象、组织能力、信息沟通、决策体系、质量系统以及正式或非正式的计划活动等，一般来说，企业的各项资源都需要在良好的组织环境中发挥作用。

2. 按来源分类　创业资源根据来源，可分为内部资源和外部资源。

内部资源具有有限性和特定性的特征，是指企业内部所拥有的各种资源，企业对这些资源具有所有权和使用权，企业拥有内部资源的数量和质量决定了企业的竞争优势。例如，拥有大量科技人才和科研设备的企业的竞争优势在于新产品的开发；而拥有先进销售网络的企业的竞争优势在于市场营销。因此，企业应根据自己所拥有的或能够拥有的优势资源去选择其经营领域。

外部资源具有可利用性和相对无限性的特征，是指企业从外部获取的各种资源，如其他企业的资源和公共资源等。外部资源无论是在数量上还是在种类上相对企业的需求来说是无限的，当企业使用外部资源的时候，既可以以较高的代价获取外部资源的所有权和使用权而将其转变为内部资源，也可以付出较低成本只取得使用权。对一个企业来说，采取何种形式利用外部资源，应根据具体情况而定。

3. 按存在形态分类　创业资源根据存在形态，可分为有形资源和无形资源。

有形资源通常是指有物质形态的、价值可用货币度量的资源，具有一定实物、实体形态的资源。如企业赖以存在和发展的自然资源以及建筑物、机器设备、实物产品、资金等。

无形资源通常是指非物质形态的、价值很难用货币度量的资源，不具有实物、实体形态的资源。如企业赖以存在和发展的社会人文资源就是无形资源，信息资源、关系资源、市场资源也是无形资源。

（三）创业资源与一般商业资源

一般商业资源是指具有经济价值或能够产生新的价值和使用价值的客观存在物。创业资源与一般商业资源的共同之处表现在：一是两者都具有经济价值并能够创造新的价值。二是两者都具有资源的稀缺性以及都具有相似的要素资源和环境资源，比如显性资源都包含物质资源、人力资源、技术资源、资金资源等，隐性资源都包含信息资源、社会资源等，只是在构成上有所差异。

创业资源与一般商业资源的差异之处表现在：一是创业资源较为注重对外部资源进行整合，使外部资源内部化。新创企业多存在资源不足的问题，而对外部资源进行整合有助于新创企业获得更多的成长机会。二是创业资源中创业者的作用举足轻重。对于一般商业资源来说，企业结构已相对稳定，企业资源相对较为丰富，创业者作用的发挥没有在新创企业中更为明显，因为对于新创企业来说创业者往往是最大的资源，而其对外部资源进行整合的能力尤为重要。三是创业资源的异质性。资源基础观理论认为企业的竞争优势源于企业拥有异质性资源，异质性资源是指具有难以模仿、不可复制、有价值性和稀缺性等特征的特殊资源，能够使创新主体产生持久性的竞争优势。

【视野拓展】

洛克菲勒的女婿

在美国的一个农村，住着一位老人，他有三个儿子。大儿子、二儿子都在城里工作，小儿子和他住在一起，父子俩相依为命。突然有一天，一个成功的商人找到老人，对他说："尊敬的老人家，我想把你的小儿子带到城里去工作。"老人气愤地说："不行，绝对不行，你走吧！"这个人接着说："如果我在城里给你的儿子找个对象呢？"老人摇摇头："不行，快走吧！"这个人又说："如果你未来的儿媳妇是洛克菲勒的女儿呢？"老人想了又想，终于被让儿子当上洛克菲勒女婿的这件事打动了。过了几天，这个人找到了美国首富石油大王洛克菲勒，对他说："尊敬的洛克菲勒先生，我想给你的女儿找个对象。"洛克菲勒说："你快走吧！"这个人又说："如果你未来的女婿是世界银行的副总裁呢？"洛克菲勒于是同意了。又过了几天，这个人找到了世界银行的总裁，对他说："尊敬的总裁先生，您应该马上任命一个副总裁。"总裁说："不必了，这里这么多副总裁，我为什么还要任命一个副总裁呢，而且还是必须马上？"这个人说："如果你任命的这个副总裁是洛克菲勒的女婿呢？"总裁当然同意了。这个小故事反映出当代企业家配置资源的最佳方式。

（来源：陈思亮. 洛克菲勒的女婿［J］. 现代交际，2007（12）：29-30.）

二、创业资源整合

创业的关键在于资源的有效整合，资源整合的本质在于重构原有资源体系，创造最大利益。资源整合是一个复杂的过程，就是将企业中不同来源、不同层次、不同结构、不同内容的资源进行选择、汲取、配置、激活和有机融合的过程，以使之具有更强的柔韧性、条理性、系统性和价值性，并对原有的资源体系进行重构，摒弃无价值的资源，以形成新的核心资源体系。创业资源的整合就是要协调各种有利于企业发展的资源关系，剥离无用资源，重组有用资源，优势互补，实现资源最优配置和最大利用率，提高企业核心竞争力，达到1+1>2的效果。创业资源的整合包括资源检索、资源控制、资源利用和资源拓展。

（一）资源检索

资源检索是资源整合的前提条件。创业者首先要识别创业资源价值、认知资源优势与不足、扫描内部与外部的资源、找寻资源获取路径，将自身以及外部所拥有的资源检索出来，辨识哪些资源是有用的、哪些资源是无用的、谁拥有重要资源、哪些渠道可以获取重要资源等。资源整合是创业的一个过程，创业者利用无形资源杠杆和有形资源杠杆通过排序、分类、分析、比较等找到资源背后的利益契合点。这些利益的契合点往往包括有丰富经验的利益相关者、有投资或经营的利益相关者、有过剩资源的利益相关者。

（二）资源控制

资源控制是资源整合的关键环节。哈佛商学院知名教授霍华德·史蒂芬森曾说过："创业者在企业成长的各个阶段都会努力争取用最少的资源来推进企业的发展，他们需要的不是拥有这些资源，而是要控制这些资源。"在获取这些资源的过程中，除了判断资源的有效性，也要设计出双赢（Win—win）的合作方案，即有"竞合"的双赢。企业资源控制具有开放性、耗散结构性、自学习性和自组织性，鼓励投资者和经营者在资源整合时求同存异，发挥双方优势。李嘉诚曾说："如果利润 10% 是合理的，本来你可以拿到 11%，但还是拿 9% 为上策，因为只有这样才会有后续的生意源源而来。"创业者实现利益最大化需要合作、共享和信任。

（三）资源利用

资源利用的前提是资源能够使用和资源有价值。资源利用就是在资源控制的基础上，对零碎、抵消的资源进行再次细化、分配、合并和转换，并对有效资源融合、匹配和补充，使它们相互融合、互为补充。斯里兰卡象粪纸变废为宝，就是资源利用的经典案例。同一种资源在不同的际遇里会有不同的价值，关键在于资源利用的方式和运作。

（四）资源拓展

资源拓展属于资源依赖理论中的内容。所谓资源依赖理论，是指一个组织最重要的存活目标，就是要想办法减低对外部关键资源供应组织的依赖程度，并且寻求一个可以影响这些供应组织之关键资源能够稳定掌握的方法。资源拓展就是将未建立联系的资源信息重构，将新获得的资源与已有的资源合作，实现企业的可持续发展。

【视野拓展】

尤伯罗思的资源整合

尤伯罗思的卓越贡献是策划和组织了洛杉矶奥运会，发现并挖掘出了潜藏在奥运会中的巨大商机。这种卓越贡献来自两个方面：一方面是尤伯罗思敏锐的经济头脑，另一方面来自他敢于突破传统创新的独到思维。正是这两个方面的天才表现，使得尤伯罗思能够全面整合各种资源，使得奥运会成为各国经济发展的一个重要推动力，由此成为各国争抢的目标。

1978 年国际奥委会雅典会议决定，由唯一申请城市美国洛杉矶承办 1984

年第 23 届奥运会。洛杉矶市开始进行全面的筹划工作，成立了筹备委员会，邀请 45 岁的金融人士彼得·尤伯罗思就任奥运会组委会主席。上任之后的尤伯罗思发现，洛杉矶的奥运会筹备委员会主席的头衔带给他的不仅仅是一个"闪光的头衔"，还是一次"白手起家"的创业经历。通过查阅 1932 年洛杉矶奥运会以来所有奥运会举办情况的材料，他发现奥运会耗资越来越巨大，而且已形成固定思维，成为举办奥运会的时髦和趋势，使每一个举办奥运会的城市面临一场财政上的"灾难"。

尤伯罗思任主席后，面临的第一个难题是经费来源。洛杉矶奥运会是 1896 年奥运会创办以来首次由民间承办的运动会，既无政府补贴，又不能为此增加纳税人的负担，加之美国法律还禁止发行彩票，一切资金都得由他这个筹委会主席自行筹措。于是，尤伯罗思领导这个委员会白手起家，充分整合了身边所有可以利用的资源，广开财路：与企业集团订立资助协议；出售电视广播权和比赛门票；压缩各项开支，充分利用现有设施，尽量不修建体育场馆；不新盖奥林匹克村，租借加州两座大学宿舍供运动员、官员住宿；招募志愿人员为大会义务工作等。尤伯罗思利用自己的聪明才智，使组委会的工作井井有条。

（来源：阳飞扬. 从零开始学创业［M］. 北京：中国华侨出版社，2011.）

三、创业资源管理

创业资源的管理包括资源的获取、分配和组织等方面，对创业资源的管理有助于优化人力资源配置和提高资源使用效率，通过资金管理、人才分配和营销资源管理实现创业资源最优化。

（一）资金管理

从企业管理的角度分析，资金是企业的生命线，资金是企业重要的战略资本，资金链断裂将会导致企业面临破产的风险。所谓的资金管理是企业对资金来源和使用进行计划、控制、监督、考核等各项工作的总称，包括固定资金管理、流动资金管理和专项资金管理。目前多数企业存在缺乏高素质的财务管理人员、固定资产闲置、融资困难、资金管理缺乏有效监督等问题，在日益激烈的市场竞争中，企业的发展必须更加科学地管控资金，建立一套完善的资金管理系统，加强对资金去向的监督和控制，以保证企业的可持续发展。

（二）人才分配

IBM（International Business Machines Corporation）公司创建人沃森说："你可以接管我的工厂，烧掉我的厂房，但只要留下我的那些人，我就可以重建 IBM 公司。"从

20世纪60年代企业管理从关注生产环节到70年代重视市场营销，到80年代偏向资产运营再到90年代以及未来很长一段时间，企业的发展越来越重视人力资源管理。企业在创业初期，每个人可能都身兼数职，没有明确的岗位职责，一旦进入发展阶段，就必须要明确岗位职责，分解工作目标，使每个部门、每个员工都知道自己与组织的关系和应承担的责任。新创企业要重点把握"如何选人、如何育人、如何用人、如何备人"四个要素，重点在人员的分级管理、培训考核、合理使用方面。

（三）营销资源管理

企业营销资源是指市场营销中为企业所占有的核心技术、经验积累、产品及客户关系、市场网络等资源，是企业持续发展的基础。企业营销资源管理是一个过程，通过对营销人员、财务、渠道以及品牌等管理实现营销的目的，企业营销资源管理流程，包括企业对营销资源的识别、挖掘、整合和应用。营销资源包括多个层面，比如物质资源、财务资源、技术资源、人力资源等。企业营销是一种以市场为导向的活动，市场对新产品的接受程度直接关系到创业成败，但开始时，新产品在市场中几乎不为人所知，因此企业必须集中销售资源，致力于新产品的市场开拓，为了解决新、旧项目营销资源竞争的问题，企业必须加大营销投入。

【视野拓展】

蒙牛借力

牛根生和他的创业团队把三无企业发展为年销售额达21亿元的大型企业的核心要素就是借力，主要表现在以下几个方面。

（1）逆向经营　公司董事会在创业之初就确定了"先建市场，后建工厂"的发展战略，并通过"借鸡生蛋"迅速做大企业。

（2）虚拟联合　与当地政府合作，组建奶站，与蒙牛签订供应合同。蒙牛品牌的影响和从不拖欠资金的信誉使当地政府放心，奶站是当地人自己出钱建的，这就形成了双赢。

（3）统一战线　蒙牛一直宣扬和伊利是兄弟，互相促进，共建"中国乳都"的形象概念。

（4）国际化之梦　借助摩根士丹利、鼎晖、英联三大国际财团，寻找合作舞台，走向国际。

（来源：张丛，于元涛，刁玉锋．创新创业教程［M］．上海：上海交通出版社，2017．）

第二节　创业机会

一、创业机会概述

（一）创业机会的概念及内涵

创业机会又称商业机会或市场机会，是指预期能够产生价值的清晰的目的和手段组合。

纽约大学教授柯兹纳（M.Kirzner）认为，创业机会是未明确市场需求或未充分使用的资源或能力，它不同于有利可图的商业机会，其特点是发现甚至创造新的手段–目的。手段–目的理论认为，顾客在购买产品和服务时，其出发点是实现一定的价值，为了实现这一价值需要取得一定的利益，为了实现这一利益需要购买一定的产品和服务，从而形成了一个手段——目的链，即产品属性–产品利益–个人价值关系来实现创业收益，促进"产品、服务、原材料或组织方式"有极大的革新和效率的提高，且具有持续创造超额经济利润或者价值的潜力。

创业机会主要包括技术机会、产业机会、社会机会、政策机会等。技术机会是指新技术的出现改变了企业间的竞争模式，使得创办新企业的机会大大增加。产业机会是指为顾客提供产品或服务的关键企业的消亡、被吞并等使得行业竞争形态改变而形成的创业机会。社会机会是指社会和人口结构变革带来的改变人们的偏好的机会或创造以前并不存在的需求的机会。政策机会是指政治和制度的变革带来的将价值从经济因素的一部分转移到另一部分的机会。

创业机会一般是指那些具有持久吸引力的商业机会，创业者可以抓住创业机会并利用创业机会创造出可以为客户服务的产品，在服务客户的同时获取利益。英国雷丁大学经济学教授马克·卡森（Mark Casson）认为，创业机会是指在新的生产方式和产出的关系形成的过程中，通过引进一些新的设计、服务或者产品来得到比生产成本价值更高的情形。创业机会并不是完全与新的产品或者服务相等同，而是把市场资源尽可能地结合在一起，从而适应市场服务客户。

（二）创业机会的要素

创业机会是指有利于创业的一组条件的形成情况。这组条件至少包含着如下要素。

第一，某个细分市场存在或新形成了某种持续性需求。

第二，拟创业者开发了或持有满足前述市场需求的创意。

第三，创业者有能力、有资源，可实施所持有的创意。

第四，创业者将自己的创意转变为具体的产品或服务。

当这四个要素都得以满足之时，才可认为客观上存在或形成了某种创业机会。

不能简单地将商机认为就是创业机会。如果这种商机是不可持续的，是昙花一现的，则创业者还没有起步行动，这样的商机就可能已经消失。针对特定的商机，创业者如果不能开发出可与之匹敌的创意，这样的商机也不能被视之为创业机会，因为既无创意，何谈创业？

如果创业者能够开发出与特定市场需求相匹配的创意，但实施相应的创意需要较大规模的资金（所谓重资产）和团队（所谓大团队），则这样的商机也不能被视为创业机会。因为创业者起步之初，多数缺的是资金和众多的追随者。需要重资产、大团队的商机，只是规模达到了一定阈值的企业商机，创业者如盲目跟进这样的商机，多数会溃败而归。

【视野拓展】

人工智能：大势所趋的创业机会以及商业价值

2019年9月19日上午，主题为"爆破"的人工智能行业论坛在北京 D-life 空间举行。本次论坛探讨的话题包括人工智能领域的投资逻辑、人工智能产业应用及创业机会、人工智能的技术开源与开放、机器学习如何重塑城市服务。在金融领域，人工智能还有哪些想象力、人机交互背后有哪些商业价值等问题？

从整体 AI 行业看，最容易被创业者关注的领域，第一个是高毛利的行业，第二个是这些行业有大量数据沉积的，比如说健康领域、BI 方面，人被取代的可能性巨大。同时也要注意，在一些行业，包括像所谓的客户关系的管理，虽然 AI 在中间的场景的使用具备一定的潜质，但是对于可投资的企业本身来看，相对数量还是比较低。

AI 在未来许多行业里的应用会有很大突破，一个是教育，有很多教育公司成功把人工数据和原有的数字资源结合起来，与机器配备，同时产生收益。第二个是工业物联网和工业 4.0 的场景，因为这个行业本身的特点是数据一直在产生，没有太多人去做收集和分析，这一块如果有人能够开始切入行业，并把更多的数据累计起来，同时把自己的算法跟前期更多的企业结合起来，很有可能形成新的品牌。

从 2019 年全年来看，很多 AI 公司业务收入都不错，但从另外一个维度来看，就是这些企业主要的核心竞争力，并不是算法和技术本身，而更多的是销售能力，还有包括针对不同的企业客户制定方案的能力，所以这个业务维度和很多创业本身的技术研发和产品为核心的能力是错位的，这一点也是值得深思。

（来源：亿欧网——大咖共话人工智能：投资逻辑、创业机会以及商业价值）

二、创业机会来源

在生活中的某个时刻，每个人都有可能迸发出关于创业机会的灵感。作为创业者而言，或许突然会萌生出一个不能自已的想法，使得创业人牵肠挂肚、昼思夜想——这也许将是一个或将改变世界、名利双收的想法。

而创业者们似乎并未系统想过，这些创业机会的灵感到底源自何方。纵观历史，只要出现尚未解决的问题或是没有满足的需求，人们就会试图去寻找相应的解决方案。学术文献认为这些没有得到满足的需求是"次优解决方案"造成的结果，因而导致用户或者顾客不能满意的现状。电报的发明是因为邮政服务只是快速通信的次优解决方案，并解决了远距离即时通信这一未满足的市场需求；飞机克服了将船只作为长途旅行载体的这一次优解决方案；Facebook 则归集并改进多种不同次优解决方案，为你和朋友及家人分享信息创造了条件。

由此可见，机会起源于改变。创业的机会大都产生于不断变化的市场环境，环境如果变了，市场需求、市场结构必然会发生变化。创业机会的来源主要有以下几方面。

(一) 科学技术

主要指科学技术的不断突破和前进或者产生新的技术会给创业者带来相应的创业机会。

创新科技应用可能改变人们的工作和生活方式，创造新的产品，产生新的创业或商业机会。每一个发明创造，每一次技术革命，通常都会带来具有变革性、超额价值的新产品和新服务，能更好地满足顾客的需求，伴随而来的则是创业机会。一方面创新变革者凭借积累的技术优势、创新能力，发现和创造创业机会；另一方面即使不是变革者，只要善于发现机会，同样可以抓住创业机会成为受益者。如通信技术的发展、互联网的出现，改变了人们工作、生活、交友的方式，带来了互联网平台的众多创业机会。

创业机会是上游出现新要素与下游顾客需求改变产生新需求类型形成的机会，同时是竞争者没有积极利用而创业者有知识与能力能够利用的机会。Shane（2000）研究了一项实验室的新技术产生后，依据创业者的先前知识与创业机会发现的关系，得出以下结论：一项新技术产生后，存在一系列可被应用于市场的机会，它们是不明显的；机会的发现是相对于人所拥有的特殊（不同）时空知识；创业者将只发现与他先前的产业特殊知识有关的机会，并且没有积极地寻找他们；此项技术与创业者的先前产业特殊知识是互补的；潜在创业者关于市场的先前知识，影响他们决定应进入哪个市场以利用新技术。

如互联网技术，可以说是科学技术的一场革命，现在非常多的互联网企业都是基于互联网技术的产生而成长和发展起来的，比如滴滴快车、饿了么及各类电商企业等。

互联网技术改变了人们的出行、饮食、娱乐、社交及支付方式，这些对今天的人们来说是很自然而然的事情，但假使回到十年前或更早以前，这些事情应该是当时很少有人能想象得到的。所以，先进科学技术的变化给人们的生活带来了很多便利的同时也带来诸多创业机会。

（二）市场需求

主要是指市场的空白或者缺陷带来的市场创业机会。市场经济快速发展必然会带来新的需要，而现有的市场无法满足这些需求，这就需要创业者去发现新的市场需求，满足新的市场需要。当现有市场结构出现了缺陷时，市场就会处于不平衡的发展状态，一旦市场失衡，就需要新的创业者去发现和利用这个机会满足新的动态平衡。

企业存在的根本目的是为顾客创造价值，成功的创业者总能敏锐地感知社会大众的需求变化，并能够从中捕捉到市场机会。一方面消费潮流的变化，出现了新的市场机会；另一方面根据消费者的心理，通过产品和服务的创新，引导需求并满足需求，从而创造一个新的市场。顾客想要解决的问题、生活中的"痛点"、新的消费升级，这些都将催生新的创业机会。另外，新型服务发展将促进第三产业的发展，它的发展为创业者尤其中小企业的创业者提供了广阔的空间。

例如 O2O 便是利用互联网自由连接的特点，对各行业的采购、生产、交付等环节的供应链进行重组，消除传统行业供应链中多余的环节，从而发现创业机会。又比如滴滴打车平台基于市场对出行的巨大需求，而现有的出行方式又不能或者不能充分满足人们的出行需求而产生的移动"互联网+"小车的创业机会。

（三）国家政策

主要是指政府作为宏观调控的主体，为了弥补市场不足，利用经济、法律和行政手段调节市场，促进市场经济发展。每次政策的变革和后续政策的出台，都会催生众多的创业机会。

例如，政府放松某一行业的进入门槛，就使部分创业者利用自身掌握的资源优势能顺利地进入该行业，抢占商机。如海关总署发布的《关于跨境贸易电子商务进出境货物、物品有关监管事宜的公告》（公告〔2014〕56 号），便是从政策层面支持跨境电商的发展，AliExpress、Wish、DHgete、Ebay、Amazon 等跨境电商平台都给人们带来大量的创业机会。

政府一系列创业优惠政策的颁布，为创业者减少进入市场的障碍。如颁布全面放开二胎政策后，每年将有 100 万～200 万新生儿出生。为母婴、医疗健康、在线教育等行业带来了巨大的创业机会。还有定价制度改革、企业产权改制、金融领域市场化等政策的预见性，为创业者经营提供了决策前提，有利于形成先行优势。必须紧跟时代来调整政策，市场政策的变动使得市场结构发生变化，新政策的出台或者现有政策的修改都会为创业者带来大量的创业机会。

如党的十九大提出的乡村振兴战略，使得大量的资金和优惠政策向农村倾斜。与此同时，阿里巴巴、盒马鲜生、京东、苏宁等电商巨头涉足农村扶贫领域，互联网、数字化理念正向农村普及和应用，农村这片广阔的市场也将因国家政策的倾斜而产生更多的创业机会。还有国家提出的"一带一路"倡议也将给创业者带来重大利好，尤其是在旅游、影视、餐饮等产业领域都将迎来巨大的创业机会。

（四）社会变革

主要是指随着改革深入，社会变革会带来许多全新的创业机会。如民营中小企业除了涉足制造业、商贸餐饮服务业、房地产等传统业务领域外，将逐步涉及战略新型产业、互联网产业、与工业 4.0 和中国制造 2025 相关的有更多创业机会的产业领域。同时，国有企业的战略重组、传统产业＋互联网、互联网＋平台企业对产业生态的重构，以及企业管理变革，都会产生很多创业机会。在互联网和全球化的时代，成功整合全球产业的智慧企业才能更成功。

虽然互联网源于美国，发展、繁荣也是美国领先，很多先进的技术和模式诞生于美国，但是国内诸多大型互联网企业在改革的持续深入下，都日渐摆脱国外的影子，做了本土化创新，具备了全新的核心模式。借助国家"一带一路"倡议契机，也可以将我国的先进技术、产品等引入到发展相对落后于我国的一些发展中国家，去创造更多创业机会。

【视野拓展】

广西发布疫情防控期间促进农民工就业创业"大礼包"

2020 年 2 月，为支持打赢疫情防控阻击战并统筹做好促进农民工就业创业，广西出台政策"大礼包"，通过发放农民工防疫补贴、农民工创业补贴、农民工就业困难补贴等，让农民工朋友吃下"定心丸"。

广西是农村劳动力转移就业输出大省。广西壮族自治区人力资源和社会保障厅、广西壮族自治区财政厅于 2 月 13 日联合印发《关于支持打赢疫情防控阻击战促进农民工就业创业的通知》（桂政办发〔2020〕6 号）（以下简称《通知》），要求新冠肺炎疫情防控期间，广西各地要统筹使用人力资源社会保障专项资金（农民工创业就业补助）、就业补助资金、工业企业结构调整专项奖补资金等资金。

在扶持创业方面，今年 1 月至 6 月，对受疫情影响发生季度亏损的农民工新创办市场主体发放一次性创业补贴，企业按 10000 元／户标准发放，个体工商户按 3000 元／户标准发放。在援助企业方面，加大对农民工创业园内企业生产经营的援助，给予农民工创业园区已投产企业一次性房租补贴 6500 元／户，已享受其他房租补贴的企业不再重复发放一次性房租补贴。

同时为帮助农民工提升技能，促进就业创业，《通知》要求各地可根据就业需求，选择家政服务、康养医护、现代农业和旅游业等重点行业，依托技工学校和职业培训机构，对照职业标准购买开发网络职业技能培训课程，通过手机、网络等各种形式开展线上职业技能培训，切实做好了在疫情期间对农民工就业创业的培训学习工作。

（来源：人民网——广西发布疫情防控期间促进农民工就业创业"大礼包"）

三、创业机会识别

创业机会的识别是创业者与外部环境互动的过程，在这个过程中，创业者利用各种渠道和方式获取有关环境变化的信息，从而发现在现实中产品、服务、原材料和组织方式等方面存在的差距或缺陷，找出改进或创造目的——手段关系的可能性，最终识别出可能带来新产品、新服务、新技术、新材料和新的组织方式的创业机会。

创业机会识别是创业领域的关键问题，一般包括机会搜寻、机会识别、机会评价等阶段，也可称为机会的开发过程。识别创业机会是反复进行思考和探索，并将创意不断进行转变的过程。在创业机会识别过程中，机会的潜在预期价值及创业者的自身资源条件得到反复的权衡，创业者对创业机会的战略定位会越来越明确。

创业机会识别能力会受到各种各样的因素影响，作为创业者，较为可贵的是能够先于别人发现并把握住机会，迅速采取行动创造价值。虽然不同学者对于创业机会的内涵表述不尽相同，但大多数都认为创业机会是可以被创业者发现甚至创造的。也就是说，要想成功地识别创业机会，需要创业者在个性特征、知识储备和工作经验等方面具备一定的基础。同时，一定的社会关系网络、创业环境的特征以及不同类型创业机会的属性均会对创业机会的识别产生不同程度的影响。

对某一创业机会进行识别，通常需要就如下内容进行分析和判断。

（一）原始市场规模

原始市场规模是指特定创业机会形成之初的市场规模。多数市场机会有着成长的可能，但原始市场规模往往是有限的。分析、判断某一创业机会的原始市场规模是极为重要的，因为原始市场规模决定着新创企业最初阶段可能实现的销售规模，也决定着创业活动的发展空间。

在此需要特别注意两点。

1. 总体而言，原始市场规模越大越好。如果原始市场规模足够大，某个新创企业即使只占领了很小的市场份额，也有人可能获取较大的商业利润。但另一方面，大市场往往吸引过多的竞争者，甚至是强有力的竞争者，这对资本能力弱、技术能力差、运营能力低的新企业来讲将面临更多的挑战。

2. 对大多数新创企业而言，原始市场规模较小的创业机会可能更为可取。因为在这种创业机会下，新创企业可能只面对较少、较小、较弱的竞争者，并且可以根据市场的成长性和发展进程不断地调整自己，使自己适应于市场的成长。

（二）机会时间跨度

创业机会一般只存在于一段有限的时间之内，这是由特定行业的商业性质决定的，任何创业机会都存在着不同的机会窗口。所谓机会窗口，就是指市场存在的发展空间有一定的时间长度，使得创业者能够在这一时段中创立自己的企业，并获得相应的盈利与投资回报。

一个创业者要抓住某一市场机会，其机会窗口应是敞开的而不是关闭的，而且它必须保持敞开足够长的时间以便被加以利用。因为如果等到机会窗口接近关闭的时候再来创业，留给创业者的余地将十分有限，新创业企业也就很难盈利，容易导致创业夭折。在不同行业，这一时间的长度差别很大。一般而言，特定创业机会存在的时间跨度越长，新创企业调整自己、整合市场、与他人竞争的操作空间就越大。

特定创业机会客观上存在的时间跨度与创业者自己估计往往并不一致。创业者自己估计的特定创业机会的时间跨度，有可能长于实际的时间跨度，也可能短于实际的时间跨度。一般来说，实际的时间跨度越长越好，至少需要有 5 ～ 10 年的发展跨度。

特定创业机会的时间跨度是变化的。特定的创业机会对应于特定的商品需求和行业需求。假如有替代性商品和替代性行业出现，特定创业机会的时间跨度就可能缩短。

（三）市场增长速度

市场增长速度决定着利用某一创业机会来创业的新创企业的成长速度，并与新创企业的成长速度存在着互动关系。一般而言，市场增长速度快，新创企业就会有较大的成长空间。一个市场在不同的阶段，其成长的速度是不同的。一旦新产品市场建立起来，机会窗口就打开了。在某个时点，市场成熟，机会窗口就可能被关闭。小米科技的创办人雷军曾经讲过的"创业风口"，本质上就是指市场规模快速增长的时间窗口。

任何市场都不会是铁板一块，总是有一些空隙暂时未被人注意到，等待后来者去开发。市场空隙之所以会被先行者忽视，往往是因为原有的竞争者没有跳出思维定式。一些后起之秀因为能站到行业之外，换一个角度去分析，往往能发现被人遗忘的市场和被忽略的机会。

一般来说，处于市场规模快速增长前期的创业机会是最好的。因为，如果切入时机过早，创业者往往成为行业市场的培育者，盈利周期过长容易导致创业失败。而如果是切入时机过晚，往往市场竞争激烈，竞争门槛相对较高，利润较低，后发优势不明显，容易造成创业失败。雷军曾说"站在台风口，一头猪都能飞起来"，这句话的真实含义表示选择恰当的市场规模增长速度的时间点非常重要。

【视野拓展】

5G 商用牌照已经发下来了，普通人有哪些创业机会？

2019 年 6 月 6 日，工业和信息化部正式发放 5G 商用牌照，中国移动、中国电信、中国联通和中国广播电视网络有限公司均获牌照。这标志着我国正式进入 5G 商用元年。

5G 时代将万物互联，有很多创业机会，但像人工智能驾驶，智慧城市等，往往都是大玩家的囊中之物，和普通人并没有很大关系，那么普通人的机会在哪里？下面介绍三个行业。

低成本自媒体。限于 4G 网络上行，户外高清直播将会是下一个爆发点，不同于个人直播，比如实时转播赛事，实时转播各类重大新闻，自媒体将会兴起，这个成本比较低，而且可以个人参与，效率更高。

高科技农业。这个将会是下一个爆发点，直观的理解，农业将迎来高科技的加持，可以利用电脑、大玩家的人工智能辅助农业发展，利用电子商务等一系列操作，农业生产销售等各环节的问题都将全面解决。

智能家居。智能家居是万物互联中重要一环，智能家居行业即将爆发，但平台多是大玩家搭建，我们要把握的是下游产业一环，传统的家居行业即将受到冲击，未来基于物联网的智能家居的潜力比较大，而且相对别的行业而言，这块相对的成本是最小的，而且也是可能个人加入的项目。

（来源：腾讯网——5G 商用牌照已经发下来了，普通人有哪些创业机会？）

第三节　中医药创业机会

一、科学技术带来的创业机会

（一）新药

1. 新药的概念　新药涉及人类的生命健康，很多国家都重视对新药的管理，对新药的含义和范畴做出明确的法律规定。《中华人民共和国药品管理法实施条例》规定："新药，是指未曾在中国境内上市销售的药品。"国家药品监督管理局颁发的《药品注册管理办法》进一步明确规定："新药申请，是指未曾在中国境内上市销售药品的注册申请。已上市药品改变剂型、改变给药途径的，按照新药管理。"这些规定指明了新药的管理范畴。

2. 新药的分类　目前我国对新药的分类，是将新药分成中药、天然药物和化学药品及生物制品三大类，又根据各自不同的成熟程度再进行细分。

（1）中药、天然药物分类　①未在国内上市销售的中药、天然药物中提取的有效成分及其制剂。②未在国内上市销售的由植物、动物、矿物等药用物质制成的制剂。③中药材的代用品。④未在国内上市销售的中药材新的药用部位制成的制剂。⑤未在国内上市销售的中药、天然药物中提取的有效部位制成的制剂。⑥未在国内上市销售的中药、天然药物制成的复方制剂。⑦未在国内上市销售的中药、天然药物制成的注射剂。⑧改变国内已上市销售药品给药途径的制剂。⑨改变国内已上市销售药品剂型的制剂。⑩改变国内已上市销售药品工艺的制剂。⑩已有国家标准的中成药和天然药物制剂。

（2）化学药品注册分类　①未在国内外上市销售的药品。②改变给药途径且尚未在国内外上市销售的制剂。③已在国外上市销售但尚未在国内上市销售的药品。④改变已上市销售盐类药物的酸根、碱基，但不改变其药理作用的原料药及其制剂。⑤改变国内已上市销售药品的剂型，但不改变给药途径的制剂。⑥已有国家药品标准的原料药或者制剂。

（3）生物制品注册分类　①未在国内外上市销售的生物制品。②单克隆抗体。③基因治疗、体细胞治疗及其制品。④变态反应原制品。⑤由人的、动物的组织或者体液提取的，或者通过发酵制备的具有生物活性的多组份制品。⑥由已上市销售生物制品组成新的复方制品。⑦已在国外上市销售但尚未在国内上市销售的生物制品。⑧含未经批准菌种制备的微生态制品。⑨与已上市销售制品结构不完全相同且国内外均未上市销售的制品。⑩与已上市销售制品制备方法不同的制品。⑪首次采用 DNA 重组技术制备的制品。⑫国内外尚未上市销售的由非注射途径改为注射途径给药，或者由局部用药改为全身给药的制品。⑬改变已上市销售制品的剂型但不改变给药途径的生物制品。⑭改变给药途径的生物制品（不包括上述 12 项）。⑮已有国家药品标准的生物制品。

3. 中药新药的研发及申报流程　中药新药的研发及申报一般按"选题立项 – 临床前研究 – 临床研究 – 申报审批 – 正式生产"的程序进行。其中临床前研究与临床研究是新药研发中最为关键、最为烦琐的环节，在实际的创业中也最耗费时间与金钱。

（1）新药的临床前研究

1）主要内容　新药的临床前研究主要包括制备工艺（中药制剂包括原药材的来源、加工及炮制）、理化性质、纯度、检验方法、处方筛选、剂型、稳定性、质量标准、药理、毒理、动物药代动力学等研究。新发现中药材还应包括来源、生态环境、栽培（养殖）技术、采收处理、加工炮制等研究。

2）注意事项　从事新药安全性研究的实验室应符合国家药品监督管理局《药品非临床研究质量管理规范》（GLP）的相应要求，实验动物应符合国家药品监督管理局的有关要求，以保证各项实验的科学性和实验结果的可靠性。

（2）新药的临床研究

1）主要内容　新药的临床研究包括临床试验和生物等效性试验。新药的临床试验分为Ⅰ、Ⅱ、Ⅲ、Ⅳ期。Ⅰ期临床试验：初步的临床药理学及人体安全性评价试验。观察人体对于新药的耐受程度和药物代谢动力学，为制定给药方案提供依据。Ⅱ期临床试验：随机盲法对照临床试验。对新药有效性及安全性作出初步评价，推荐临床给药剂量。Ⅲ期临床试验：扩大的多中心临床试验。应遵循随机对照原则，进一步评价有效性、安全性。Ⅳ期临床试验：新药上市后监测。在广泛使用条件下考察疗效和不良反应（注意罕见不良反应）。

2）注意事项　①新药临床研究的病例数应符合统计学要求，各类新药视类别不同进行Ⅰ、Ⅱ、Ⅲ、Ⅳ期临床试验，某些类别的新药仅可进行生物等效性试验。②研制单位和临床研究单位进行新药临床研究，均须符合国家药品监督管理局《药品临床试验管理规范》（GCP）的有关规定。③研制单位在报送申报资料的同时，须在国家药品监督管理局确定的药品临床研究基地中选择临床研究负责和承担单位（Ⅳ期临床除外），并经国家药品监督管理局核准。如需增加承担单位或因特殊需要在药品临床研究基地以外的医疗机构进行临床研究，须按程序另行申请并获得批准。④新药临床研究的申请批准后，研制单位要与被确定的临床研究单位签订临床研究合同，免费提供Ⅰ、Ⅱ、Ⅲ期临床试验药品，包括对照用药品，承担临床研究所需费用。⑤被确定的临床研究单位应了解和熟悉试验用药的性质、作用、疗效和安全性，与研制单位按GCP要求一同签署临床研究方案，并严格按照临床研究方案进行。⑥新药研制单位应指定具有一定专业知识的人员遵循GCP的有关要求，监督临床研究的进行，以保证按照方案执行。省级药品监督管理部门按国家药品监督管理局的要求负责对临床研究进行监督检查。⑦临床研究期间若发生严重不良事件，承担临床研究的单位须立即采取必要措施保护受试者安全，并在24小时内向当地省级药品监督管理部门和国家药品监督管理局报告。⑧临床研究完成后，临床研究单位须写出总结报告，由负责单位汇总，交研制单位。

【视野拓展】

弘扬民族医药——李大鹏院士的一世情怀

李大鹏在上海医科大学药学院读书时，西医院校学生理应以攻读西医药为主，而李大鹏却整天捧着中药书研究中药课题，那些他亲手做过的中药实验研究，又让他对中药的痴迷进一步升华。从黄柏中提取出小碱（黄连素），注入蒸馏水中可使其多日无菌，而对照组早已杂菌丛生；从丹参中提取出丹参酮，可使实验小鼠在没有空气的环境下比对照组多活几分钟．……这些中药优于西药的实验结果，让李大鹏立下了一个与所有同学都不一样的决心：一生致力于中药现代化的研究，让全世界对我国特有的中药刮目相看！

既是科学家又是企业家的李大鹏院士先后获得"全国中青年医学科技之星""国务院政府特殊津贴专家""全国劳动模范"称号等荣誉，他所创建的康莱特集团已进入中药企业50强行列，康莱特注射液也已在全国2000余家医院中被应用，使得70多万癌症患者从中受益。

提起艰难而漫长的研究过程，李大鹏也不禁黯然神伤："我耗费了20年的心血和光阴去研究这一新药，为此差点搭上性命，更尝尽了酸甜苦辣。"李大鹏的实验室仅有4.5m²，夏天温度高达38℃，热得像蒸笼，室内存放着做实验用的易燃易爆试剂，危险时时存在。1989年夏天的一个中午，由于室温太高，用于实验的化学试剂爆炸了。一时间火苗骤起，烈焰熊熊。李大鹏完全可以夺门而出，但他满脑子都是10多年所得的实验数据，提取到的数十千克化合物，以及实验室周围甚至整座医院大楼里上千名职工和患者。在熊熊燃烧的大火中，他不顾一切地抢运资料和提取物，当双手被大火烧得变形强直已不能活动时，他又躺在地上，奋力用双脚关闭了装有丙酮的仓库的铁门，防止了另一次大爆炸的发生。

在病床上度过了痛苦的两年零八个月后，李大鹏终于能站起来了。他带着满身的伤痕，忍着浑身的刺痛，坐着轮椅回到了实验室，并用被烧成枯枝样的手指写下了"拼搏自强，苦战 100 天"的誓言。在这之后的一年，尚在病痛中的李大鹏每天 24 小时都是在实验室、办公室中度过的。那间 4.5m^2 的办公室，白天办公，晚上睡地铺。1993 年 6 月 18 日，李大鹏研究的康莱特注射液终于通过了国家中医药管理局的科技成果鉴定，证明该新药具有较强的抑杀癌细胞的作用，该产品是可供静、动脉注射的输液型中药乳剂剂型，也填补了国产静脉乳剂和国际中药乳剂的空白，并先后获得了国家科学技术进步二等奖、国家技术发明三等奖和国家新药创研二等奖。

2001 年，康莱特注射液作为我国首个中药制剂、也是首个国产药物，通过了 FDA 严格的药品质量审核，进入一期临床试验。2003 年底，俄罗斯卫生部批准康莱特注射液作为抗癌处方药在全俄上市，2007 年，又获准进入全俄医疗保险用药目录。

（来源：刘燕玲. 弘扬民族医药——李大鹏院士的一世情怀［J］. 中国现代中药，2019，11（11）：30.

（二）医疗器械创新

1. 医疗器械的概念 医疗器械是指直接或者间接用于人体的仪器、设备、器具、体外诊断试剂及校准物、材料以及其他类似或者相关的物品，包括所需要的计算机软件。医疗器械的效用主要通过物理等方式获得，不是通过药理学、免疫学或者代谢的方式获得，或者虽然有这些方式参与但是只起辅助作用。使用医疗器械的目的有：①进行疾病的诊断、预防、监护、治疗或者缓解。②损伤的诊断、监护、治疗、缓解或者功能补偿。③生理结构或者生理过程的检验、替代、调节或者支持。④生命的支持或者维持。⑤妊娠控制。⑥通过对来自人体的样本进行检查，为医疗或者诊断提供信息。

2014 年 3 月，新修订的《医疗器械监督管理条例》正式颁布，增加了许多鼓励创新的内容。《医疗器械监督管理条例》总则明确提出，国家鼓励医疗器械的研究与创新，促进医疗器械新技术的推广和应用，推动医疗器械产业发展。《医疗器械监督管理条例》从优化审评审批、减轻企业负担、鼓励创新等角度，进行了一系列制度设计，为推动医疗器械创新和企业做大做强，提供了有力的法律依据和政策基础。

2. 医疗器械的分类 依据《医疗器械监督管理条例》规定，国家对医疗器械按照风险程度实行分类管理。国务院食品药品监督管理部门负责制定医疗器械的分类规则和分类目录，并根据医疗器械生产、经营、使用情况，及时对医疗器械的风险变化进行分析、评价，对分类目录进行调整。评价医疗器械风险程度，应当考虑医疗器械的预期目的、结构特征、使用方法等因素。

目前我国医疗器械共分为三类：第一类是风险程度低，实行常规管理可以保证其安全、有效的医疗器械。第二类是具有中度风险，需要严格控制管理以保证其安全、有效的医疗器械。第三类是具有较高风险，需要采取特别措施严格控制管理以保证其安全、有效的医疗器械。

3. 医疗器械的注册流程　医疗器械的注册一般按"注册检验 – 临床评价 – 受理 – 发补 – 发补后咨询 – 专家咨询会 – 领取注册证 – 延续注册"的程序进行。需要提交的申报资料一般包含：申请表、证明性文件、医疗器械安全有效基本要求清单、综述资料、研究资料、生产制造信息、临床评价资料、产品风险分析资料、产品技术要求、产品注册检验报告、产品说明书和最小销售单元的标签样稿、符合性声明等。近年来，由于国家重视医疗器械创新，对于创新医疗器械出台了一系列优惠政策。

创新医疗器械是指经过申请人的技术创新活动，在中国依法取得核心技术知识产权的、已完成前期研究并具有基本定型的医疗器械产品，且该产品主要工作原理或作用机理为国内首创，产品性能或者安全性与同类产品比较有根本性改进，技术上处于国际领先水平，并且具有显著的临床应用价值。2014 年 2 月，国家食品药品监管总局出台了《创新医疗器械特别审批程序（试行）》，对于创新医疗器械的注册给予支持，明确提出监管部门将在确保上市产品安全、有效的前提下，针对创新医疗器械设置特别审批通道，加快产品进入市场的速度。创新医疗器械按照早期介入、专人负责、科学审批的原则优先办理，加快创新医疗器械注册检验、体系核查、技术审批的速度，提高审批效率。

《医疗器械监督管理条例》为了鼓励创新，调整了产品注册与生产许可次序，即从必须先办理生产许可再注册产品转变为可先注册产品再办理生产许可。这一政策使得医疗器械企业可以专注于产品研发，而不必在前期将很多资源消耗在生产厂房的投资上，使企业有更多的精力去创新。对于鼓励医疗器械的研究与创新，促进医疗器械新技术的推广和应用，推动医疗器械产业发展，均具有积极作用。医疗器械生产研发企业及科研机构的创新激情将得到最大限度地释放，企业越来越重视医疗器械创新，创新型医疗器械企业将获得更多的政策红利。

二、市场痛点带来的创业机会

目前医疗创业还没有深入到医疗行业本身，从医疗大环境来看，现有的医疗创业依然处于量变阶段，对传统医疗格局未带来质的改变，但这些创业正在逐渐改变社会传统的医疗形式、优化大众的医疗体验。在未来，结合互联网技术、新技术手段、新服务模式的医疗创业，有可能会引发医疗行业革命性的改变。

（一）医患关系

从创业角度而言，医患关系是亟待解决的痛点之一。近年来，基于解决医患关系痛点的创业探索很多，较为典型的如对医生依赖度更高的专家型诊疗，或仅提供健康咨询及诊疗建议的轻问诊，但两者都是在医患之间进行一些微调，只是医生介入程度不同而已，并没有对医患关系最根本的矛盾进行解构与调整。随着时代的发展，借助于科学技术的进步，这一领域的创业机会必然会发生在生产力和生产关系的结合之中，即用新技术来改变医患关系以及医生之间的关系。例如远程会诊就是利用电子邮件、网站、信件、电话、传真等现代化通信工具，为患者完成病历分析、病情诊断，进一步确定治疗方案的治疗方式，它是操作极其方便、诊断极其可靠的新型就诊方式。远程会诊作为新医改的主推手段之一，目的是解决"看病难、看病贵"的问题，是传统医疗服务模式在信息时代条件下发展而成的一种新型医疗服务模式。在未来 5G 时代新技术的支持下，一定会出现大量的有可能创业成功的新机会。

（二）中药材质量

在中医药行业一直流传着"药材好，药才好"的说法，好药材才能做出药效好、安全的中药。受到产地、种植技术、药物炮制等因素的影响，中药材质量问题成为中医药行业的一大痛点。

人工种植药材中存在肥料滥用的情况。药材的人工种植已逐渐成为中药制剂的重要原料来源之一。药材种植应施以天然肥料，做到无农药、无公害，自然生长，优质优产。宋代寇宗奭在《本草衍义》中谓："凡用药者：必须择州土所宜者，则药力具，用之有据。"但是有些种植商为追求经济利益，违背种植规律，采用化学肥料和农药、植物生长素等缩短药用植物生长周期、改变药用植物生长规律，所获药材虽然长势肥壮，但药用成分匮乏，进而影响疗效。此外，不规范种植中大量使用的化学肥料，加大了种植药材农药及重金属污染的可能，并最终影响中药材的质量。

中药材饮片中存在假冒伪劣、以次充好现象。一些不法商贩为了降低中药材的成本，在中药材中掺入其他药材或原料，这样的掺假现象不但影响中药的疗效，也给患者用药带来安全隐患，如在天麻片中掺入玉竹，在冬虫夏草中掺入钢丝、铅丝、竹签等时有发生。一些不法商贩利用某些植物与中药材外形相似或与入药部位形状相似的特点，以假乱真，如以香加皮冒充五加皮，五加皮具有祛除风湿、强健筋骨等功效，虽然五加皮与香加皮在临床功效上区别不是很大，都可用于治疗风湿性关节炎，但五加皮还有滋补肝肾和延年益寿的功效，而香加皮不但没有这些功效，其含有的强心苷等成分可对机体造成伤害。

近年来，随着国家中医药事业的发展，人民群众渴望健康，渴望回归大自然，更多地选择中药及天然药物防治疾病，因此中药材的需求量越来越大，中药材质量已经成为遏制行业发展的瓶颈问题。从创业的角度而言，与中药材质量相关的行业蕴含着巨大的机会，如建立中药材溯源系统、建立更科学的种植及炮制规范、建立中药材 GAP 基地、利用现代信息技术建立中药材分级管理、药材质量快速鉴定技术等都将成为中药材行业创业的热点。

【视野拓展】

人民日报三问中药材质量：药材质量如何保障

中药饮片、中成药质量，事关中医临床用药安全。医得准，方子对，但药不灵，照样会影响疗效，长此以往，会砸了中医这块金字招牌。专家表示，应该规范种植、炮制到位、全程监管、源头治理，保障中药质量稳定可控，为百姓健康造福。

一、规范源头种植

国家统计局数据显示，2017 年全国中药材种植面积较上年增长 3.5%，种植面积达到 3466.89 万亩，家种药材供应量持续增加。专家指出，要警惕出现道地药材异地种植，以及种植过程中使用农药、化肥等现象，影响药材种植质量。

专家建议，一方面，药监、卫生、农业等部门组织力量加强人工种植药材的研究，指导农民科学种植、科学采收和加工，从而提升中药材质量，保障其稳定可控，为中药饮片的质量提供支撑。另一方面，加强企业为主体的全方位管理，落实责任，种植好中药材。通过辅以合理的人员、硬件、软件，对种植基地的基源种苗、产地环境、栽培管理、采收加工、仓储运输等方面进行管理，生产出合格的中药材，并做到质量可追溯。

"中药材种植，不能停留在经验层面，应该接轨现代农业。从源头提升中药质量，关键是做好顶层设计。"原国家食品药品监督局副局长任德权说。现在道地中药材的源头种植，是中药现代化的新课题。加强传统地域的物候地理信息与中药品质关联研究，建立道地生态因子谱，把地域道地性上升到现代生态表述，这些既有利于种植规程的完善，也有利于其他符合道地生态要求的新地方种植药材。

二、把控炮制工艺

中药饮片是对中药材进行加工炮制后的成品。加工炮制能起到洁净、减毒、增（存）效或改变药性的作用。中药炮制，古来最讲究适中，"不及则功效难求，太过则气味反失"。目前，有些中药炮制存在的问题是不依法炮制。比如，附子需要经过多道工序炮制减毒，如果减少漂洗次数，来增加饮片重量，这就会影响药材质量。中国中医科学院首席研究员、中国中药协会中药饮片质量保障专业委员会主任肖永庆建议扩大允许产地趁鲜加工的品种范围，允许饮片生产企业购进产地适当加工的中药饮片半成品，加强中药饮片标准与产地加工、炮制工艺以及辅料的综合研究，并进行产业化的生产验证，从而建立更为完善的中药材和中药饮片炮制标准。将传统炮制方法和现代科学技术相结合，建立饮片炮制技术平台，促进中药材的生产与科研。

三、监管流通环节

中药材既是药品又是农副产品，其经营未实行许可管理，允许城乡集贸市场、社会群体组织、单位及个人自由购销中药材。中药材既可在市场内经营，也可在市场外销售。中药材专业市场还存在市场经营秩序规范难的问题，还是要加强管理规范。有关专家建议，工商、药监等部门要加强对中药材经营企业的监督检查，使中药材流通过程处于可控状态。坚决查处中药材专业市场的违法违规行为，取缔非法经营活动，净化中药材市场。加快制定统一的中药材专业市场管理规范及中药材专业市场准入标准，研究制定中药材初加工产品规范、加工工艺和质量标准。

（来源：《人民日报》2018年11月20日13版）

三、国家政策带来的创业机会

（一）医疗制度改革

2017年1月9日，国务院印发《"十三五"深化医药卫生体制改革规划》，"建立科学合理的分级诊疗制度"作为重点任务被提出。按照医改政策，80%的常见病、危急重症和部分疑难复杂疾病的诊治、康复，都应在县域内基本解决。

数据显示，2018年末，全国医疗卫生机构中基层医疗卫生机构占比约95%，但它们仅拥有全国32%的卫生服务人员。在发达国家，基层诊所能处理患者85～90%的健康问题，国内只有53%的诊疗人次由基层医疗机构承担。

县城医院、基层连锁诊所和药品零售店也是承载基层医疗服务的重要机构，尤其是连锁中医院、中医类诊所发展迅猛，2018年中医类医疗卫生机构有60696个，同比增长11.99%。中医类机构分为中医类医院、中医类门诊部和中医类诊所三类，其中中医类诊所数量最多，约53000个（占比87%），同比增长11.8%；中医类医院4939个（占比8%），同比增长8.17%。（图5-3）

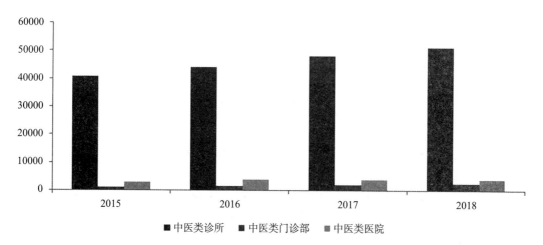

图5-3 2015～2018年中国中医类医疗机构数量（个）

2014 年中国中医类医疗卫生机构诊疗量为 87430.9 万人次，到 2017 年突破 10 亿人次，中医服务需求持续扩大。中医类医疗卫生机构诊疗量持续稳健上升，人民对中医治疗和康复保健需求扩大，中医诊疗服务未来发展潜力十分巨大。（图 5-4）

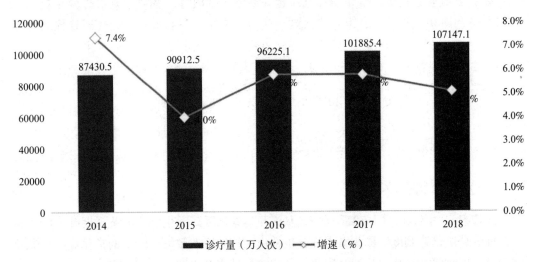

图 5-4　2014～2018 年中国中医类医疗卫生机构诊疗量及增速

此外，基层医疗机构发展的过程中以下创业机会值得关注。

1. 诊断系统建设　据《中国卫生健康统计年鉴 2019》统计，中国约有 95.4 万家基层医疗机构，如果要在基层医疗机构中能享受到大城市的优质医疗资源，就需要建设通用的、全科室的医疗诊断系统，帮助医师做出更准确的诊断。例如若水医疗 Hammurabi 汉谟拉比人工智能诊断引擎、灵医智慧的智能诊前助手等，就是这个方向的创业案例。

2. 医生培训　据《中国卫生健康统计年鉴 2019》统计，全国基层医疗机构共有近 292.1 万名专业技术人员，他们接受最新医疗知识的需求非常旺盛，创业机会显而易见。

3. 供应链建设　供应链包括药品、器械、耗材等医疗相关物资的服务及供应。医疗行业的大型供应商，过去往往主要服务于大城市的高端医院，基层医疗机构往往是被忽视的服务对象。优质高效的供应链能够提升基层医疗机构的服务能力和诊疗水平。例如云呼科技，其核心业务就是通过连接第三方检验中心以及自建快检中心，帮助基层医疗机构向患者提供检验服务。

4. 家庭健康管理　在欧美国家，家庭医生通常是患者看病的第一站，遇到家庭医生解决不了的问题，才会转诊到医院。家庭医生同时承担诊疗和健康管理的功能，遇到小病，家庭医生直接开具处方，避免轻症患者到大医院拥挤排队，使大医院的医疗资源能更好地服务于急重症患者。我国明确提出建立家庭医生的计划，以杭州的"签约社区家庭医生"模式为例，2019 年已有 304 万市民签约，享受由社区卫生服务中心提供的家庭医生服务。

（二）文化传播

2019 年 10 月 20 日，中共中央、国务院发布实施的《关于促进中医药传承创新发展的意见》把"传承创新发展中医药"作为"新时代中国特色社会主义事业的重要内容"，而在《中医药法》《中医药发展战略规划纲要》等文件中也有相关规定，强调加强中医药文化传播，大力发展中医药文化产业。

近年来，"中医文化传播"与"创新创业"已经成为众多专家学者关注的焦点。中医药文化的日益兴盛，带来了文化引领产业转型和创新的时代话语。但如何应对"互联网＋"时代的媒体变化，把握稍纵即逝的发展机遇，都是中医药文化产业必须解决的现实问题。现阶段中医药文化产业在整个文化产业体系中仍处于相对边缘的状态。长期以来，我国的中医药文化产业产品缺乏与时俱进的理念满足不了公众的需求，导致我国中医药文化产业规模小、社会影响力小。

中医药文化产业发展具有重大的社会效益，不仅有利于增强民族自信，也有利于人民群众形成健康的生活理念，提升生活品质。目前有相当多的新兴中医药文化传播产业脱颖而出，显示出巨大的增长潜力。一是以中医文化为主要内容开发的动漫、书刊音像、演出活动等，在满足人们精神需求的同时，向人们普及中医知识；二是以中医为主题，开展有益于身心健康的文化服务，如中医药养老服务、中医药文化旅游等。

在国家重视中医药传承与创新的大背景下，中医药文化产业具有光明的市场前景。创业者应充分抓住机遇，促进中医药文化产业的发展与振兴。

【视野拓展】

坤意——中医药文化传承与传播者

得益于国家中医药政策的支持，中医药相关文化创意产业近几年迅速发展，但主要集中在中医药旅游业与中医药产品开发当中，鲜有聚焦中小学生教育的中医药文化产品。浙江中医药大学的坤意团队通过调研发现，有 94.6% 的中小学对开展中医药课程有需求，但仅有 10.4% 的中小学曾开展过中医药文化课程，且由于师资力量不足、教学形式枯燥、课程缺少系统性与延续性等问题，均未能将课程延续下去。因此，以中医药科普课程为核心的一站式中医药服务平台、中医药亲子营等中医药衍生产品体系应运而生。2018 年杭州坤意文化艺术有限公司成立，该公司是浙江省首个将中医药健康课程公益传进校园和社区的项目团队。以"传承中医精粹，弘扬健康理念"为目标，致力于运用富有趣味、浅显易懂的方式向中小学生传扬中医药文化。团队主要承载青少年中医创意实践课程以及配套教材教具的自主研发、生产、销售和技术服务。

坤意创始人许思佳介绍道："考虑目前中小学生对中医药文化健康教育日益增长的需求与市场上所提供的优质中医药课程之间仍存在较大缺口，团队专门开设了中小学课程与社区课程两大板块。以中医药课程为核心，设计研发了"中医药文化+"的多层次产品，如衍生出中医药文化游学、文创产品、一站式专家服务等。此外，在教学形式方面，团队也探索开设了适合中小学的中医药课程内容及教学模式。"

在市场开拓上，坤意采用线上线下双向推广模式，以社群营销概念为融合点，线下以中小学生为目标，在学校、社区开展中医药课程体验，线上打造综合互联网中医药生活平台。2019年该公司以中医药创新课程为核心，挖掘对中医药文化感兴趣的家庭社群，结合其他辅营项目，通过中医药创新课程授课服务收入，实验探究性课程包收入，中医药文创产品、中医药研学活动等形式，实现营收近50万元。

坤意致力于中医药文化进校园工作，以"引领学生走进中华文明的殿堂，汲取优秀传统文化的精华"为工作目标，以浅显易懂的方式向青少年宣扬中医药文化。创始人许思佳谈道："目前坤意还在初创期，主要任务依然是在杭州以学校和社区为单位进行教育推广，进入中医药创新文化教育行业，打造公司课程的品牌影响力，力争发展向浙江省其他城市辐射，同时加强技术研究，进行产品升级，加强新产品研究。下一步坤意将以浙江省及周边地区为中心，依托学习教具集成包直销模式与其他代理商代销模式，向全省推广中医药创新文化课程。不断完善产品矩阵，开启新的线上教学平台。同时注重内部人员的培养和公司结构的优化调整，吸纳更多优秀人员，逐步成为中医药创新文化教育行业的领军企业，为全国的青少年提供中医药教育服务。"

四、社会发展和变革带来的创业机会

（一）人口结构变化

中国正面临人口老龄化的问题，年轻人比例减少，老年人的数量迅速增长，年龄结构呈顶部大、底部小的倒金字塔形状。随着我国人口出生率的持续下降（2018年我国新生人口仅为1523万，2019新生人口持续触底，出生人口仅为1465万），从人口发展规律来看，未来中国人口老龄化会更加严重，人口红利正在逐步减小，对商品和服务的需求也会放慢，但因为老年人的寿命更长，也将会花费更多金钱来维护生命健康，使医疗保健成为最具活力的创新产业之一。2013年到2018年，中国居民人均医疗保健消费支出每年都保持10%以上的增长速度，2018年居民人均医疗保健消费支出达到1685元。在呈现人口老龄化的发达国家，医疗保健行业充满创新活力和潜力，美国的医疗保健行业约占到其国内生产总值的20%，且这一比例仍在增长。（图5-5）

十三五期间，国家将养老上升为国家战略的高度，2017年3月6日，国务院印发《"十三五"国家老龄事业发展和养老体系建设规划》（国发〔2017〕13号）提出，到2020年，居家为基础、社区为依托、机构为补充、医养相结合的养老服务体系会更加健全。2018年4月12日，国务院《关于落实＜政府工作报告＞重点工作部门分工的意见》指出，要积极应对人口老龄化，发展居家、社区和互助式养老，推进医养结合，提高养老院服务质量。2019 年 4 月 9 日，国务院《关于落实 < 政府工作报告 > 重点工作部门分工的意见》指出，要改革完善医养结合政策。

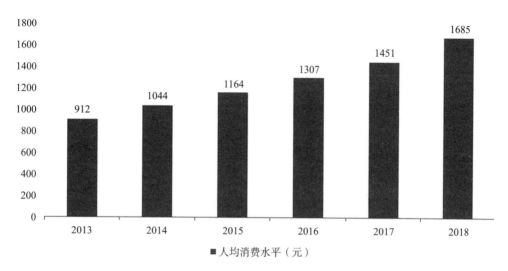

图 5-5 2013 ～ 2018 年中国居民人均医疗保健消费支出

由于老年人慢性病发病率逐渐升高且自理能力逐渐下降，他们需要长期且专业的照护，医护需求与日俱增。在当前医疗资源与养老资源相分离的现状下，这种需求则尤显迫切，因此老年护理成为未来创业的一个机遇。作为《全国医疗卫生服务体系规划纲要（2015-2020 年）》的重要内容，我国政府正在寻求提供更多以社区为基础的高级护理和辅助生活服务。这将改善对老龄化人口的服务供应，减轻大型医院的负担。以日本为例，作为面临最严重老龄化危机的国家之一，日本老年人的常规退休住宿往往不像家，更像是医疗设施。可以提供护理服务的老年人住所成了紧俏的资源，由外部护理服务提供者提供服务，老年人可以根据他们需要的护理，选择理想的签约服务。

另一个创业热点来自康养产业，十九大报告指出："积极应对人口老龄化，构建养老、孝老、敬老政策体系和社会环境，推进医养结合，加快老龄事业和产业发展。"在欧美、日本、韩国等国家，康养产业的市场投资规模不断创新高。国内《大健康十大投资热点市场规模预测》也显示，预计到 2020 年我国康养产业总规模将超过 8 万亿元。

【视野拓展】

中医康养社区建设

国务院《"十三五"卫生与健康规划》提出"加快发展中医医疗服务，健全覆盖城乡的中医医疗服务体系"和"大力发展中医养生保健服务"等要求，充分发挥中医在"治未病"上的独特优势和"简便廉验"的特点，用互联网技术将中医药健康服务和社区生活以及养老结合起来，建立线上线下相结合的智慧中医康养社区服务体系势在必行。

建立智慧中医康养社区服务的大数据支撑系统，充分发挥大数据在智慧中医康养社区建设中的作用，运用"大数据＋中医"，让健康数据"多跑路"，让人民群众"少跑腿"，降低居民健康管理成本，真正做到将疾病关口前移，有效控制健康危险因素。在采取有效措施，确保信息安全的前提下，依托区域人口健康信息平台，实现电子健康档案和电子病历的连续记录以及不同级别、不同类别医疗机构之间的信息共享。全员人口信息、电子健康档案和电子病历三大数据库实现数据融合、动态交互和共享，基本覆盖全国人口并实现信息动态更新。运用大数据分析进行健康评估、预防、指导，建立健康数据档案、健康分析报告，提高大数据支持能力。

建立线上线下相结合的智慧中医康养社区管理模式，运用线上居民健康自我管理平台通过手持终端设备、移动互联等服务，建设社区居民健康档案中医线上平台，实现居民自我健康管理及远程健康指导，提升居民健康素养，普及健康生活方式，提高健康自我管理能力，把"治未病"理念真正融入日常生活中去，提高社区居民居家康养、健康养老的质量。通过线上线下相结合，最大限度地方便群众、服务群众，打造健康自我管理在线上、小病小疾不出社区（村）、急症以及中重度疾病去医院、愈后调养回社区（村）的"中医线上＋线下三级医联体"中医康养闭环新模式。

建立防治结合的智慧中医康养社区服务内容体系，发挥中医在"治未病"方面的优势，根据中医理论体系，结合现代人们的生产生活特点，建立一套防治结合的智慧中医康养社区服务内容体系。具体可建立中医药疗、物理干预、饮食干预、起居干预、运动干预和情志干预的干预体系及"一评二诊三预警、四治五调六养护"的六大养护步骤，着眼于防治结合，对居民健康进行全面干预。贯彻实施《"十三五"卫生与健康规划》提出的突出电子病历与电子健康档案信息动态更新，建立线上线下大数据同步制定"一对一"个性化康养方案和健康管理体系，长期追踪和维护居民的健康状况，确保中医康养落到实处。

培育一批优质中医康养机构，进一步优化中医药康养机构的营商环境，通过给予政策扶持与鼓励，推进运用线上线下相结合、数据化、准确化、规模化的新模式，优化中医康养机构发展环境，支持社会力量举办规范的中医康养机构，培育一批技术成熟、信誉良好的知名中医康养服务集团或连锁机构，为全国居民提供优质的康养服务体系。

（来源：河北新闻网——第 12 版议政与建言——曹秀玲委员呼吁：推进中医康养智慧社区建设）

（二）中医药国际化

中医药既是中华传统文化的一大瑰宝，也是中国人民和世界人民健康的重要保障。时任国家中医药管理局局长王国强表示，截至 2018 年，中医药已传播到全球 183 个国家和地区，有 86 个国家政府与中国签订了有关中医药的合作协议，在中国服务贸易和人类健康服务大格局中发挥了积极的作用，成为中国与东盟、欧盟、非洲、中东欧等地区和组织卫生经贸合作的重要内容，成为中国与世界各国开展人文交流、促进东西方文明交流互鉴的重要内容。

随着中医药发展规划的推出和中医药法的施行，中医药迎来了更好的政策环境。中国正积极推动中医药标准与国际接轨，成立于 2009 年的国际标准化组织中医药技术委员会，自成立以来已正式发布 28 项中医药国际标准，正在制定 46 项国际标准，实现了中医药国际标准的重大突破，中医药走向世界的大门正在逐渐打开。在中医药国际化过程中，中医疗法、中药贸易、中医药教育、旅游、文化传播等行业都将成为创业的重要机遇。

近年来，针灸等历史悠久的东方诊疗手段，逐渐在全球范围内获得认同。2018 年10 月 24 日，时任美国总统特朗普签署了"H.R.6"法案，对针灸、推拿等非药物疗法进行价格与疗效评估，使得针灸有望纳入美国基本医保，与此同时调查显示，美国的针灸师数量比 20 年前增长了 257%。2019 年，世界卫生大会推出第 11 版全球医学纲要，首次将中医纳入其中。

2018 年，中药出口总额已达 39 亿多美元，比上一年增长 5.7%，而在《中医药"一带一路"发展规划（2016–2020 年）》政策的支持下，我国对"一带一路"沿线国家的中药材出口数量在不断增加，尤其对东盟、印度及部分中东国家。2017 年一季度中药材出口数量 1.4 万吨，增幅达 200%。全年面向"一带一路"沿线国家的中药材出口数量同比增长 40%，出口额增长 54%。依托于"一带一路"政策，中药材出口未来将蕴含着巨大的创业机会。

国际贸易中，我国医疗旅游领域存在着较大逆差，而发展中医药服务贸易对改善贸易逆差具有重要作用，通过加大对中医药国际化发展和服务贸易的投入，将中医药打造成为中国具有自主知识产权的特色服务贸易品牌。

此外，在教育及文化传播领域，如建立中医药海外中心、合建孔子学院等方式，都对中国文化传播和国家形象的树立起到了独特的积极意义，未来海外中医中心将发挥更大的作用。

【视野拓展】

浙江首个东欧中医药中心在白俄罗斯成立

2019 年 11 月 3 日，浙江中医药大学附属第三医院承担的中国 - 白俄罗斯中医药中心在白俄罗斯首都明斯克举行启动仪式，标志着首个东欧中医药中心正式建立运行。国家中医药管理局副局长王志勇与白俄罗斯明斯克州卫生局局长巴娅斯卡娅·娜塔莉娅共同为中医药中心揭牌，中国驻白俄罗斯共和国大使崔启明出席活动并致辞。

建立白俄罗斯中医药中心是推进中医药海外发展的具体行动，也是增进两国传统友谊的生动实践，有助于促进与"一带一路"沿线国家经济文化的深入交流。国家中医药管理局高度肯定了白俄罗斯中医药中心建设所取得的成就，认为该中心是做得最好的海外中医药中心之一，希望双方开展高水平的实质性合作，实现互惠互利，共赢共享，把中心建成海外中医药中心样板。中国驻白俄罗斯大使崔启明在致辞中表示中医药是中白两国合作的优先发展领域，希望双方能加强战略沟通，进一步发挥好中医药中心在白俄罗斯的作用，促进民心相通。明斯克州卫生局局长巴娅斯卡娅·娜塔莉娅女士对中国政府表示感谢，强调中心的成立是明斯克州卫生事业发展的大事，这将为明斯克州人民的健康提供更好的保障。

浙江中医药大学附属第三医院计划在白俄罗斯开展针灸推拿技术培训、人才培养、科学研究、中医康复、针刺麻醉、中药研发等一系列国际合作，推动中医药在白俄罗斯发展，让白俄罗斯人民在享受优质中医药医疗保健服务的同时，进一步了解中医、了解中国、了解中华文明。中白双方建设单位还在此次活动中签署了友好协议，中方向白方赠送了针灸铜人、图书和电针仪等用品。白俄罗斯国家电视台和广播电台对中医药中心启动仪式活动进行了全程转播。

中国 - 白俄罗斯中医药中心由浙江中医药大学附属第三医院与白俄罗斯明斯克州区医院共同建设，并纳入国家中医药管理局 2019 年度中医药国际合作专项项目，也是浙江省"一带一路"重点项目，中心设置在明斯克州医院，建有两层中医诊室和康复治疗区，浙江派驻医生开展针灸、推拿、正骨等中医传统疗法，并普及八段锦养生康复项目和中医药文化，2019 年已有 3000 多名患者进行了预约治疗，受到白俄罗斯当地民众的普遍欢迎。

（来源：钱江晚报——浙江首个东欧中医药中心在白俄罗斯成立，3000 多名患者预约等候！）

【课堂互动】

说出你身边的创业资源

假如你有一个创业想法，请任意写下你身边三个可能的创业资源。

你的创业想法：

创业资源 1：

创业资源 2：

创业资源 3：

接下来，如果你会成功，请你对这三个创业资源的重要性进行排序，并说明理由。

排序 1

理由：

排序 2

理由：

排序 3

理由：

【实践探索】

1. 小组合作——创业机会未来趋势图

利用发散性思维思考未来趋势带来的创业机会。

实践前准备：每位同学思考下未来 5 年、10 年、20 年内市场产品和服务的发展方向，可能包括：新一轮科技赋能、移动设备革新、5G 普及商用、人工智能革命等；5～8 人一组，分好讨论小组，指定小组 leader，做好小组分工。

实践开始：每个小组画出两个趋势列表，并讨论这些趋势如何影响顾客细分和顾客关系、产品或服务设计，以及组织业务流程的新方法，如产品和服务的分销，从而发现机会空间，最终开发出小组的未来世界蓝图。小组需要在纸上把自己的未来情景描绘出来。

实践总结：小组 leader 负责汇报本小组的两种趋势、未来情景以及如何利用新兴趋势和机会空间。反思自己为未来而创造时的感受，理解"是趋势创造了市场"。

2. 自由讨论

乔布斯曾说过："活着就是为了改变世界。"如果你有机会改变世界，你会选择哪个领域？为什么？

【本章小结】

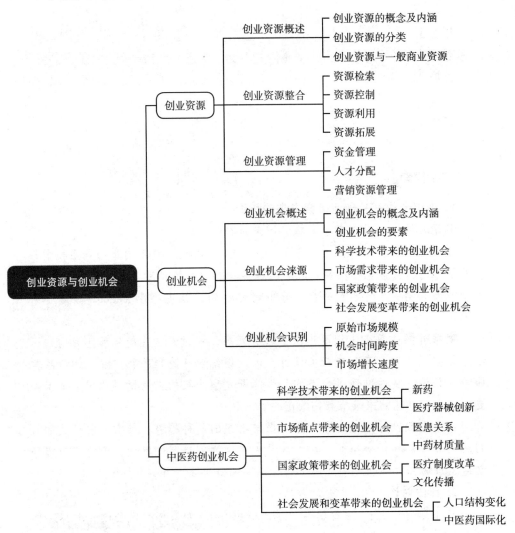

【思考题】

1. 怎样有效整合人力、技术、财务等资源？
2. 如果你准备创业，应该如何获取创业资源？
3. 如何整合现有的创业资源，实现资源倍增效应？
4. 当代大学生应该如何识别和把握创业机会？
5. 中药新药研发的申报流程有哪些？
6. 你所学的专业有哪些创业机会？来个头脑风暴吧！

第六章　创业计划与商业模式 ▷▷▷▷

【创言创语】

　　商业计划必须受到重视。创业之路如同航行于大海之上，漫无边际，深不可测，所以必须认真调查，花费时间，制定合理的商业计划。

　　　　　　　　　　　　　　　　　　——［美国］罗伯特·F·谢勒

【学习目标】

　　1. 掌握创业计划书的撰写方法和展示技巧。
　　2. 掌握商业模式的设计过程及典型模式。
　　3. 理解商业模式创新对创新创业的重要性。
　　4. 了解商业模式的概念及本质。
　　5. 了解创业计划的基本结构。

【理论知识】

第一节　创业计划

一、创业计划概述

（一）创业计划的概念及内涵

　　创业计划又称商业计划，是创业者为某一项产品或服务取得风险投资的可行性商业报告，是创业者实施具体行动的方针指南，是创业者把握企业发展的总纲领，是创业管理团队和新创企业本身留给风险投资方的第一印象。一方面，创业者通过创业计划可以明晰自己的创业思路；另一方面，投资者可以通过创业计划了解项目的投资价值。

　　创业计划的制定是一个长期的过程。为了使企业得到良性发展，创业者需要根据企业的实际情况对创业计划进行不断的调整和完善。针对企业发展中的问题与困难，顺应经济发展的潮流，通过改变销售策略、更新经营思路或适当调整目标等方法，确保总目标最终能够实现。

　　创业计划已从单纯的面向投资者，逐渐转变为企业向外部推销宣传自己的工具和企业对内部加强管理的重要依据。创业计划被赋予了更多时代性内涵，主要体现在三大方面。

1. 帮助创业者把握整体思路，明确经营理念。创业者通过创业计划可以更客观地、严格地、不带个人情感地从整体角度观察自己的创业思路和经营理念，并根据实际情况及时调整创业活动的策略，进而增加创业成功的概率。

2. 帮助创业者有效管理创业企业，并走向成功。创业计划可以提供企业的现状和发展方向，以及良好的效益评价体系及管理监控标准，帮助创业者完善管理方法，增加创业者的创业信心。创业计划还可以激励管理者及员工，进而提高创业成功的概率。

3. 帮助创业者宣传创业企业，打好融资基础。书面的创业计划是创业企业的象征和代表，是企业进行对外宣传的重要工具，可以帮助企业获得风险投资、获得战略性合作伙伴并签订大规模的合同、获得银行资助，吸引高级管理人员，进而提高创业成功的概率。

（二）创业计划的基本类型

根据不同的分类标准，创业计划可分为多种类型。根据创业计划的结构和篇幅不同可将创业计划分为略式创业计划和详式创业计划等，本节重点介绍这两种创业计划。

1. 略式创业计划 略式创业计划也称为概括式创业计划，是一种比较简明、短小的计划，它包括企业的重要信息、发展方向以及少部分重要的辅助性材料。一般情况下，略式创业计划主要有下列三种用途：①申请银行贷款。②杰出的创业者寻求投资。③试探投资商的兴趣。

2. 详式创业计划 详式创业计划内容翔实，通常会附有大量辅助材料，旨在对整个创业思想做比较全面的阐述，尤其能够对计划中关键部分进行较详细的论述。一般情况下，详式创业计划有下列三种用途：①详细探索和解释企业的关键问题。②寻求风险投资。③参加各类创业大赛。

创业计划还可以根据行业特点分为高新科技创业计划和传统产业创业计划。高新科技创业计划以高新技术为基础，将一种或多种高新技术及其产品的研究、开发、生产或技术服务作为创业核心竞争力；传统产业创业计划以传统产业作为创业出发点，可以是对传统业的技术升级、商业优化或销售赋能等。根据创业计划编制目的之区别，可将创业计划分为吸引风险投资的创业计划和创业规划性创业计划。吸引风险投资的创业计划以获得风险投资为最终目的，该计划主要面向投资者、银行家、企业家等具有风险投资意愿及能力的人群；创业规划性创业计划以规划企业未来发展路径为最终目的，该计划主要面向联合创始人、企业管理者、员工及合作伙伴等人群等。

（三）创业计划的主要特征

创业计划的编写制订是一个创造性的过程。由于创业者的创业思路、创业方式以及创业所涉及领域的不同，创业计划本身也表现出各自的独特性。例如，科技型企业的创业者所编写的创业计划与一般性的服务行业的创业计划之间就有显著的区别，这不仅表现在计划所包含的内容方面，更表现在两者的结构以及侧重点的差异上。但是，作为创业计划尤其是比较成功的创业计划还是有很多共同特点的，主要有以下六个方面的特征。

1. 通俗性　创业计划不是专业论文，其目标读者有很大一部分是没有相关专业知识的银行家、投资商等。因此在创业计划的编写过程中，不应该对技术或工艺进行过于专业化的描述或进行过于复杂的分析，而应力求简单明了、深入浅出，对必须引用的专业术语及特殊概念在附录中给予必要的解释和说明。

2. 客观性　创业计划在内容表述方面应注意运用比较中性的语言，保持客观的立场，力求对计划中所涉及的内容进行不加主观倾向性的评论，尤其不能使用广告性的语言，更不能进行过多的自我批评，应给读者留出评判的空间。计划书中任何诱导性或带有倾向性的语言或判断，都会影响读者对计划内容的正确认识，因此计划书必须注意避免这类问题。

3. 渐进性　创业计划的编写制订不是一蹴而就的，而是循序渐进的，一般要经过三个阶段并在每个阶段进行多次修改。第一阶段，在确立了编写方案以及掌握充分资料的基础上编写制订创业计划概要。第二阶段，在创业计划概要的基础上加入新的议题或新的内容形成创业计划初稿。第三阶段，对创业计划初稿进行进一步的修改、完善，并加入一些新的议题和新的发现，形成最终的创业计划。创业计划是创业企业的重要文献，需要循序渐进并逐步完善。

4. 统一性　创业计划的编写一般都是由多人协作完成的，一般由企业不同职能部门的主管完成其相应的部分。由于个人的表述方法不同，最终创业计划的风格往往缺乏统一性。因此，在创业计划定稿之前，应有调整规范的过程。一般情况下，该程序由创业者本人或邀请具有相关能力的人员完成，比如律师、咨询师等，力求创业计划终稿的格式和语言表达方式统一。同时，对计划中引用的数据来源要给予说明，并标明出处。

5. 严谨性　创业计划以表述企业状况为基本内容，虽没有统一的模式，但必须有其恰当的内在逻辑和相对完整的格式体例。只有这样才能完整地陈述必要的内容，也使计划本身更具说服力，并体现出专业素质以赢得读者的认可。在计划的编写过程中应注意避免形式随意、结构松散、主题不明、格式混乱等现象的发生。

6. 清晰性　成功的创业计划给读者的印象大多是意义表达明确、文章脉络清晰。创业计划应该重点突出读者所关心的议题，对关键的问题进行直接、明确的阐述，使读者能够尽快理解计划的内容，不会在一些细节上产生歧义。好的创业计划一般不会有语义表达含糊不清或大量数据堆砌的现象。

创业计划是创业者直观感觉和创造性的具体表述，是创业者创业思路和经营思想的完整体现，也是创业者宣传企业、宣传自己的重要手段。因此，创业者应该充分意识到创业计划的重要性，用理性、严谨的方式审视自己的创业思路，制定出成功的创业计划并在创业计划中体现出以上六个方面的特征，使自己的创业计划顺利得到利益相关方的认同，并尽快得到具体实施。

二、创业计划的作用

（一）创业计划对创业者的作用

1. 制定创业计划所需的市场调查和研究，将迫使创业者审时度势、客观理性地评判新企业。

2. 创业计划所包含的产业分析、市场分析以及财务分析，将使创业者更加全面、更加清醒地认识到企业预期成就与现实之间的差距。

3. 创业计划使目标得以量化，为创业者提供预测与实际结果可度量的标准。

4. 创业计划涉及企业的诸多方面，难免有不妥或遗漏之处，在供外部读者评估审阅时，有机会得到他人的指导，使计划更加切实可行。

5. 一份高质量的创业计划，既是与外部投资者沟通的桥梁和媒介，又是指导新创企业走向成功的路标。

（二）创业计划对投资者的作用

1. 创业计划为潜在的投资者传递有关市场潜力及获得市场份额的资讯。

2. 创业计划通过提供拟建企业经营业绩的综述，为投资者提供了一份简明清晰、涵盖整个企业发展和需求的资料。

3. 创业计划通过提供预期资金需求及使用情况，向投资者展示了企业偿债或提供权益回报的能力。

4. 创业计划通过预先考虑关键风险和决定性事件的预警方案，可以增强投资者的信心。

5. 创业计划通过对创业者团队及企业组织结构的描述，可以增强投资者对企业的信任度。

总之，对于创业者而言，创业计划是系统思考与解决新创企业有关重大问题的有效工具，也是创业者寻求资金来源的名片。一份准备充分的创业计划能够帮助新创企业获得投资方的信任，从而有助于新创企业得到必要的资金援助。对投资者而言，通过创业计划能够了解新创企业的产品或服务、管理策略、市场规划、盈利预测等，增强对新创企业产品或服务的类型、市场性质以及对创业者及其管理团队素质的认识，从而决定是否有必要进行合作。

【视野拓展】

创业计划是可有可无的吗？

有些人可能会问，创业计划果真有那么大的作用吗？实际生活中，有很多创业者没有创业计划，不也同样获得了成功吗？

是的，人们并不能否认这种情况的存在。有人曾经就这一现象进行过专门的探讨。20世纪80年代，中国改革开放初期下海的大部分人，在创业之初并没有创业计划，甚至较系统的想法都没有，一切都来自直观感觉，但其中很多人都获得了成功，成为中国改革的弄潮儿。即使到了90年代，仍有相当一部分的创业者在创业之初并没有系统的计划，甚至在市场经济比较发达的美国，这种情况也占一定的比例。这些是不是说明创业计划本身是可有可无的呢？

亚信科技总裁田溯宁先生对这一问题的看法是，1994年亚信在美国注册时，并没有像样的计划，但现在则不然。他们在成功地进入中国互联网市场后，面对的问题是业务的急剧扩张，资金成了制约企业迅速发展的瓶颈。在这种情况下，亚信决定通过风险投资机制进行融资。在这一过程中，领导层意识到创业计划的重要性，并聘请著名投资银行罗伯特·史蒂文森公司作为融资活动的中介机构，并在其协助下准备了长达一百多页的创业计划。在谈到当初没有编写制订创业计划的原因时，田溯宁先生谈道："当时没有创业经验。现在想来没有一个计划模型而贸然创业是相当危险的。"

另外，一些创业者之所以没有创业计划是由于没有融资的需求，或是感到时间紧迫应该努力搞好经营工作等。但这些并不能说明创业计划是可有可无的。首先，创业者群体中的大部分人都是普通人，很少有人天生具备比尔·盖茨的天赋，很少有人能像他一样对企业经营有超人的领悟。因此有必要将创业思路通过文字表述出来，并对之进行审视、推敲。其次，创业环境已经发生了巨大的变化，由于竞争的加剧和市场的规范，创业活动的随机性进一步降低。在这种情况下，如果创业者仅凭个人的直觉办事，势必会增大企业失败的风险。再次，风险投资作为新生事物在我国已经逐步发展起来了。有效利用风险投资无疑是使企业得以迅速发展的一条捷径，而好的创业计划则是获得风险投资的前提。

（来源：朱炎. 规划创业——创业计划书编写指南［M］. 北京：经济科学出版社，2000.）

第二节　创业计划书的撰写及展示

一、创业计划书的撰写

（一）创业计划书撰写的原则

在撰写创业计划书时，可以依据以下四项原则。

1. 独特性原则　为了更好地吸引投资者的关注，一定要在计划书中突出项目的独到之处。这种独特性可以表现在管理团队上，也可以表现在产品或服务上，还可以体现在融资上。总之，正是因为独特性的存在才使风险投资者放弃其他投资机会转而投资你的项目。因此，创业计划书要集中讨论企业成功所必要的因素，或者使你与竞争者有所不同的领域。

2. 真实性原则　一切数据要客观、真实，切勿凭创业者的主观估计。如对产品的销售预测要有客观依据，避免对销售预测过高，也要避免对成本预测过低、对不可预见成本估计不足。在对竞争对手的分析中，不能为了抬高自己而诋毁或贬低他人。在风险防范部分不要为了增大获得投资的机会而故意弱化或隐瞒风险因素。

3. 一致性原则　一份创业计划书的前后基本假设或预测估算要相互呼应，前后逻辑要合理。受创业者精力、创业计划书篇幅、完成时间等因素的影响，一份创业计划书通常由多人合作完成，难免存在体例不一、风格迥异、结构松散等问题。为了使得创业计划书尽可能的完美，最后应由创业团队中的某一人统一定稿。

4. 开放性原则　撰写创业计划书的一条重要原则是要意识到创业计划书始终处于完善和变动之中。当创业者或者创业团队开始撰写创业计划书时，新的见识总是会不断出现，这将贯穿于整个撰写的过程，或体现在根据相关信息反馈对创业计划进行修改的过程。创业者需要保持对新见识、新创意的警觉和开放态度。

【视野拓展】

创业计划书撰写中常见的几个缺陷及解决方法

创业计划书撰写中常见的几个缺陷及解决方法见表 6-1。

表 6-1　创业计划书撰写中常见的几个缺陷及解决方法

常见缺陷	表现征兆	解决方法
无实际发展目标	缺乏可到达的目的缺乏完成的时间表 缺乏优先权 缺乏具体行动步骤	建立在特定时期完成特殊步骤的时间表
未预计到障碍	没有清醒识别将来的问题 没有重视计划中可能的瑕疵 没有应急或变通计划	列出可能遇到的障碍 变通计划，阐明越过障碍需要做哪些事情
无投入或贡献	对企业要办的事过分拖延不严肃 没有投入个人资金的意愿 不及时聘任关键职位人员 从非主业或奇思异想中获利	快速行动 保证所有关键职位人员任命 准备并愿意投入资金
无先期商业经验	没有商业经营经验 没有专业领域经验 缺乏对拟进行业的了解 忽视企业描述	给出针对企业的个人经验和背景证明 积极寻找对企业有帮助的人才
无细分利基市场	不能证明此产品有市场需求 一厢情愿推测消费者的购买能力	细分特定市场，阐述产品为何满足及怎样满足目标群体期望需求

（来源：库拉特科、霍杰茨著. 创业学：理论、流程与实践（第6版）[M]. 北京：清华大学出版社，2006.）

（二）创业计划书的内容

不同企业的创业计划形式和内容不同，一份高质量的创业计划，有助于创业者成功绘制其创业蓝图。完整的创业计划通常包含以下九个部分。

1. 实施概要和企业描述 实施概要和企业描述是创业计划中的两个关键部分。一份好的实施概要能够让投资者了解这个新创企业的吸引力所在，能够使投资者看到关于企业长期使命的明确论述，以及人员、技术和市场的总体情况。实施概要和企业描述通常包含以下内容。

（1）封面 封面应包括企业名称、地址及网址（如果有网站的话）、电子邮箱、电话号码、日期、创业者的联络方式。这些信息应集中置于封面的上半部分。若企业已有徽标或商标，应把它置于封面正中间。

（2）目录 目录紧随封面，列出创业计划的主要章节、附录和对应页码，目的是便于读者查找计划中的相应内容。在递交创业计划之前，最好反复核对目录页码是否与正文页码相吻合。

（3）企业名称 企业名称是企业品牌战略不可分割的一部分。品牌是差异化竞争的武器之一。尽管挑选企业名称不是正式创业计划的一部分，却是一项很重要的工作。

（4）执行摘要 执行摘要通常包含商机、企业描述、竞争优势、目标市场和预测、创业者团队、盈利能力和收益潜力、企业需求描述七个部分。

（5）企业描述 创业计划的主体部分是从企业描述开始的。企业描述主要介绍企业历史、企业使命、宣传语、产品、现状、法律地位和所有权等内容。

2. 创业者团队 为了便于投资者评估创业者团队的管理能力，创业者团队部分应包括描述创业者团队必须具备的职能、关键管理人员及其主要职责、企业的组织结构、董事会、所有其他投资者的股权状况、专业顾问和服务机构等。

创业者团队的书写计划通常包含以下内容。

（1）组织 列出企业关键管理职位人员，附上组织结构图，说明现在和过去关键管理人员合作共事的情况。

（2）关键管理人员 描述每个关键人员的职责及其职业生涯的精彩部分，包括从业或受雇经历、教育背景和主要成就等，特别是专门技术、技能和成就的记录。

（3）管理层薪酬及股权 说明需要支付的薪酬、计划安排的股票所有权和管理团队每个关键成员股权投资的数额及劳动协议等。

（4）其他投资者 描述企业里的其他投资者以及具有较多股份的其他投资者所占股份比例。

（5）董事会 描述董事会人数和构成情况，列出所有拟定董事会成员的背景及他们的职责。

（6）顾问及服务机构 列出所选定的法律、会计、广告、咨询、银行、顾问、创业导师的名字和所属公司，并阐述他们将如何帮助企业实现目标。

3. 产业分析 产业分析应首先描述新创企业所涉及的产业发展趋势及前景，讨论产业结构、产业参与者的性质、关键比率和产业的成功因素，然后论述拟进入产业的规模、增长速度和销售预测。

产业分析通常包含以下内容。

（1）产业趋势及前景　介绍新创企业所在产业的现状和发展前景，如产业的吸引力和增长潜力。

（2）产业结构　介绍新创企业所在产业的技术结构、产业布局等情况。

（3）产业规模　描述市场大小、成长趋势情况。

（4）市场参与者性质　介绍产业竞争者情况以及新产品、新进者和离开者对企业产生正面和负面影响的环境趋势和因素。

4. 市场分析　市场分析是创业计划的难点，也是极其重要的部分。通过市场调查研究而分析出来的销售预测量，将直接影响生产规模、营销计划、财务计划中的负债和权益资本量。

市场分析通常包含以下内容。

（1）目标市场及客户　陈述产品瞄准的客户是谁，或将是谁，目标市场将按哪些特征来选定。说明每个细分市场的主要购买者是谁，在哪里，以及对产品感兴趣的潜在客户和不感兴趣的潜在客户，并说明原因。

（2）市场大小和趋势　针对细分市场，以数量、金额和潜在盈利率来说明 3～5 年内所提供产品的市场总规模和份额。陈述影响市场增长的主要因素（行业趋势、社会经济趋势、政府政策和人口迁移等）。

（3）竞争和竞争优势　比较与竞争者之间的优劣势，合理评价产品的替代品及其公司状况。根据市场份额、质量、价格、表现、交货、时机、服务、保修和其他有关特征，与竞争品和替代品进行比较。

（4）市场潜能预测　描述新产品在竞争状态下能促进销售的情况，识别所有愿意做出或已经做出购买承诺的主要客户，并陈述在未来几年中哪些客户可能成为购买者。预测在一定假设条件下，未来三年每年要获得的市场份额、销售量和销售额。

5. 营销计划　营销计划主要描述新创企业将如何制定营销策略达到预期销售目标的状况。从总体营销策略、定价策略、销售过程和促销组合及销售渠道等方面的陈述来展示营销计划的具体内容。

营销计划通常包含以下内容。

（1）总体营销战略　描述新创企业的特定营销理念和战略，强调产品的某些特征（如质量、价格、交货、保修或培训）可增加销售量，某些创新或不同寻常的营销新概念会提高客户对产品的需求度，并阐述今后的销售延伸计划。

（2）定价战略　陈述产品的价格优势，并把定价原则和主要竞争对手的定价策略做比较。讨论产品的成本和最终销售价格之间的毛利润，指出该利润是否足以弥补分销、保修、培训、设备折旧、价格竞争等方面的成本，并仍有利可图。

（3）销售战术　说明出售产品将采用的方法（如组建销售队伍、网上购物或利用分销商、现存的销售组织），以及短期和长期的销售计划。列出销售预算，分析所有的营销推广成本和服务成本。

（4）促销与广告　描述新创企业将使用何方法来使产品吸引准客户的注意力，说明拟采取的广告促销策略，列出促销与广告的日常开支预算表，并陈述这些成本如何产生。

（5）分销渠道　描述拟采用的分销方式和分销渠道，分析计算产品运输成本占销售价格的比例。

6. 生产和运营计划　生产和运营计划部分主要介绍新创企业的日常生产与运营情况。生产和运营计划必须包括如下因素：企业选址、必需的设施设备、空间要求、劳动力可得性要求等。

生产和运营计划通常包含以下内容。

（1）运营周期　说明企业基本运营循环的交付/延迟时间，解释如何处理季节性生产任务。

（2）地理选址　说明拟选址的计划，包括所做的选址分析，根据劳动力的可得性、客户或供应商的可接近性、运输的可到达性、公共设施的可利用性等方面来论证选址的区位优势。

（3）设施和设备　说明新创企业如何获得生产所需设施设备，以及何时取得。阐述设施设备是租赁还是购买，并指出使用成本及时间，以及使用融资资金购买设施的计划。解释未来三年的设备需求以及扩充计划。

（4）战略计划　描述生产过程以及部分零配件的外包决策，根据库存资金压力、可供劳动力技能、生产成本等因素拟定外包战略，讨论潜在的分包商和供应商情况。列出生产计划，包括可用原料、劳动力、零部件、日常性开支情况。说明质量控制、生产控制、库存控制的方法。

7. 财务计划　财务计划是创业计划书中用以显示企业的发展潜力和财务生存能力的重要模块。财务计划要对企业未来 3～5 年的资金需求及其使用计划做出解释。这些信息被概括为资金来源与运用说明。

财务计划通常包含以下内容。

（1）资本需求量　未来 3～5 年的资金需求、来源及使用。

（2）预编利润表　根据销售预测随之产生的生产或营运成本来准备至少三年的预编利润表，充分阐述在准备预编利润表时做出的假设（如坏账和销售折扣的波动额度，有关销售支出或总成本、营销成本占销售成本的百分比），并形成文字记录。

（3）预编资产负债表　在第一年时，每半年准备一次预编资产负债表。在实施营运最初的三年，每年年末准备一次预编资产负债表。

（4）预计现金流分析　预计营业第一年中每月的现金流和其后至少两年的每季现金流，详细说明预期现金流的进出金额和时间。预测必需的额外融资和时间，并指出营运资金需要的高峰期，指出如何通过股权融资或银行贷款等方式获得额外融资，以及获得的条件和偿还方法。分析现金流对各种企业因素假设的敏感度。

（5）盈亏平衡图　计算盈亏平衡点，并绘成图表，显示出什么时候将达到盈亏平衡以及可能发生的盈亏平衡点的变化。分析到达盈亏平衡的难易度，包括讨论和预计总销售量相关的盈亏销售量规模，毛利的规模和价格敏感度，以及假如企业没能达到预期销售量，如何降低盈亏平衡点。

（6）成本控制　描述如何获得成本报告信息，如何处理预算超支问题。

（7）重点突出部分　描述所需要的最大现金量以及如何获得，需要的债务融资额和股权融资额，债务归还的时间等。

8. 关键风险　关键风险部分阐述企业在运营过程中可能遇到的关键风险。主动讨论风险，有助于向投资者表明，创业者已经清楚地考虑过风险并且能够处理和控制好风险。

需要识别并讨论的各种主要问题及风险具体表现为：在获得订单以前就用完了现金，竞争者引起潜在降价风险，各种潜在的产业不利趋势，设计或制造成本超出预算，未达到预期销售额，零部件或原料采购过程中遇到困难或订货周期长，超出预计的革新和开发成本，订单大量涌现后现金不足等。本部分应指出创业过程中存在的现实或潜在的风险，并描述如何将风险控制在最小的举措。

9. 附录　附录是对主体部分的补充。不宜放入创业计划正文的其他材料都应放在附录中，如创业者团队成员简历、产品图片、具体财务数据和市场调查计划等内容。

【视野拓展】

杰夫·海曼和他的创业计划书

1995年，杰夫·海曼足足花了七八个月时间才完成一份关于开发 Career Central 招聘网站的创业计划书。到他写完的时候，这份计划书足足有150页。当时和他同在硅谷的同事们都对这份计划书的完整缜密赞不绝口，最后他也确实成功拿到了创业所需的50万美元启动资金。但是，每当回忆起这件事时，他总是忍不住要想，这么长的时间是否花得值得呢？

2011年，海曼在芝加哥有了另一个创业灵感——以数据跟踪为特色的减肥中心 Retrofit。这一次，他没有花很多时间来写创业计划，而是用了四个月的时间来考察自己的想法，走访潜在消费者、分销商和肥胖问题专家，彻底了解相关市场。经过100多次访谈后，他写出了一份仅有两页纸的创业计划书。最后，他就靠这两页纸拿到了创业所需的270万美元启动资金。

海曼笑称："现在，时间是我最大的敌人。"现在，海曼与很多商业人士一样，认为"市场瞬息万变"，不值得花几个月时间来写一份完美的商业计划书。

无独有偶，曼迪·威廉斯当年花的时间更多——几乎一年时间，最后写出一份复杂的娱乐公司商业计划。但这份计划书不仅没有帮她实现梦想，反而成了一种桎梏。回忆起这件事时，她说："我觉得没必要对商业计划书投入太多时间。"

不仅刚创业的人会意识到并不值得花大量时间去写这种劳心劳力的商业计划书，风投、天使投资人和银行也都更喜欢简洁风格。很多人坦诚地说，他们根本没时间读那些动辄百页的长篇大论，除了前几页纸外，剩下的篇幅其实都没太多意义。

（来源：创业邦——只有一页的商业计划书（改编））

（三）创业计划书撰写的技巧

1. 创业团队撰写 一些创业者希望借助外部力量来撰写创业计划书，市面上也有很多咨询机构提供此类项目服务。但创业计划书须尽可能地表现出新创企业的可预测性和激动人心的感觉，这种任务只能由创始人及其团队来完成。

2. 关注产品服务 创业计划书中，应体现所有与企业的产品或服务有关的细节，包括企业所实施的所有调查。在创业计划书中，创业者应尽量用简单的词语来描述每件事，不仅要投资者相信企业的产品或服务会产生革命性的影响，同时也要使他们相信企业有证明这种影响的证据。

3. 了解市场动态 创业计划书要给投资者提供企业对目标市场的深入分析和理解。因此创业者要细致分析经济、地域、职业以及心理等因素对消费者选择购买本企业产品这一行为的影响，以及各个因素所起的作用。创业计划书还应包括主要的营销计划、企业的销售战略以及销售中的细节问题。

4. 表明行动方针 创业计划书要详细阐明企业的行动计划，包括如何设计、制造、推广产品，如何获取生产资源及生产设备，解释经营的固定成本和变动成本的情况。

5. 展示管理队伍 把创业想法转化为一个初创企业，其关键因素就是要有一支强有力的管理队伍。在创业计划书中，创业者应首先描述管理队伍及其职责，然后再分别介绍每位管理者的才能、特点和业绩，细致描述每个管理者将对公司所作的贡献。

6. 突出实施概要 创业计划书中的实施概要十分重要，是创业者所写的最后一部分内容，但往往是投资者首先要看的内容。实施概要是从计划书中摘录出与筹集资金相关的细节（包括公司内部的基本情况、公司的能力以及局限性、公司的竞争对手、营销和财务战略、公司的管理队伍等情况），并进行简明而生动的概括。

7. 保证信息准确 创业计划书中的所有信息都必须保证真实准确，这就要求创业者投入大量的时间和精力对创业计划书进行检查校对，无论里面出现的失实内容是有意为之还是笔误，都会让创业计划书的阅读者质疑整个创业项目的真实性，甚至会降低整个创业团队的信誉。

8. 引入积极评价 在推荐自己的产品或服务时，一个较好的策略就是引入第三方的评价来提升可信度。对创业者而言，可以引入的第三方评价包括媒体报道、权威机构验证、知名合作伙伴评价等。引入积极评价可以有效增强创业项目的真实性，既让创业企业的实力和产品形象得到更好的展示，也极大增强风险投资者的投资信心。

【视野拓展】

撰写创业计划书的六个 "C"（六要素）

第一个 C 是 Concept，概念。指在创业计划书里，首先得让阅读者可以很快地知道你想销售的产品或服务是什么。

第二个 C 是 Customers，顾客。有了销售的产品以后，接下来考虑要卖给谁，谁是顾客。顾客的范围要很明确，比如说认为所有的女性都是顾客，那 50 岁以上的女性也要被考虑在内吗？5 岁以下女性的也是客户吗？适合的年龄层要界定清楚。

第三个 C 是 Competitors，竞争者。同类产品或服务有没有人销售过？如果有，是在哪里？有没有其他的东西可以取代？这些跟竞争者的关系是直接还是间接的？这些问题需要阐释清楚。

第四个 C 是 Capabilities，能力。要销售的产品或服务自己会不会做，懂不懂怎么做？比如开餐馆，如果厨师不做了找不到人，自己会不会炒菜？如果没有这个能力，至少合伙人要会做，再不然也要有鉴赏的能力，不然最好不要做。

第五个 C 是 Capital，资本。资本可以是现金也可以是资产，是可以换成现金的东西。资本在哪里？有多少？自有的部分有多少？可以借贷的有多少？这些都要很明确地进行阐述。

第六个 C 是 Continuation，永续经营。当事业经营无误时，要考虑未来的发展规划。

只要掌握这六个 C，就可以随时对创业计划书做更正，不怕有遗漏。

（来源：施永川. 大学生创业基础［M］. 北京：高等教育出版社，2015.）

二、创业计划书的展示

（一）创业计划书展示前的准备

1. 再次熟悉创业计划书　在展示创业计划书之前，必须十分熟悉创业计划书的内容，做到胸有成竹以备答辩。不仅要熟悉创业计划书中所写的内容，更要熟悉计划书中的一些判断或预测的依据和证明材料，这样有利于说服投资者。

2. 重视创业计划书演练　在正式展示创业计划书之前，团队应该经过多次演练，尽可能找些不同的人来做你的听众，让他们从不同角度提出一些合理性的建议或意见，这样的演练和改进，不仅有利于提高展示效果，还有利于提高团队的自信心。

3. 准备合适的展示方式　最常用的展示创业计划书的方式是幻灯片，制作精良的幻灯片可以有效地帮助创业者表达创业梦想，尤其是销售预测、财务报表等这类数据性的内容，用表格、柱状图、饼状图或绘制的增长曲线图等方式更加形象有效。当然，还可以通过一些简短的音频或视频方式来展示。

4. 合理安排成员及分工　为了更有效地展示创业计划书，往往是采用团队方式来合作展示。但人数一般不宜过多，3 人左右比较合适，1 人主讲，1 人辅助，1 人辅助协调。这样更能体现出团队的合作精神。

5. 研究要会见的对象　在展示创业计划书之前，尽可能通过各种渠道搜集一些要会见对象的资料，充分研究要会见的对象，最好能收集到会见对象在各种场合讲话的内容，或者收集到其所写的文章，从中推测到会见对象的思想和观点，做到知己知彼，百战不殆。

【视野拓展】

境内上市与境外上市的优缺点比较

境内上市与境外上市的优缺点比较见表 6-2。

表 6-2　境内上市与境外上市的优缺点比较

类型	优点	缺点
境内上市	1. 国内估值更高，发行市盈率长期高于市场交易的同行业股票市盈率 2. 国内上市更容易提升在国内的知名度 3. 发行成本与上市后的维护成本相比国外较低 4. 本土环境相应的市场环境、股市情况以及法律法规都比较适应与熟悉	1. 国内上市审核可能比较严格，门槛高 2. 国内证监会、交易所对企业监管的更多 3. 国内上市机制不够灵活，只能增量发行，上市和发行捆绑在一起，发行比例不能调整
境外上市	1. 上市门槛低，筹资速度快 2. 市场和投资者相对成熟 3. 市场约束机制有助于企业成长 4. 企业在海外交易所上市往往会赢得较高声誉，并加入国内或国际知名公司的行列 5. 灵活性高	1. 发行成本较高 2. 上市后维护成本高 3. 海外市场在提供较为完备的约束机制的同时，也具有巨大的语言、文化和法律壁垒 4. 我国企业不熟悉境外法律体系，这不仅使企业要付出更高的律师费用，并且会面临种种诉讼风险 5. 与本土市场的脱节，将对一些海外上市企业的长期发展产生影响

（来源：刘丹.“互联网”＋创业基础［M］.北京：高等教育出版社，2016）

（二）PPT 的制作要点

1. 整体页面整洁　很多人认为，PPT 应该色彩丰富才能吸引人眼球。其实，色彩丰富的 PPT 在创业计划书展示期间使用是不合适的，简单的色调搭配，能够给人简约之美。

2. 页面布局一致　在 PPT 的制作过程中，要把创业计划书分成几个部分来进行讲解，每个讲解的部分都会有一个标题，标题的位置要格外注意，最好将标题在 PPT 的底板设计好，这样方案内的标题位置就会一致，不用进行二次调整。当 PPT 上下换页的时候，标题部分的位置没有变动，只是文本框中的字有所更改，这样才能算是布局一致的 PPT。

3. 图文搭配协调　创业计划书中很多部分需要用图文搭配的形式来进行解释，这样能够更加形象。图文搭配的时候，内容的关联性很重要，将图片作为一页 PPT 的底板，能够更加突出内容的主体，给人一种视觉冲击，从关注文字转换到关注图片上来，起到缓解疲劳又吸引注意力的作用。

4. 重点内容突出　在制作创业计划书展示 PPT 的时候，许多重要的数字或文字内容需要被重点强调出来，这时可以将该部分内容通过更换文字的字体、颜色、大小等形式突出要点，让人一目了然。

（三）创业计划书的展示技巧

1. 针对读者，突出重点。创业计划书的读者可能是风险投资者、银行、供应商、消费者、雇员以及顾问。创业者在编制创业计划书时一定要考虑目标读者，因为每位目标读者感兴趣的内容不同。为了引起不同目标读者的阅读兴趣，创业计划书的编写要确定主题，围绕创业产品或服务展开阐述，开门见山，使目标读者在最少时间内了解最多的关于企业计划的内容。

2. 结构完整，内容规范。创业计划书要有一套完整的格式，各部分的内容应具有连贯性并严格按顺序编排。此外，还应注意创业计划书的排版和校对，文字和排版错误很可能使创业者丧失获得投资或创业伙伴的机会。

3. 周密计划，协调统一。由于创业计划书涉及的内容很多，创业者应事先做好计划工作，使制定过程有条不紊地进行。通常创业者可成立一个写作小组，确定创业计划的种类与总体框架，并确定创业计划编写的日程安排与人员分工。小组成员分工协作，各负其责，最后由组长统一协调定稿，以免创业计划书的内容零散、不连贯，各部分内容文风相异等。

4. 实事求是，适度包装。创业计划书的作用固然重要，但它仍然只是一块敲门砖。对创业计划书的包装要适度，过度包装是无益的，企业应该在盈利模式打造、现场管理、企业市场开拓及技术研发等方面下硬功夫，否则即使有了机会也把握不住。

【视野拓展】

图片、颜色与投资决策

在创业投资决策初始的筛选阶段，视觉暗示例如图片、图表、颜色等作用很大。在筛选阶段，投资者往往要评估大量的创业计划书，面对信息过载和时间精力的约束，投资者会倾向于依赖启发式加工的方式快速处理信息做出决定。相对于文字信息而言，图片更容易识别，更容易让人记住，传递信息也更加形象，更能够引起风险投资者的好感。

其次，创业计划书运用的颜色也很讲究。不同的颜色象征的含义不同，这些含义又因不同的使用情景而变化。举例来说，红色在关系类的情景（如约会）中象征着吸引力，但在成绩类的情景（如教育、投资）中却象征着危险和警告。并且对颜色的偏好在不同的国家中具有文化差异。在很多亚洲国家，红色象征着财富和繁荣，因此通常用于表示股市上涨，这与北美国家正好相反。创投决策用红色象征着危险和警告，会引起人们的警觉并使他们产生风险回避行为，降低对投资者的吸引力，使投资者更加谨慎，更加小心翼翼地用各种衡量标准去评估创业计划书中的各种细节。此外，投资者对红色的反感还会传递到商业计划上。

那么，创业计划书用什么颜色效果更好呢？答案是蓝色。蓝色通常令人联想到宁静和安全的倾向。蓝色让人开阔视野，促进创新，激发创意。蓝色一般与安全的环境联系在一起，这种联系让人更倾向于给出正面的评价。研究发现，在创投决策的筛选阶段，在创业计划书中运用蓝色，会激发投资者追求探索、愿意承担风险的行为，并倾向于肯定此创业计划的未来成长性和盈利性。

（来源：刘丹. "互联网" + 创业基础［M］. 北京：高等教育出版社，2016.）

第三节　商业模式

一、商业模式概述

（一）商业模式的概念及内涵

20 世纪 90 年代以来，随着以互联网为代表的新经济的崛起，"商业模式"作为一个术语迅速得到管理学界和企业界的关注。依时间先后来划分，商业模式分为早期的经济类、中期的运营类和近期的价值类三类定义。

早期的经济类定义将商业模式看作企业的盈利模式，即指企业创造利润的逻辑。中期的运营类定义认为商业模式是一种结构设置，以便于企业能够通过内部流程和基础结构设计来创造价值。2005 年后，关于价值类的定义认为商业模式是指企业如何向顾客传递价值，并从中获取收益的运行机制。上述商业模式定义的演化过程表明，对商业模式的研究重心已从早期关注财务和利润，转向关注战略和价值。

可见现阶段的商业模式是以价值创造为核心，描述企业如何创造价值、传递价值进而获取企业价值的基本原理。

（二）商业模式的本质

商业模式是企业价值创造的模式。商业模式本质上是若干因素构成的一组盈利逻辑关系的链条。企业通过对价值发现、价值创造、价值维护和价值获取四个方面的要素进行设计，运用要素之间的不同组合方式形成了不同的商业模式（图 6-1）。

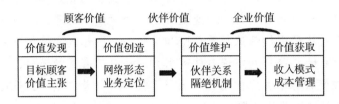

图 6-1　商业模式价值创造关系图

价值发现是价值创造的来源，它是指寻找目标客户并充分满足其需求，从而为客户创造显著的价值。其关键要素包括目标顾客和价值主张（所要解决的某个重要问题或目标客户的某个重要需求）。

价值创造是指明确业务定位，并为有效提供和实现价值构建合作关系网络，其关键要素包括网络形态和业务定位。

价值维护的关键要素包括伙伴关系与隔绝机制两部分。伙伴关系指企业与价值网络合作伙伴在相互信任的基础上，双方或多方在价值创造活动中采取的共担风险、共享利益的长期合作关系。隔绝机制则指如何隔绝破坏者和模仿者，使价值创造活动免受外来因素的侵蚀和伤害。

价值获取是指通过各种收入流来获取财富，即企业如何实现利润最大化，这是企业生存的条件和奋斗的目标。其关键要素包括收入模式和成本管理。

（三）商业模式的基本要素

商业模式主要由定位、业务系统、关键资源能力、盈利模式、自由现金流结构和企业价值六个基本要素构成，六个因素互相影响、互相制约。相同的企业定位可以通过不一样的业务系统来实现，同样的业务系统也可以有不同的关键资源能力、不同的盈利模式和不一样的现金流结构。

一个成熟的商业模式背后都潜藏着一定的商业要素，任何人在操作的过程中，必须匹配了这些要素才能够确保创业项目成功。这些商业要素不仅是每一个需要用到的人要弄明白的问题，也是决定商业模式是否成立的关键因素。商业模式实际上也是若干要素构成的一套运行机制（图 6-2）。

1. 定位　指一个企业要想在市场中赢得胜利，首先必须明确自身的定位。定位就是企业应该做什么，它决定了企业应该提供什么样的产品或服务来实现客户的价值。定位是企业战略选择的结果，也是商业模式体系中其他有机部分的起点。

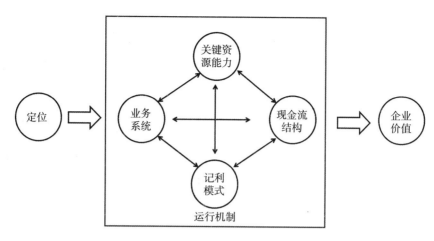

图 6-2　商业模式运行机制图

2. 业务系统　指企业达成定位所需要的业务环节、各合作伙伴扮演的角色以及利益相关者合作与交易的方式和内容，业务系统是商业模式的核心。

3. 关键资源能力　指让业务系统运转所需要的重要的资源和能力。

4. 盈利模式　指企业如何获得收入、分配成本、赚取利润，是在给定业务系统中各价值链所有权和价值链结构已确定的前提下，企业利益相关者之间利益分配的表现。

5. 自由现金流结构　指企业经营过程中产生的现金收入扣除现金投资后的状况，其贴现值反映了采用该商业模式的企业的投资价值。不同的现金流结构反映企业在定位、业务系统、关键资源能力以及盈利模式等方面的差异，体现企业商业模式的不同特征，并影响企业成长速度的快慢，决定企业投资价值的高低、企业投资价值递增速度以及受资本市场青睐的程度。

6. 企业价值　指企业的投资价值，是企业预期未来可以产生的自由现金流的贴现值，是评判企业商业模式优劣的重要标准之一。

一个能对企业各个利益相关者有贡献的商业模式需要企业家反复推敲、实验、调整和实践上述六个基本要素才能产生。通过在合理的时机调整这六个要素，就可以重构企业的商业模式进而为进入发展瓶颈期的企业重塑活力。

（三）商业模式的主导逻辑

价值创造是商业模式的核心，是创业企业生存和发展的基础。价值创造不仅包括顾客价值创造，也包括企业价值创造。但是从根本上讲，企业价值创造是建立在顾客价值创造之上，或是以实现顾客价值创造为基本前提的。因此顾客价值创造逻辑是商业模式的主导逻辑，由顾客价值发掘、顾客价值匹配和顾客价值传递三个方面构成。（图 6-3）

1. 顾客价值发掘　其首要目标是对目标顾客群体进行锁定。对于一般创业企业而言，资源与能力有限，市场经验与阅历不足，不具备覆盖大多数目标顾客群体的现实条件。进行市场细分，通过满足差异化需求的产品和服务设计，构建相对竞争优势，是创业企业实现生存和发展的重要法宝。

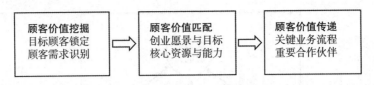

图 6-3　商业模式的主导逻辑

　　锁定特定目标顾客群体的另一益处是可以集中精力和资源，深入理解顾客行为与需求特征，从而建立对细分市场的深刻认知。从精益创业视角看，单点突破是创业企业在激烈竞争中站稳脚跟并实现快速扩张的法宝，聚焦特定目标顾客群体，符合创业企业运用有限资源和能力，集中发力并获取成长的创业逻辑。

　　大量创业案例表明，深刻的理解顾客需求，并运用综合手段最大限度地满足这些需求，是创业企业成功的关键。同样，如果没有准确把握顾客需求，即使拥有创新型技术优势或特色化产品优势，也可能导致创业失败。

　　2. 顾客价值匹配　本环节涉及两个方面，一方面是创业愿景与目标。创业企业的初始愿景和行动目标反映了创业的基本价值观，决定了资源配置方式与行动方向。当目标顾客群体存在多重需求时，创业愿景与目标将直接决定需求选择和资源配置方式。例如在养老服务市场中，高端收入的老年群体拥有旅游保险和医疗看护等多重需求。创业企业在进入该市场初期基本不具有足够的资源和能力来满足目标顾客群体的上述全部需求，因此必须进行取舍，以决定商业模式设计的核心顾客价值。如选择"致力于成为夕阳旅游服务提供商"的创业愿景，则将决定创业企业对中高端老年旅游需求的服务选择。

　　另一方面是核心资源与能力。资源法则是创业活动必须遵守的行动准则，创业企业满足目标顾客群体的需求，是建立在自身所具备的资源与能力基础之上的。创业企业的核心资源与能力来源于两方面，一是自身所掌握的资源与能力条件，如企业拥有的专利技术、市场经验、创业团队、政策许可等；二是企业通过外部网络获取的资源与能力，如创业企业为了在市场机会有效期内与其他企业建立合作或联盟关系，借用和整合外部资源来实现商业模式的有效运作。

　　3. 顾客价值传递　企业发现了有价值的细分市场和顾客需求，也开发了具有竞争力和吸引力的产品或服务，剩下的关键环节就是如何高效地向目标顾客传递价值。

　　顾客价值传递包含两方面因素。

　　（1）关键业务流程　创业企业的业务流程设计围绕顾客价值传递展开，通过企业职能部门和员工的关键业务活动设计，确保顾客价值的最终实现。

　　（2）重要合作伙伴　创业企业能否最终实现顾客价值传递，除了依赖组织内部因素，外部重要合作伙伴同样扮演着重要角色。例如以便捷和价廉为特色的电商平台购物活动，必须在第三方支付、意外保险、快捷物流的有效支持下才能最终实现。

【视野拓展】

"送水"赚钱的新东方模式

美国淘金时代留下了一句谚语，"淘金的不赚钱，送水的赚钱"。在美国淘金时代，一夜暴富的梦想支撑着淘金客向西部涌动，然而真正达成目标的人则是凤毛麟角，但是为这些人的梦想提供支援服务——送水的人们却淘到了真金。

如果说现在中国人的出国梦也是一种淘金梦的话，那么服务于此的新东方英语学校就是一个送水人。隐在教育产业化、培训机构等面纱背后的新东方，实际上是一个留学服务机构，俞敏洪则是一个留学摆渡人。

俞敏洪创办新东方英语学校之前，自己也是一个淘金客。大学毕业时，他的同学们纷纷出国，他却被大使馆数次拒签。成为北大教师以后，他仍然不放弃为出国而努力，但是依旧失败。1992年起，放弃了出国梦想的俞敏洪开始在社会上的培训学校打工，随后自立门户创立新东方培训学校。当时，教育培训已经发展到了相当的程度，但是完全以考GRE、考托福为目的的培训机构很少，而俞敏洪的新东方学校从最初便是完全围绕考GRE、考托福两个目的而组织起来的企业，所以发展非常迅速。1995年以后，新东方开始急速扩张，成为GRE和托福培训的代名词，俞敏洪也完成了从淘金客到送水人的转变。

在商业活动中，价值是一个链条，所以利益与利益往往也是相伴而生的。社会上每一种热都是一种金矿，但是金矿不是只有一种挖掘方式，对于一个企业而言，在你的经营目标之外，看一看与你的目标伴生的价值链条，也许会有意外的惊喜。

（来源：校园传媒——商业新模式：送水赚钱的新东方模式）

二、商业模式与管理模式的关系

（一）商业模式与管理模式的联系

1. 二者均服务于企业的经营目标　商业模式描述了企业为客户提供价值并在实现这一价值的基础上产生可持续企业盈利收入的要素过程。而在提供并实现顾客价值的过程中不可避免地要涉及各方关系，此时就要求企业管理层能恰当地平衡各种利益相关方来维持稳定的价值链体系，在协调各方面的关系中就形成了企业的管理模式。可见商业模式和管理模式大都服务于企业的经营目标。

2. 二者均是多个要素构成的框架和方式　商业模式实际上是企业为了追求利润而设计的由若干要素构成的一套运行机制。企业的战略是通过组织结构、管理控制、企业文化和人力资源管理的合理执行来实现的，主要通过管理模式来反映。管理模式是追求更优绩效的一套执行机制，是由六个要素构成的一个框架体系，如图 6-4 所示。

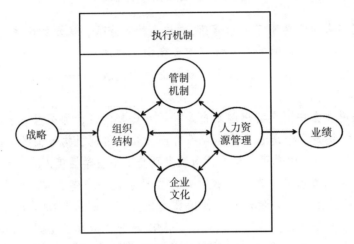

图 6-4　管理模式结构图

（二）商业模式与管理模式的区别

1. 理论内涵不同　商业模式是一种包含了一系列要素及其关系的概念性工具，用以阐明某个特定实体的商业逻辑。它描述了公司所能为客户提供的价值，以及公司的内部结构、合作伙伴网络和关系资本等借以实现（创造、推销和交付）这一价值并产生可持续盈利收入的要素。企业管理模式是指企业为实现其经营目标而组织运作资源、开展经营生产活动的基本框架和方式，如企业资源计划、制造资源计划、准时生产、精益生产、优化生产技术、供应链管理、企业过程重组等，它描述的是企业的管理方法。

2. 功能发挥不同　管理模式着眼于企业发展目标的确定和业绩的达成，商业模式则着眼于满足顾客需求，在为顾客创造价值和实现企业价值最大化之间构造一座桥梁。

3. 研究内容不同　管理模式研究的是组织和组织中人的执行力，因为组织结构、企业文化、管理控制和人力资源管理都是和人直接相关的；而商业模式则主要研究企业是怎样运转起来创造价值的，反映的是企业的运行机制。

4. 绩效影响不同　商业模式首先必须是对企业盈利方式的假设和设计，这从总体上决定了企业的获利能力范围。管理模式则是在商业模式既定的基础上提高企业的运营效率从而带来更好的绩效。

【视野拓展】

商业模式与管理模式

商业模式是企业的基础结构。类似于一艘战舰的构造，不同种类战舰的发动机、船舱、甲板、炮塔、导弹等的结构与配置不同，在舰队中的位置和功能也不同。

而管理模式类似于驾驶战舰的舰队官兵。舰队的最高长官既需要组织分配官兵的工作，制定相应的管理控制流程，并建立官兵的选拔、培养和激励等制度，也需要建立能够凝聚舰队战斗力的舰队文化。只有先确定好整个舰队的配置，构造好每一艘战舰，才能确定需要招募什么样的官兵，以及如何提高官兵的战斗力。

管理模式看重的是企业长远目标的确定和业绩的达成，商业模式则是在满足顾客需求、为顾客创造价值和实现企业价值最大化之间构造出一座桥梁。

管理模式强调的是组织和组织中人的执行力，因为组织结构、企业文化、管理控制和人力资源管理都是和人直接相关的。而商业模式则告诉人们，企业是怎样运转起来的，反映的是企业的运行机制。因为业务系统、盈利模式、关键资源能力和现金流结构，与组织中有什么样的人并无直接关系。好的商业模式的一个非常重要的特征是，平均水平的人员素质和管理能力也可以创造出上佳的业绩。

从这个角度说，商业模式设计必须先于管理模式设计，商业模式重构的重要性也必然凌驾于战略组织结构、人力资源等的转型之上。

（来源：魏炜，朱武祥. 发现商业模式［M］. 北京：机械工业出版社，2009.）

三、商业模式与商业战略的关系

（一）商业模式与商业战略的联系

1. 商业模式和战略在内容上高度一致 商业模式简单地说是指企业营利的方式方法，而企业营利是企业生存发展的首要目标，也是企业商业战略的出发点。因此，商业战略在内容的体现上必然与商业模式的纬度和构成要素高度一致。

2. 商业模式体现商业战略的原则 商业模式是商业战略形成的基础，商业战略是基于商业模式的行为，选择创业团队首先要设计好商业模式以使企业能生存和发展，在市场上站稳脚跟后应及时制定恰当的战略，以培育和提升竞争优势，实现企业的创业目标。

（二）商业模式与商业战略的区别

1. 目标导向不同 商业模式面向现实，以"价值创造"为导向。商业战略则是面向未来，更多的关注外部环境变化，以建立竞争优势为导向。

2. 研究重点不同 商业模式是企业创造价值的结构系统，侧重于企业消费者、供应商、股东等利益相关者如何实现共赢。商业战略则是在企业价值创造的基础上，侧重于规划从创业机会、资源整合通向创业目标的道路，主要包含目标体系和战略实施。

3. 表现形式不同　商业模式理论拥有战略理论所不具备的特点。由于难以归类，商业模式常常通过案例来描述，比如国美模式、京东模式等，这赋予了商业模式理论的具体性和形象性特点。这些特点使商业模式理论对管理者更具指导性，更易于接受和产生兴趣。企业可以借鉴这些具体的模式来构建自己的战略措施。另外，由于商业模式的直观性，基于对商业模式的分析和创新可以更好地寻找企业核心竞争力来源。

一般来说，在某个阶段企业只有一个商业模式，但可能同时存在多个战略。商业模式作为企业价值创造的基础总是存在的，不管它是否为企业有意设计，企业战略则不会永远存在。比如，捕捉商业机会的初创企业未必有战略，却一定要有商业模式。通常是就重要性而言，商业模式居首，商业战略次之。在商业模式趋同的情况下，战略核心能力决定企业成败，而在环境相同资源相近的情况下，则竞争胜负取决于商业模式。

例如近年来在市场环境相同、资源相近、竞争激烈的中国餐饮行业，海底捞、外婆家凭借其深层次满足顾客需求的创新商业模式赢得了竞争优势。在民营汽车企业处于竞争激烈的商业模式的背景下，比亚迪依靠电池研发与生产的战略核心能力，在新能源汽车领域独占鳌头，奇瑞、吉利汽车公司则坚持实施自主创新战略形成了强大的自主研发能力，引领了中国汽车制造业技术的创新大潮。同时，战略理论的很多重要内容是商业模式理论所不具备的，比如波士顿矩阵、SWOT 分析等分析工具，并未出现在商业模式理论中，而很多战略学派的重要战略理论或观点也是商业模式理论所未涉足的。

【视野拓展】

沃尔玛的折扣零售和步步为营

沃尔玛的商业模式是折扣零售，区别于百货商场、便利店等零售业态。在 1962 年沃尔玛进入该市场时，市场由凯马特、塔吉特等在位者把持。也就是说该商业模式并非沃尔玛首创或独有。

显然，如何从竞争中脱颖而出，不是商业模式本身能回答的问题。因此需要讨论沃尔玛的战略是什么？

很多研究者认为沃尔玛的战略是"农村包围城市"。从现象来看，这种观点是对的，沃尔玛初期都是在乡村开店，避开竞争激烈的城市市场。然而找到一个空白市场，是战略的一部分，但还不够，因为战略还需要回答如何保护自身以避免竞争对手后来者居上。

制定科学而务实的战略对初创业者尤为重要，而对后进入零售行业的沃尔玛而言，意味着不仅仅要避开竞争对手的势力范围，更要防止对手蚕食自己已有的地盘。至少在初期，沃尔玛并没有想着去包围谁、侵蚀谁，首要目标是巩固已有地盘。

沃尔玛的做法是，在小镇建立面积巨大的零售店。

这样，一方面不会引起凯马特这样专注于城市市场的重量级对手的注意，另一方面，沃尔玛很容易控制该区域，因为这个巨大的店已经能够满足乡间小镇几乎全部的需求，使得后来者却步。某种程度上，沃尔玛在当地居民的购物半径内，获得了垄断地位，巩固了其业务边界，做到了步步为营。

单点站稳脚跟后，沃尔玛开始打造这些单店之间的联系。这些联系其实就是一系列的基础设施，或者更具体地说是供应链。网点通常靠近大的仓储中心。沃尔玛在沃尔顿治理期间，对于网点密度的关注要强于扩张的冲动。

大量投资技术，使单店之间、各种价值活动之间相连并相互强化，成为一个遍布全美的生态，单点优势升级为系统优势，足以向在位者发动攻势，为后续几十年在全美、全球的扩张奠定了坚实的基础。

可见，战略和商业模式在沃尔玛的发展中扮演了不同角色。沃尔顿步步为营的战略思维是沃尔玛在第一阶段成功的重要原因，但是站稳脚跟后的一系列运营优化，实际上都是围绕折扣零售商业模式的各要素来进行的。

（来源：网易首页——战略与商业模式的同与不同）

第四节　商业模式设计

一、商业模式设计概述

商业模式设计是企业依据自身实际及市场环境，定制用以创造和传递顾客价值以及公司价值的系统的过程，其设计过程并不是线性的，可能会经历各种反复。商业模式设计包括分析市场开展客户细分、定义需求检验价值主张、设计营业收入模式、设计关键流程与资源等四过程。

（一）分析市场开展客户细分

商业模式设计的第一步也是最重要的一步就是分析市场开展客户细分，即明确你的市场有多大以及客户是谁。不能准确的界定目标客户，几乎是初次创业者最常犯的错误，因为大多数人往往是从自己想提供的产品或功能出发，而不是从顾客想要什么出发。

1. 描述客户轮廓　创业者对客户的轮廓必须有大致的描述，具体包客户的年龄、性别、兴趣、教育状况、收入水平、居住地区，以及其他常用的服务等。这种描述一开始可能并不精准，在进入市场后还可以再调整。

2. 列明客户问题　创业者除大致描述客户轮廓，还要一一列出有关客户的可能存在的问题。这些问题要尽可能详细，有可能多达几十个，只要有可能成立的，都要一一列出来。

3. 厘清重要问题　要分清上述列出的问题中哪些属于真正的问题，创业者可以采取与客户"聊天"的方式进行鉴别和确认。通过"聊天"会删除一些虚假的或不存在的问题，而找到真正有价值的问题。完成与客户的"聊天"后，创业者可以形成一个有价值的问题清单，借此可以形成更大规模的问卷调查，进一步进行真正问题的甄别和确认。

4. 开展市场调查　厘清重要问题并形成重要问题清单后，接下来就是市场调查。通过市场调查对比同类产品或服务在市场上的表现，解决一些疑问，如哪些可能是竞争性产品、市场是否够大、上下游企业关系松紧度如何等。

【视野拓展】

构建动态用户画像的四个维度

用户画像（Persona）是美国的软件设计师、"交互设计之父"艾伦·库伯（Alan Cooper）在 1983 年首次提出的，是 1998 年出版的软件设计著作《软件创新之路——冲破高技术营造的牢笼》一书中提出的一个概念。

动态用户画像则是以生活愿景为导向的用户生活方式的描述，更加具有持续性、趋势性与创造性。构建动态用户画像有四个维度：自然条件维度、价值取向维度、行为习惯维度和认知特征维度。

第一个维度是自然条件维度，包含人口统计学信息、物质条件与社会环境。

人口统计学信息用于描述一个人的基本特征，主要作用是帮助设计团队知道用户是谁，如何触及用户。姓名、年龄、性别、电话号码、邮箱、家庭住址、家庭状态等都属于人口统计学信息。

物质条件信息包括用户拥有的生活资料，例如住所、车辆、消费类电子产品的拥有情况等。

社会环境信息包括社会发展现状与趋势、国家发展方针。

第二个维度是价值取向维度，包含个体对自身以及对群体与社会所产生的价值的期望。

个体价值实现愿景包括自我尊重、信心、成就、力量等，属于自我增强的范围。

社会价值实现需求包括社会尊重、社会地位、社会影响力等，属于自我超越的范围。

第三个维度是行为习惯维度，包含生活习惯与产品行为习惯。

生活习惯包括健康意识、社交习惯、出行方式、消费习惯、旅行习惯、运动习惯、学习能力等。

产品行为习惯包括产品偏好、使用习惯、使用行为等。

第四个维度是认知特征维度，包含感知与反思。

感知包括感觉、知觉、记忆、性格，它显示了用户的能量倾向、信息获取方式、决策方式、生活风格特征。

反思是用户对自身经历或接收到的信息的思维与处理的过程，它影响了人的审美倾向、偏好、价值观等。

合理使用动态用户画像工具是发现与实现商业战略的一条捷径，它可以更好地让研究团队尽快找到可预测性与可延展性这两者之间的平衡。

（来源：张慧敏，辛向阳. 构建动态用户画像的四个维度［J］. 工业设计，2018（4）：59-61）

（二）定义需求检验价值主张

创业者在对创新产品和技术识别的基础上，需进一步明确市场需求与痛点，确定价值主张，这是商业模式设计的关键环节。

1. 定义需求　商业模式设计中的痛点是指某个群体中还没有被满足的产品或服务需求。如果在一定时间内不能满足用户这种需求，他们就会忍受不了该产品甚至不会再使用或消费该产品，从而导致用户的流失。用户真心想要的产品或服务与他们实际购买或使用的产品或服务之间总是存在着差距，这种差距其实就是用户需求的痛点。商业模式设计需要分析市场，找到客户的关键问题，发现客户真正的需求。

如何评估一个需求是不是用户的痛点？通常采用如下几种方法。

（1）逆向法　如果不满足用户，就会导致用户忍受不了甚至不会再使用或消费该产品的需求就是痛点需求。在这类需求上用户得不到满足，生理或心理就遭受重大打击。

（2）付费法　能满足用户，用户愿意为之付费的需求。

（3）必须法　用户离不开，必不可少的需求。

（4）环境法　受国家政策法规、文化、习惯、重大事件等影响的需求。

（5）动态法　用户使用场景变更，可能会导致非痛点需求动态变化成为痛点需求。

（6）马斯洛需要层次法　生理、安全、社交、尊重、信息获取、审美、自我实现需要，越底层越有可能成为痛点需求。

2. 价值主张　价值主张是商业模式的基础，用于说明企业将向所选定的目标客户传递怎样的价值或者将为客户完成什么样的任务。所有的企业（创业团队）都需要有自己的价值主张，正如任何企业都需要提供产品或服务来满足目标市场的需求一样。创业团队可以利用头脑风暴等方法提出企业可能的价值主张。

在提出价值主张后，还需要进一步检验价值主张是否可行，即价值主张与市场需求是否相匹配，可以从以下三方面进行判断。

（1）真实性　价值主张不应停留在构想阶段，必须具有真实性，在某一特定期间可以让顾客看到所提供的附加价值。顾客所期望的价值可以分为三类：一是解决目前问题，二是解决竞争者无法解决的问题，三是满足未来的需求。

（2）可行性　具有可行性的价值主张才是好的价值主张。可行性包括可以执行、可以评估效果，最好是竞争者所没有的，这样的价值主张才是符合多数顾客的期盼。

（3）关联性　在定义价值主张之前，创业者必须用心研究顾客需求、购买行为、当前满足情形、不满意原因等，据此发展与客户息息相关的产品和服务，建立与顾客的关联性，缩小产品供给与顾客需求之间的落差。

在明确价值主张的基础上，创业者要善于发散思维与想象，不断完善向市场提供的产品、服务或解决方案。

【视野拓展】

头脑风暴的基本问题

头脑风暴（Brain-storming）法是由美国创造学之父奥斯本（Alex Faickney Osborn）发明的。该法在 20 世纪 50 年代于美国被推广和应用，许多大学相继开设头脑风暴法课程，随后传入西欧、日本、中国等国家或地区，并有许多演变和发展，成为创意方法中最重要的方法之一。

该方法的核心是高度充分的自由联想。这种方法一般是举行一种特殊的小型会议，与会者可以毫无顾忌地提出各种想法，彼此激励，相互启发，引起联想，激发创意设想的连锁反应，产生众多的创意。其原理类似于"集思广益"。

如何应用头脑风暴法？

1. 自由畅想　每个人都不受任何约束地讲出解决方案，不管这个方案听起来多么可笑，或多么不切实际。

2. 延迟批判　任何时候、任何人都不要对任何方案进行评判，直到游戏结束。

3. 禁止批评　"头脑风暴"中除了不具体的方案，没有无效的方案，因此要避免对发言者进行批评。

4. 追求数量　如果数量大，一般会有质优的方案；如果没有质优方案，那一定是因为量还不够大。

（来源：搜狐网——关于头脑风暴法的四个基本问题）

（三）设计营业收入模式

在确定了目标市场并定义了价值主张后，接下来就可以设计收入来源，考虑成本结构与定价策略。

1. 收入来源　收入来源是用来描绘企业从每个客户群体中获取的现金收入，明确收入来源需要企业回答以下问题：①什么样的价值能让客户愿意付费。②客户付费买什么，他们是如何支付费用的。③客户更愿意如何支付费用。④每个收入来源占总收入的比例是多少。

2. 成本结构与定价策略 成本结构大多由直接成本、人力成本等构成，并需要考虑规模经济条件。成本结构主要取决于传递价值主张所需要的关键业务和关键资源。

定价策略应根据价值主张而设计。低成本领先的商业模式，目标价格点可能是整个营业收入模式的关键点。在溢价商业模式中，价格可能需要承担传递独特价值主张所需的资源成本。

（四）设计关键流程与资源

在目标顾客、价值主张及营业模式确定后，需要考虑哪些要素能支撑这三者。能支撑的要素主要包括关键业务、关键资源和关键伙伴。

1. 关键业务 关键业务是身为一个创业团队所必须完成的工作项目。任何商业模式都需要多种关键业务来推动。关键业务是企业创造和提供价值主张、接触市场、维护客户关系获得收入的基础。一般而言，企业的关键业务可以分为三大类型。

（1）制造产品 这是企业商业模式的核心，设计生产一定数量或满足一定质量要求的产品，与新产品开发、制造以及销售有关。

（2）解决问题 这类业务通常是指为客户提供新的解决方案。

（3）提供平台 以平台（网络）为核心资源的商业模式，其关键业务都会与平台或网络有关。网络服务、交易平台、软件甚至品牌都可能成为平台。

2. 关键资源 关键资源可被用来描述商业模式有效运行所必需的重要因素，明确企业的关键资源需要回答以下问题：①价值主张需要什么样的关键资源。②分销渠道需要什么样的关键资源。③客户关系需要什么样的关键资源。④收入来源需要什么样的关键资源。

每个商业模式都需要关键资源，与关键业务相同，这些资源使得企业组织能够创造和提供价值主张，能够接触市场，并与客户细分群体建立关系并取得收入。

3. 关键伙伴 关键伙伴可被用来描绘商业模式有效运行所需要的供应商与合作伙伴的网络，明确企业的关键伙伴需要回答以下问题：①重要伙伴是谁。②重要供应商是谁。③企业正在从合作伙伴那里获取哪些核心资源。④合作伙伴都执行哪些关键业务。

关键伙伴关系日益成为许多商业模式的基石。许多企业通过创建联盟来优化其商业模式、降低风险或获取资源。企业的关键伙伴关系可以分为四类，一是在非竞争者之间的战略联盟关系，二是在竞争者之间的战略伙伴关系，三是为开发新业务而构建的合资关系，四是为确保企业经营而构建的购买方与供应商的合作关系。

商业模式是一个系统，拥有所有系统应有的特征。商业模式系统的要素之间相互影响，相互制约。商业模式的优化与发展，也取决于各要素之间的和谐共生。

二、互联网典型商业模式

典型的互联网商业模式主要有以下六种：O2O 模式、平台商业模式、"工具＋社区＋变现"模式、免费商业模式、长尾型商业模式和跨界商业模式。

（一）O2O 模式

O2O（Online to Offline）在 2010 年被正式提出，定义为"将用网络所营造的线上和真实生活的线下进行交互的一种新兴商业模式"。通过这种模式，店铺信息和口碑得以在消费者中更广、更快地扩散，实现量化消费数据和追踪交易，并能更容易地传递面对面的实体服务与品牌价值。O2O 是传统商业"触网"的最好突破口，对很多传统商业来说，是向互联网行业跨界并实现产业互联网的切入点。

1. O2O 商业模式要素

O2O 模式的基本商业逻辑：用户在线上平台预先支付，线下消费体验，商家能够实时追踪其营销效果，由此形成闭环的商业服务和体验过程。

O2O 电子商务模式需具备五大要素：独立网上商城、国家级权威行业可信网站认证、在线网络广告营销推广、全面社交媒体与客户在线互动、线上线下一体化的会员营销系统。

2. O2O 模式的类型

（1）Online to Offline 模式　线上交易到线下消费体验产品或服务。

（2）Offline to Online 模式　线下营销到线上完成商品交易。随着智能手机的普及、二维码的兴起，很多企业通过线下促销，线上实现交易。

（3）Online to Offline to Online 模式　线上交易到线下消费体验产品或服务，再到线上交易或促销。

（4）Offline to Online to Offline 模式　线下促销到线上商品交易，然后再到线下消费体验产品或服务。这种业务模式是在线下触发，然后在线上完成交易，运营商把产品或服务通过线上发给手机客户，手机客户再到线下完成消费体验。

（二）平台商业模式

1. 平台商业模式要素　平台是指将供应商和消费者联系起来，连接市场中的供给方和需求方。平台商业模式的核心功能就是充当市场的中介，将市场中的各方资源整合起来，沉淀市场信息，使买卖双方实现快速、高效沟通，从而促进交易的达成。

平台商业模式有三大要素：平台、供给方（卖家或商家）、需求方（买家或消费者）。供需双方共同成为平台的主要利润来源，一是平台方向供给方（卖家或商家）收取诸如广告费、服务技术费、交易抽佣、资源性收费、客户管理费、促销管理费等，还可以通过巨额的流动资金实现金融变现；二是在平台上，通过向需求方提供产品和服务，依靠产品利差实现盈利，需求方则是产品和服务的最终买单者。因此平台模式要实现可持续发展，必须不断迎合需求方的喜好，用心留住用户。

2. 平台商业模式发展条件　选择平台商业模式的企业要提供给用户巨大黏性的服务。一般而言，有三个条件需要满足。

一是强需求的产品。平台模式之下，首先需要为用户提供一个强需求的产品，并根据用户的体验不断改进和提升。如腾讯为满足社交需求，推出即时通信产品。

二是能实现信用运营。如淘宝的点评功能、第三方支付中介支付宝、商家认证等。

三是形成行业壁垒。平台商业模式能被快速复制，这也恰恰是其最大的缺陷。只有凸显平台企业自身的核心价值，形成行业壁垒才能避免用户大量流失到竞争对手的产品或服务中去。

【视野拓展】

苹果的平台战略演变

众所周知，苹果公司能称霸世界科技企业界的关键是苹果创造了一个属于新时代的卓越商业模式。其商业模式的创新紧紧围绕平台化发展的道路，不断推动苹果成为移动互联网时代的领航者。

苹果公司是由史蒂夫·乔布斯（Steve Jobs）、斯蒂夫·盖瑞·沃兹尼亚克（Stephen Gary Wozniak）和罗纳德·杰拉尔德·韦恩（Ron Wayne）等人于 1976 年 4 月 1 日创立，主营电脑和周边产品。1997 年，乔布斯回到了他亲手创立的苹果，当时的苹果公司已经岌岌可危，市值不到 40 亿美元。乔布斯回到苹果做的第一件事情，是重新塑造了苹果的设计文化，推出了 iMac，让苹果电脑重新成为"酷品牌"的代表。

2001 年，乔布斯推出了后来创造了奇迹的 iPod，进入音乐播放器市场。2003 年苹果推出了 iTunes，这是苹果历史上最具革命性创新的产品，推动了苹果市值的快速飙升。借此苹果积累了大量用户，开启平台战略并不断创新发展。

寄生平台阶段。最初，iTunes 只是一个和 iPod 相匹配的音乐管理平台。逐渐成为苹果终端的管理平台，无论是 iPod、iPhone 还是 iPad，都是通过 iTunes 来管理的。随着 iTunes 的出现，苹果公司得以进入音乐市场，它不仅仅是靠卖产品赚钱，还可以通过音乐下载盈利。iTunes 受到了来自用户、合作伙伴的广泛支持。因为 iTunes 的存在，更多人可以更方便地下载和整理音乐，从而大大促进了 iPod 的销售。

共生性平台阶段。2007 年，苹果公司发布了 iPhone，掀起了一场手机革命。除了产品设计本身的创新之外，苹果公司还沿用了 iTunes 在 iPod 上的引用，在 2008 年推出了 App Store，并和 iTunes 无缝对接。iPhone + App Store 的组合，为苹果赋予了主导地位，引领了手机革命。

衍生性平台阶段。2010 年初，苹果又推出 iPad。这款新产品采用了和 iPhone 同样的操作系统，外观也像一个放大版的 iPhone，在应用软件方面也沿用了 iPhone + App Store 的模式。

服务性平台阶段。2018 年苹果不再公布 iPhone 等硬件产品的销售数据，转而关注包括 App Store、Apple Music 和 Apple Pay 等在内的服务业务，基于付费订阅用户转型内容和服务平台的战略布局更加明显。2019 年苹果公司春季新品发布会与硬件产品无关，新闻、游戏、信用卡、视频服务才是重点，苹果开始向金融服务和数字内容转型。

（来源：中国青年报——新商业模式使苹果渐渐"变软"等材料）

（三）"工具＋社区＋变现"模式

该模式是移动互联网时代催生的新模式。工具作为入口，工具属性、社交属性、价值内容等核心功能满足用户的需求痛点，过滤得到大量的目标用户。社交属性培养形成的社群，通过点赞、评论等交互手段，提升用户活跃度，形成社区沉淀、留存用户。逐步变现业务，如话费充值、购买电影票等，实现盈利。

1. 工具　工具最大的作用是发现痛点，诱导用户需求。如微信、陌陌、航班管家等，从即时通信、航班等领域入手，急速聚拢人气，锁定大量的目标用户。

2. 社群　社群是由粉丝发展起来的，优势在于增加用户与用户之间的频繁互动，当粉丝变成朋友，社群就形成了。

3. 变现　变现的方式通常有五种，电商、广告、流量、数据和金融。

（1）电商　这是最早的变现模式。电商模式是衍生盈利点最常用、最有效的方式。通过社群聚集一群有相同需求的用户，再将流量转换为产品与服务的消费，实现流量价值的变现。

（2）广告　广告是最直接的变现方式。凭借用户数和点击率，吸引企业投放广告。如百度等浏览器的搜索竞价，微信朋友圈广告等都是广告变现的表现。

（3）流量　流量变现的方式很多，如增值服务、电商导购、流量分成等。增值业务能让流量价值实现最大化且就地消费与转化，但需要有良好的用户黏性；电商导购能将流量导入其他网站，需要具有大量的流量基础且能对用户进行个性化的商品推荐；正版音乐等能形成流量分成，其效益与销量成正比。

（4）数据　包括数据产品、数据服务和数据增值。通过数据分析处理，如形成咨询报告，可以把数据变成产品服务来变现。通过平台本身积累的点击、浏览、消费等数据，形成用户画像，实现精准营销，进行产品推荐，挖掘客户价值和开发新业务。在大数据时代，与外部数据结合，甚至跨界合作，从而产生衍生价值，实现数据增值。

（5）金融　一是金融平台，即通过平台、账期将买家的付款冻结，将众多资金汇集到一起；二是金融衍生产品，即通过用户的交易数据，形成经营信用评级，设计、提供金融产品和服务，如京东白条、蚂蚁花呗等。

【视野拓展】

小红书——年轻人信任的中国品牌

　　提到微博，大家会想到新闻，八卦；提到微信，大家会想到社交，朋友圈；而提到小红书，你却很难给小红书一个定义。社区？商城？口碑库？似乎都不是，又似乎都是。这或许就是小红书的魅力所在。吃穿玩乐买等多方面的服务，在这里都能找到你感兴趣的内容。

正是因为小红书这种独特的属性，也形成了用户在日常行为中高频率使用的天然优势，所以小红书的日常流量和用户黏性也得到了一定的保证。用户数量的不断增长也证明了这款软件的好用。目前，小红书在全球有过亿年轻用户，通过小红书分享自己的吃穿玩乐买的真实日常生活。用户通过文字、图片、视频笔记分享，也记录了这个时代年轻人的正能量和精彩生活，通过机器实现海量信息和人的精准、高效匹配。从 2013 年刚上线时年轻用户分享出国旅行、购物消费体验，到今天丰富多彩的吃穿玩乐买，小红书已经是今天年轻人的生活方式的重要入口。

2017 年 12 月 24 日，小红书单日超过 10 亿次的笔记曝光，帮助全球年轻人进行消费决策，小红书商城和华为等优秀公司一起，被《人民日报》评为"中国品牌"，小红书模式也被海外权威媒体称为"Amazon +Instagram"模式。

在小红书商城，用户可以一键购买来自全世界的优质美妆、时尚、家电、零食商品，目前小红书物流系统（RE-Delivery）已经延伸至全球 29 个国家，保证用户以最快速度、最优价格获得原装正版的国际品牌商品。

（来源:《解放日报》2018 年 3 月 13 日第 8 版）

（四）免费商业模式

目前免费已经成为互联网商业模式的基本形态，也是互联网对传统企业最有覆盖力的地方。免费模式是指通过向用户提供免费的服务或产品功能来积累流量，再以流量为基础构建盈利点，形成价值创造的商业模式。

1. 盈利模式 俗话说"天下没有免费的午餐"，所有的免费都是通过其他渠道实现盈利，免费商业模式通过三种方式实现盈利。

（1）体验型的免费模式 免费的体验模式，形成一个新的免费的组合和一个新的拉动作用的封闭循环，更多的作用是客户引流。

（2）转嫁型免费商业模式 就是通常所说的"羊毛出在猪身上或者牛身上，然后让狗熊来买单"。向大众转嫁免费，吸引更多的大众参与，进而对小众的厂家产生了绝对的需求，这时候转向对小众的厂家收费。这种转嫁型的免费商业模式，实际就是粉丝经济、社群经济，向大众免费的核心就是吸引大众到平台上，然后面向小众付费群体进行收费。

（3）产品交叉型免费模式 该模式一般分成诱饵型的产品、赠品的产品和分级的收费产品三个层次。诱饵型产品通常是指试用装，或者小型的试用样品。赠品方式通常是给准用户一段时间的使用赠品，让用户在产品的使用过程中对产品效果产生消费依赖性。用户一旦产生依赖，再通过分级产品，实现分级收费，实现产品利润率获取回报。

2. 关键要素 免费模式将互联网时代的核心"用户体验至上"发挥到极致，其关键在于用户价值最大化来实现更多的商业价值，免费模式有三大关键要素。

（1）规模　免费模式要实现交叉补贴，需要足够的规模以接纳足够的付费群体来维系运营。譬如：微信的用户群体足够大，任何一种盈利方式都可以为微信团队带来可观的盈利。

（2）质量　免费的产品与服务，使得用户承担的成本极低，但产品与服务的品质却需要有保证。

（3）资金　免费模式在早期都是零收入，而要成功实现交叉补贴，需要有足够的资金进行规模推广，在前期"烧钱"阶段，如果缺乏"金主"的支持，免费模式会使得商业模式无法长久支撑。

【视野拓展】

奇虎 360 如何做活免费商业模式

互联网对很多传统商业模式的颠覆是依赖免费模式而做成的，奇虎 360 正是互联网商业模式的典型：免费＋增值服务。通过开放免费服务平台战略吸引用户，在此基础上获取增值服务收入。

奇虎首先通过推出 360 杀毒软件作为一项免费服务，快速迭代获取海量用户，同时打造互联网入口级的产品和服务，包括 360 安全浏览器、360 软件管家等，获得用户黏性。在迭代更新过程中，将用户流量以广告等形式变现，提供数据信息服务、黄金广告位等，进一步在平台上为用户提供各种游戏和应用服务从而获得收益。"发现行业痛点＋创新商业模式＋产品线战略＋用户黏性"成为奇虎 360 做活免费商业模式的四大法宝。

一、发现行业痛点

致力于解决用户痛点，将 80% 的不愿付费购买杀毒软件的用户定位于目标用户，解决用户的电脑、手机安全问题，关键是免费，使用方便。

二、创新商业模式

360 采取免费的商业模式，快速打击竞争对手，快速抢占大量用户的入口，让企业快速规模化，积累海量用户，快速建立品牌形象的创新商业模式。

三、产品线战略

360 在实施免费的商业模式时，同时规划好产品线战略布局，主要核心盈利产品有 360 浏览器、360 手机助手、360 搜索、360 游戏等超过上百的产品线，涉及不同领域与入口，包括金融战略、物联智能、硬件手机、路由器、智能手表等，彻底让对手无法反击。

四、用户黏性

360 杀毒在用户黏性的打造方面发挥了重要作用，拥有以免费杀毒明星产品为主打的用户黏性产品线，提供清理、杀毒、应用管理、安装包管理、骚扰阻拦等实用需求的免费功能，真正解决用户前期使用安卓手机的麻烦与不便，提高用户的选择权与用户的黏性频次。还有 360 安全手机助手、360 安全浏览器等产品提供的用户黏性价值，整体提高企业的完善竞争与入口。

360 的成功作为互联网商业模式的一种颠覆式创新，把原有的收费变成免费，表面上看起来是自绝后路，但创新是被逼出来的，只要能够为用户创造价值，自然就会产生商业价值。

（来源：商业时评——奇虎 360 如何做活免费商业模式？）

（五）长尾型商业模式

长尾（The Long Tail）这一概念是 2004 年由美国《连线》杂志前任主编克里斯·安德森（Chris Anderson）提出的，用来描述诸如 Amazon（亚马逊）和 Netflix（奈飞）之类网站的商业和经济模式。长尾市场也称之为"利基市场（Niche Market）"。利基（Niche）是指针对企业的优势细分出来的市场，这个市场不大，而且没有令人满意的服务。若利基市场获得大量产品提供，即使每种产品卖的都比较少，但销售总额还是能与面向大众市场来销售少量拳头产品的传统销售模式相当的。

1. 多样而少量 长尾模式有助于突破传统零售业的物理限制，用极低的资本投入和营运成本销售几乎无限的商品种类。换句话说，长尾模式强调多样少量，以满足更多的用户需求。

2. 个性化定制 工业时代的商业模式普遍表现为 B2C，即以商家为核心推动消费。长尾模式的要点是"个性化定制"，是以用户为中心的 C2B 模式，就是根据消费者的需求定制生产个性化产品。从传统的大规模生产到规模化定制生产，再到个性化定制，不断推动生产效率的提升。

【视野拓展】

发展普惠金融重在精准发力

党的十八届三中全会将"发展普惠金融"提升为国家战略。作为普惠金融的重要载体，商业银行应加快设立普惠金融事业部，精准发力推进普惠金融发展。

对于商业银行来说，要进一步推进普惠金融发展，重在精准发力：一要精准定位金融服务对象，解决好扶持谁的问题；二要精准明确金融服务策略，确保服务有效到位；三要精准落实金融服务举措，提升服务水平和质量。

普惠金融的服务对象是长尾客户，重点是小微企业、"三农"、脱贫攻坚及大众创业、万众创新等金融服务薄弱环节。

普惠金融服务对象及其服务需求决定了商业银行的服务策略导向。对于小微企业、农户、贫困户和创新创业者的现实状况及其多元化、个性化的金融服务需求，要有针对性地明确金融服务策略。

普惠金融贵在执行，重在落实。其一，要构建普惠金融服务体系。将发展普惠金融提升到战略高度，整合相关业务和资源，完善配套的经营管理机制和组织架构，鼓励经营机构向金融服务薄弱领域延伸服务、拓展功能、优化布局，形成全方位、多层次、广覆盖的普惠金融体系。其二，优化普惠金融生态环境。协助各级政府完善普惠金融基础制度和基础设施，加快社会信用体系建设，营造良好的社会信用氛围，提高金融知识普及率和渗透率。其三，创新普惠金融服务模式。如为符合条件的小微企业和"三农"企业提供投行业务服务，支持其通过上市、发债、资产证券化等方式融资。

（来源：《经济参考报》2017 年 5 月 17 日）

（六）跨界商业模式

互联网模糊了行业界限，使得跨界成为一种新常态。跨界思维实质是一种颠覆性创新，通常通过行业外的边缘性创新，促成互联网企业纷纷在传统行业领域内大展拳脚，跨界模式应运而生。

互联网创新对传统行业而言，并不采取正面攻击，而是聚焦传统行业所忽视的侧翼展开进攻，如苹果手机带领开创了手机的智能时代。

【课堂互动】

案例分析：殡葬网 VS 哀思网

有一个美国人参加亲属的殡葬处理，他发现殡仪公司的利润高得惊人，于是他构思了一个商业网站。自销殡葬用品，既可赚钱，又可以让消费者减少支出。于是他找到风险投资商，可风险投资商否决了这个项目。

于是他又进行构思，构思了一个哀思网站。故人的亲友都可以上网站免费发帖子寄托哀思，也方便了远途的亲友，不必再千里迢迢赶去吊唁。网站收入的解决方法为：由于网站的点击率高，所以网站可以让生产销售殡葬用品的公司发布广告，收取广告费作为利润来源。这次风险投资商认可了这个项目，于是新企业创办成功。

同学们在阅读上述案例的基础上，分组讨论上述两种构思所体现的商业模式方面的区别，并提出进一步完善的建议，各小组派 1～2 名代表进行汇报。

【实践探索】

BSTER 商业模式设计实验

欢迎进入商业模式设计实验室！

在接下来的一定时间内，你将成为一个特定创业项目的负责人，该项目已经完成了产品（服务）部分的详细设计与开发，作为负责人，你将需要为该项目取一个合适的个性化名称，并使用商业模式画布工具为其设计一个具有竞争力的商业模式，紧接着你还有可能需要在众多的投资者（其他同学）面前阐述并推荐你的创业项目，以期获得一定数量的投资者的投资。你所做的这一切工作，都将为你的项目进一步顺利商业化推广与运营打下扎实的创业基础。

简言之，BSTER商业模式设计实验的任务流程：你将接收到来自教师的确定创业项目背景，在收到项目后，需要先了解项目，并为项目设定一个自己富有创意或个性的名称，并为其设计完整的商业模式，最后你将需要扮演演讲者或投资者参与到项目路演活动中去。

行动起来吧，亮出你的商业模式设计！

【本章小结】

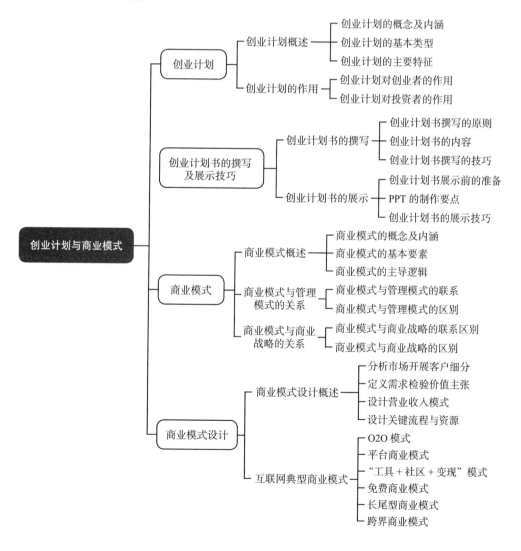

【思考题】

1. 为什么说准备商业计划书的过程实质上是信息收集过程？试述信息收集的方法与内容。

2. 试论述激情在创业计划展示中的作用。

3. 商业模式有哪些价值要素构成，它们如何形成盈利关系的链条？

4. 商业模式创新的实现方式有哪些？

第七章 创业项目的实施与管理▷▷▷

【创言创语】

创业要找最适合的人，不要找最好的人。

——［中国］马云

【学习目标】

1. 掌握公司成立条件及登记流程。
2. 掌握企业生命周期理论模型，能够分辨企业周期模型十个阶段。
3. 掌握创业风险识别的原则、方法和防范措施。
4. 理解创业风险的内涵。
5. 理解风险控制的策略。
6. 了解企业风险评估流程、方法及应用。
7. 了解孵化器与众创空间的目标对象与服务模式。

【理论知识】

第一节　新企业开办

一、企业组织形式的选择

创业者在新创企业时，不可回避的一个问题就是选择什么企业组织形式。我国的企业组织形式多样，主要包括有限责任公司（一人有限责任公司）、股份有限责任公司、国有独资企业、个人独资企业、合伙企业和个体工商户等。总的来说，各类企业组织形式没有绝对的好坏之分，各有利弊，需要创业者结合自身实际情况而定。针对大学生创业而言，更倾向于有限责任公司、个人独资企业、合伙企业等。

根据企业的"有限责任"和"无限责任"这两个重要特征，这里把企业的组织形式分为公司制企业和非公司制企业两类。其中，公司制企业分为有限责任公司（一人有限责任公司）和股份有限公司；其余为非公司制企业，主要包括个人独资企业、合伙企业和个体工商户等。

（一）公司制企业

根据《公司法》规定：公司是企业法人，有独立的法人财产，享有法人财产权，并以其全部财产对公司的债务承担责任。

1. 有限责任公司 有限责任公司是指由 50 个以下股东共同出资设立，股东以其所认缴的出资额为限对公司承担责任，公司以其全部资产对其债务承担责任的企业法人。

有限责任公司有三大特点，包括股东人数的限制性、股东责任的有限性和公司保密性较好。

（1）股东人数的限制性《公司法》明确规定有限责任公司应该在 50 人以下。

（2）股东责任的有限性 股东仅以其认缴的资本为限对公司债务承担责任，与非公司制企业的无限责任不同。

（3）公司保密性较好 有限责任公司与股份有限公司相比，它不需要向公众公布其财务信息和经营状况，这就有利于保护公司的机密不被泄露。

有限责任公司主要优势是承担风险较小。因其所承担责任的有限性，降低了创业者的风险。与非公司制企业如合伙企业无限连带责任相比，有限责任更有优势。毕竟商业活动存在太多的未知性和不确定性，不可能全部成功，甚者会出现倾家荡产乃至背负巨额债务的风险。公司制企业一定程度上可以有效避免出现这类情况。

当然，有限责任公司并非毫无缺点，也存在自身劣势，其最大的不足就是成本过高。体现为：①税负成本高。因为公司制企业是法律意义上的"人"，因此公司在获得利润后既要缴纳企业所得税，其股东分红部分还要征收个人所得税，而非公司制企业仅需缴纳个人所得税。②有限责任公司的成立及管理程序比非公司制企业更为复杂和规范，其管理成本也会相对较高。一般非公司制企业成立门槛比较低、管理也比较简单，不像有限责任公司，要设立股东大会、董事会、监事会等。

2. 一人有限责任公司 根据《公司法》规定，一人有限责任公司是指只有一个自然人股东或者一个法人股东的有限责任公司。一个自然人只能投资设立一个一人有限责任公司。一人有限公司不设股东会，一般只需在每一会计年终了时编制财务会计报告，由会计师事务所审计即可。当然，一人有限责任公司的股东如果不能证明公司财产独立于股东自己财产的，就需要对公司债务承担连带责任。因此一般不支持大学生创业时选择成立一人有限责任公司。

3. 股份有限公司 股份有限公司是指将公司全部资本分成等额股份，股东以其所持股份为限对公司承担法律责任，公司以其全部资产对公司债务承担责任的企业法人。股份有限公司的股东人数要求在两人以上。

股份有限公司的设立，可以采取发起设立或者募集设立的方式。发起设立，是指由发起人认购公司应发行的全部股份而设立公司。募集设立，是指由发起人认购公司应发行股份的一部分，其余股份向社会公开募集或者向特定对象募集而设立公司。与有限责任公司相比，股份有限公司因对资本要求更高、设立程序方式更复杂和抗风险能力较差等特征，一般不会成为创业者初期创业的选择。

（二）非公司制企业

非公司制企业一大特点就是他们的责任是和投资者捆绑在一起的。简单来说，就是个人独资企业财产不足以清偿债务的，投资者需要以其个人的其他财产予以清偿，这一点和公司制企业有很大的区别。

1. 个人独资企业　根据《个人独资企业法》规定，个人独资企业是指在中国境内设立，由一个自然人投资，财产为投资个人所有，投资者以其个人财产对企业承担无限责任的经营实体。

（1）个人独资企业的优势　①企业的设立、转让和解散等手续，和公司制企业相比，简便许多，仅需向有关部门登记即可。②企业为一个自然人所投资，企业的所有权、控制权、经营权高度统一，既能灵活适应市场的变化，又能较好做好企业保密工作。③企业财产归个人独有。

（2）个人独资企业的劣势　①因其"无限责任"的性质，提高了企业投资者的债务风险。由于个人独资企业的"无限责任"的主体是个人独资企业的投资者，而不是个人独资企业，因此当企业无法偿还债务时，个人还应以其他资产进行清偿（债权人未在五年之内提出偿还申请的除外）。②个人独立经营，难以筹集大量资本。③企业的稳定性较差，当企业后继无人时，极易导致企业终结。

2. 合伙企业　根据《合伙企业法》规定，合伙企业是指自然人、法人和其他组织在中国境内设立的普通合伙企业和有限合伙企业。其中普通合伙企业还包括特殊普通合伙企业。普通合伙企业是指由普通合伙人组成，合伙人对企业债务承担无限连带责任。有限合伙企业是指由普通合伙人和有限合伙人组成，普通合伙人对合伙企业债务承担无限连带责任，有限合伙人以其认缴的出资为限对合伙企业债务承担责任。需要注意的是，国有独资公司、国有企业、上市公司以及公益性事业单位、社会团体不得成为普通合伙人。特殊的普通合伙企业是指以专门知识和专门技能为客户提供有偿服务的专业服务机构，如律师事务所、会计师事务所等。

（1）合伙企业的优势　①建立合伙企业费用低，多人投资可以有效解决资金问题。②合伙企业通过入伙，可以解决企业在经营过程中出现的如资金、技术不足等问题。③因资本实力和管理能力的提高，合伙企业比个人独资企业更有可能扩大企业规模。

（2）合伙企业的劣势　①合伙人的权利受限，如某一合伙人有意向合伙人以外的人转让其在合伙企业的全部或部分财产份额，在同等条件下，其他合伙人有优先购买权（当然有协议的除外）。②合伙人要承担无限连带责任。③合伙企业因不具有法人资格，其融资能力仍然有限。

此外，为进一步了解公司制企业与非公司制企业的不同，以下选取了两类企业组织形式中比较典型的三种组织形式加以比较，以加深对不同企业组织形式的理解。具体见表7-1。

表 7-1　三种企业组织形式比较

项目	个人独资企业	合伙企业	有限责任公司
法律依据	《独资企业法》（自 2000 年 1 月 1 日起施行）	《合伙企业法》（自 1997 年 8 月 1 日起施行）	《公司登记管理条例》（自 1994 年 7 月 1 日起施行）、《公司法》（2006 年 1 月 1 日起施行）
法律基础	无章程或协定	合伙协议	公司章程
责任形式	无限责任	无限连带责任	有限责任
投资者	完全民事行为能力的自然人，法律、行政法规禁止从事营利性活动的人除外	完全民事行为能力的自然人，法律、行政法规禁止从事营利性活动的人除外	无特别要求，法人、自然人皆可
出资	投资者申报	约定：货币、实物、土地使用权、知识产权或者其他财产权利、劳务	法定：货币、实物、工业产权、非专利技术、土地使用权
出资评估	投资者决定	可协商确定或评估	必须委托评估机构
章程或协议生效条件	无	合伙人签章	公司成立
财产权性质	投资者个人所有	合伙人共同所有	法人财产权
财产管理使用	投资者	全体合伙人	公司机关
出资转让	可继承	一致同意	股东过半数同意
经营主体	投资者及其委托人	合伙人共同所有	公司机关
事务决定权	投资者个人	全体合伙人或遵从协议	股东会
事务执行	投资者或其委托人	合伙人权利同等	公司机关，一般股东无权代表
利亏分担	投资个人	约定，未约定则均分	投资比例
解散程序	注销	注销	注销或公告
解散后义务	5 年内承担责任	5 年内承担责任	无

【视野拓展】

你知道个体工商户吗？

个体工商户，简称个体户，是指有经营能力的公民，依照个体工商户条例规定经工商行政管理部门登记，从事工商业经营的个体。个体工商户登记事项包括经营者姓名、住所、组成形式、经营范围、经营场所。

与其他经营实体相比，个体工商户具有较为明显的特点和优势：①设立个体工商户要求低。现有法律法规并没有对个体工商户的成立设定条件，只强调"有经验能力的公民"即可；并且国家对个体户实行市场平等准入、公平待遇的原则，申请办理时，只要其不属于法律、行政法规禁止进入的行业的，登记机关都会依法予以登记。②个体工商户税负压力小。只需要缴纳个人所得税，不需要缴纳企业所得税。③个体工商户可以个人经营，也可以家庭经营。当然，个体工商户也有自己的劣势。比如当个体工商户的财产不足以偿还相关债务时，作为投资者需要以其财产承担无限责任；并且以家庭全体成员共同出资、共同经营的，其债务由家庭共有财产清偿。另外，个体工商户的信用度和知名度通常较低，在实际中难以获得银行等金融机构贷款。

（来源：李时春等. 创业学——理论、过程与实务［M］. 北京：中国人民大学出版社，2016.）

二、公司成立条件与登记流程

《公司法》对公司成立条件与登记流程有明确的要求，但是不同省份、不同区域，对公司成立的具体规定会有所不同，为让大家更好地了解公司成立条件与登记流程，下面以浙江省为例进行说明（下同）。

（一）公司成立条件

1. 有限责任公司成立条件 根据《公司法》规定，设立有限责任公司，应当具备下列条件。

（1）股东符合法定人数：设立有限责任公司的法定人数分为两种情形，第一种是股东须为 50 人以下（其中一人为一人有限责任公司），第二种是国有独资公司，它是指国家单独出资、由国务院或者地方人民政府授权本级人民政府国有资产监督管理机构履行出资人职责的有限责任公司。

（2）有符合公司章程规定的全体股东认缴的出资额：有限责任公司的注册资本为在公司登记机关登记的全体股东认缴的出资额。其中法律、行政法规以及国务院另有规定的除外。

（3）股东共同制定公司章程：公司章程一经生效，即发生法律约束力。因此公司的股东和发起人在制定公司章程时，必须考虑周全、撰写清楚、无争议，以免出现多种解释的情形。

（4）有公司名称：建立符合有限责任公司要求的组织机构。

（5）有公司住所。

2. 股份有限公司成立条件 根据《公司法》规定，设立股份有限公司，应当具备下列条件：

（1）发起人符合法定人数。设立股份有限公司，应当有二人以上二百人以下为发起人，其中须有半数以上的发起人在中国境内有住所。

（2）有符合公司章程规定的全体发起人认购的股本总额或者募集的实收股本总额。股份有限公司采取发起设立方式设立的，注册资本为在公司登记机关登记的全体发起人认购的股本总额。在发起人认购的股份缴足前，不得向他人募集股份。股份有限公司采取募集方式设立的，注册资本为在公司登记机关登记的实收股本总额。法律、行政法规以及国务院决定对股份有限公司注册资本实缴、注册资本最低限额另有规定的，从其规定。

（3）股份发行、筹办事项符合法律规定。

（4）发起人制订公司章程，采用募集方式设立的经创立大会通过。

（5）有公司名称，建立符合股份有限公司要求的组织机构。

（6）有公司住所。

（二）公司的登记流程

根据《公司法》规定，设立公司，应当依法向公司登记机关申请登记。公司经公司登记机关依法登记，领取《企业法人营业执照》，才算取得企业法人资格。

1. 有限责任公司设立登记需提交的材料　申请设立有限责任公司，应当向公司登记机关提交下列文件：①公司登记（备案）申请书。②公司章程，要求由全体股东签署。③股东或发起人的主体资格证明或者自然人身份证明：股东、发起人为企业的，提交营业执照复印件；股东、发起人为事业法人的，提交事业法人登记证书复印件；股东、发起人为社团法人的，提交社团法人登记证复印件；股东、发起人为民办非企业单位的，提交民办非企业单位证书复印件；股东、发起人为自然人的，提交身份证件复印件；其他股东、发起人的，提交有关法律法规规定的资格证明复印件。④法定代表人、董事、监事和经理的任职文件：根据《公司法》和《公司章程》的规定，有限责任公司要提交股东决定或股东会决议。对《公司法》和章程规定公司组织机构人员任职须经董事会、监事会等形式产生的，还需提交董事签字的董事会决议、监事签字的监事会决议等相关材料。⑤公司住所使用证明。⑥法律、行政法规和国务院决定规定设立公司必须报经批准的或公司申请登记的经营范围中法律、行政法规和国务院决定规定必须在登记前报经批准的项目，提交有关批准文件或者许可证件的复印件。

依照《公司法》《公司登记管理条例》设立的有限责任公司（含一人有限责任公司和国有独资公司）适用本规范。

2. 股份有限公司设立登记需提交的材料　申请设立股份有限公司，应当向公司登记机关提交下列文件：①公司登记（备案）申请书。②公司章程，要求由股份有限公司全体发起人签署。③股东或发起人的主体资格证明或者自然人身份证明：其中，股东、发起人为企业的，提交营业执照复印件；股东、发起人为事业法人的，提交事业法人登记证书复印件；股东、发起人为社团法人的，提交社团法人登记证复印件；股东、发起人为民办非企业单位的，提交民办非企业单位证书复印件；股东、发起人为自然人的，提交身份证件复印件；其他股东、发起人的，提交有关法律法规规定的资格证明复印件。④法定代表人、董事、监事和经理的任职文件：根据《公司法》和公司章程的规定，发起设立的股份有限公司提交股东大会会议记录（募集设立的股份有限公司提交创立大会会议记录）。对《公司法》和章程规定公司组织机构人员任职须经董事会、监事会等形式产生的，还需提交董事签字的董事会决议、监事签字的监事会决议等相关材料。⑤公司住所使用证明。⑥募集设立的股份有限公司提交依法设立的验资机构出具的验资证明。涉及发起人首次出资是非货币财产的，提交已办理财产权转移手续的证明文件。⑦募集设立的股份有限公司公开发行股票的应提交国务院证券监督管理机构的核准文件。⑧法律、行政法规和国务院决定规定设立公司必须报经批准的或公司申请登记的经营范围中有法律、行政法规和国务院决定规定必须在登记前报经批准的项目，提交有关批准文件或者许可证件的复印件。

依照《公司法》《公司登记管理条例》设立的股份有限公司适用本规范。

3. 公司登记流程 有限责任公司和股份有限公司登记流程大致相同，下面以有限责任公司为例进行介绍。目前浙江省主要通过"企业开办全程网上办"平台实现，基本上所有的数据都可以在平台填写，包括电子签名也可实现，申请起来非常方便，具体流程见图 7-1。

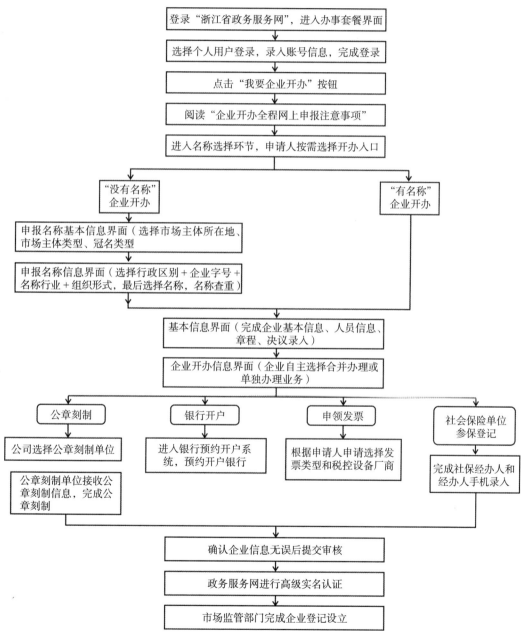

图 7-1 公司登记流程图

三、新企业名称设计和选址技巧与策略

（一）新企业名称设计

《公司登记管理条例》明确规定：未经公司登记机关登记的，不得以公司名义从事经营活动。

1. 企业名称设计　在成立企业之前，必须进行企业名称设计，这是新企业注册的第一步。企业名称是指"企业从事经营活动时所使用的名称，一般也叫商业名称"。当然，企业名称有许多的限制规定，不能由自己的喜爱而随意取名。

（1）企业名称的构成有较为明确的格式要求。根据《企业名称登记管理规定》和《企业名称登记管理实施办法》规定，企业名称应当由行政区划、字号、行业或者经营特点、组织形式依次组成。比如设立有限责任公司，名称必须有有限责任公司或有限公司的字样。例如杭州娃哈哈集团有限公司、嘉兴市顺心搬家有限责任公司等。

（2）一个企业原则上只能使用一个名称，在登记主管机关辖区内不得与已登记的同行业名称相同或者相近。简单来说，企业名称一经确定，便在规定范围内具有排他性。

（3）企业名称应当使用汉字（民族自治地方的企业名称可以同时使用本民族自治区通用的民族文字）。企业使用外文名称应当与中文名称相一致，并报登记主管机关登记注册。

（4）企业名称不得含有法律法规规定禁止的内容和文字。包括以下内容：①有损于国家、社会公共利益的。②可能对公众造成欺骗或者误解的。③外国国家（地区）名称、国际组织名称。④政党名称、党政军机关名称、群众组织名称、社会团体名称及部队番号。⑤汉语拼音字母（外文名称中使用的除外）、数字。⑥其他法律、行政法规规定禁止的。

（二）企业选址技巧与策略

企业选址是关系企业经营成败的重要因素，也是创业初期创业者需要解决的主要问题之一。企业选址可以通过租赁或购买实现，因此选址也是一次投资。相对于企业其他投资，选址投资一经确定，一般短时间内很难变动。因此，对于企业选址一定要深入调查、科学认证、慎重决策。

1. 影响企业选址的主要因素　一般而言，新企业选址的影响因素有政策、经济、自然与社会文化和个人等方面。第一，在政策方面，一般会考虑当地提供的优惠政策，如提供低价出租或出售土地、厂房、仓库以及包括降低或免除税收等。第二，在经济方面，考虑的因素相对较多，比如一个地方的市场条件、交通运输条件、人力资源或能源的可获性及费用和厂址条件及费用等。第三，在自然与社会文化方面，还要考虑当地的地质、气候、水资源条件及居民的生活习惯、文化教育水平和消费心理等。第四，个人对某一具体位置的偏好，有时候也是部分创业者确定选址的重要因素。

2. 企业选址的策略 不同企业对选址的要求不尽相同。比如零售类企业更多考虑的是商圈，批发类企业更多考虑的是交通，制造类企业更多考虑的是与原材料供应地的距离以及周边环境的制约等。因此，在选址时，需要根据不同类型的企业，调整相应的选址策略。下面以零售服务类的企业为例，主要通过次优选择策略、便利客户策略和聚集策略三个方面进行简要说明。第一，次优选择策略。创业者在创业初期如果难以支付核心商圈的店面租金或无充足资金购买店面时，可以考虑核心商圈外的次商圈位置。一方面，它可以帮助企业节省资本，使其有能力进行店面装修、货源组织等软硬件升级；另一方面，还可以让企业享受到由核心商圈溢出的部分消费人气，让企业在创业经营过程中有更多的空间选择；当然如果企业有能力，选择核心商圈内更佳。第二，便利客户策略。在市场上经常看到如便利店、小超市、美发店等企业，一般都会选择开设在人流密集的场所，如商业街、购物中心、住宅、十字街口等。之所以这样选择主要原因就是"为了方便客户，进而吸引更多人流的原则"而设定的。第三，聚集策略。一般零售服务业会更多选择同行密集的区域，以此来达到"人流吸引人流、商业吸引商业"的目的。比如在商业区、大商场、连锁店附近设店，原因就在于这些聚集区域一般人流比较多，能够吸引更多的顾客消费。

四、与新企业开办相关的法律

创业的初始阶段，创业者需要了解与融资借贷、场地租赁、行政审批等相关的法律。主要涉及以下几类。

第一，确定企业的组织形式。在前面重点介绍的企业组织形式，可能会涉及包括《公司法》《个人独资企业法》《个体工商户条例》和《公司登记管理条例》等法律法规，而了解这些法律法规对创业者来说非常重要。

第二，企业缴纳税收的不同规定。创业者选择不同的企业组织形式，所需要缴纳的税收也是各有差异。如公司制企业不仅要缴纳企业所得税，还要缴纳个人所得税；而选择成立非公司制企业，如个人独资企业或个体工商户仅需缴纳个人所得税。当然，除了这两个税种，作为企业可能还要缴纳车船税、增值税、关税等。因此，对于税法的了解，也是创业者必须要学习的一个方面。

第三，起草合同的相关规定。在企业的创建阶段，创业者可能会涉及起草包括《公司注册登记代理人委托书》《个人合伙协议书》《有限责任公司章程》或与劳动者签订的劳动合同以及与合作商签订的商务合同等协议；而这些起草文件都需要格外注意法律法规的具体规定，以此确保自身权益不因此类合同受到侵害或者造成不必要的经济损失。

第四，在申请专利、商标或版权保护等知识产权方面也需要格外注意。如在申请专利方面，在成立企业之前，要对自己拥有的专利（包括发明、实用新型及外观设计）进行重点保护、及时申请，以免因机密泄露或者他人提前申请而错失良机。

【视野拓展】

海曙"工位号注册"助力小微企业创业创新

"这样的注册方式大大方便了我们这样的小微企业。"前不久在海曙区市场监管局行政审批窗口领取到"工位号注册"企业登记证书的宁波星图唯爱信息技术有限公司负责人郭海说。

2017年2月起，海曙区市场监管局开始尝试"工位号注册"企业登记模式，鼓励扶持辖区小微企业创业创新。两个月来，已有9家企业按"工位号注册"新政进行设立登记，总注册资本2110万元，涉及网络科技、能源科技、信息技术、家居设计、贸易等5个行业，共帮扶了14位大学生首次创业。

"小微企业经营场所的登记有严格的要求，有的小微企业因为难以提供场地权属证明，从而造成了登记困难。"海曙区市场监管局有关负责人表示。而当前，新型的创客群体不断涌现，经营场所成了制约小微企业发展的第一道门槛。

"工位号注册"是浙江省商事制度改革过程中，基层实践产生的一种新型的住所登记模式，是"一址多照""集群注册"等住所登记新理念的自然衍生，主要面向从事电子商务、软件开发等无须大面积生产经营场所的新兴行业创业者，登记时直接将统一办公场所中具体编号的办公位置（即"工位号"）进行住所登记。该模式节约了小微企业设立的时间和空间成本，方便创业者创业。位于中宪巷8号的八集创业园，现已正式申请成为海曙区第一家实行工位号登记的创业园区，并在八集创业园7楼向区市场监管局备案了1000个工位，用于支持大学生首次创业。同时，为便于监管，海曙区市场监管局登记时区别于一般的住所登记，将核准地址表述为：宁波市海曙区中宪巷8号八集创业园7楼——××工位。

（来源：北仑新闻网——一个工位即可注册一家企业：海曙试水"工位号注册"助力双创）

第二节　新企业生存与发展

一、生命周期理论

万物皆有生命周期，事物在其发展的过程中都遵循着自然规律而演变，企业的发展也是一样。近300年来，人类创造的企业组织推动了人类经济、社会的发展，企业生命的长短也在不断地变化中，每一位企业家也不断地追求企业寿命的延长。在这一过程中，企业生命周期理论、组织生命周期理论等一系列理论应运而生。

（一）爱迪思企业生命周期理论

伊查克·爱迪思（Ichak Adizes）是全球最有影响力的管理学家之一，也是美国当代著名的教育家、组织健康学创始人，在研究辅导过上千家企业后，写出了《企业生命周期》。该书巧妙地把一个企业的发展比作一个像人那样的生命体，把企业生命周期分为十个阶段，并生动准确地描述了每个阶段的特征，提出相应的对策以揭示企业发展的基本规律，告知企业管理者和创业者应该如何判断问题，如何安排结构、人员和制度，以便让组织充满竞争力和活力。

1. 企业生命周期模型　爱迪思博士在企业生命周期理论的企业生命周期模型中，将企业拟人化，巧妙地把企业视作一个生命体而拥有完整的生命周期，分为孕育期、婴儿期、学步期、青春期、盛年期、稳定期、贵族期、官僚早期、官僚期、死亡十个阶段。同时根据生命周期中的每一个阶段目标、特征和问题，对现实企业中遇到的问题给予参照及诊断，从而区分出正常问题和异常问题。通过问题区分，为企业家提供有利的指导，帮助企业家提高对异常问题的敏感性和应对力。这一模型可以作为企业家在创业和企业发展过程中的标杆。

企业生命周期模型（图7-2），直观地表达了企业生命周期的发展轨迹及各个阶段将面临的不同问题，如孕育期问题表现见表7-2：

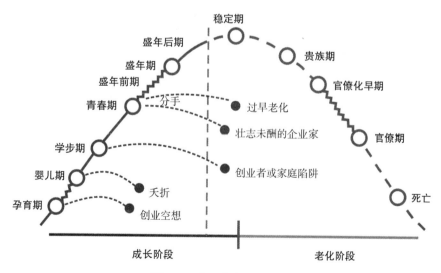

图7-2　企业生命周期模型

表7-2　孕育期问题表现

正常问题	异常问题
兴奋不已，通过现实检验	承诺没有经过现实的检验
深入考虑细节	没有深入考虑细节

续表

正常问题	异常问题
有激情且关注现实的创始人	不切实际的狂热创始人
产品导向——致力于增加价值	利润导向——只关注投资回报率
承诺与风险相匹配	承诺与风险不匹配
创始人有控制力	创始人的控制力极为脆弱

企业生命周期模型帮助企业家直观地理解导致公司成长和衰退的各种因素之间的相互作用，该如何抉择和解决，以使得企业加速达到壮年期——企业生命周期中最令人期待的阶段，并设法使其保持更长时间。就像马云也曾把对阿里巴巴的期望从 80 岁增加到 102 岁。

2. PEAI 基因模型　在企业生命周期理论中，爱迪思又创造性地提出了 PEAI 基因模型。PEAI 分别代表着企业的四个基因：P——Perform（执行力），E——Entrepreneurship（创新创业的精神），A——Administrate（制定流程和清晰的职责考核），I——Integrate（整合资源）。这四个因素构成了企业的活力强度。

在企业生命周期的十个阶段，PEAI 四个因素占据着不同的位置（表 7-3）。这一基因模型指导着企业在其成长的不同阶段，正确把握执行力、创新创业精神、职责考核、整合资源四个重要因素的重视占比，避免因错误重视以上四个基因因素而导致企业出现异常问题，并最终走向死亡期。

表 7-3 PEAI 基因模型

阶段	基因组成	表现
孕育期	paEi	E 为主导，pai 为 E 的现实检验
婴儿期	Paei	P 为主导，以"现在做什么"为关注点
学步期	PaEi	PE 高水平稳定，以"做什么，为什么"为导向
青春期	PAei 或 pAEi	AE 相对立，以"如何做"为重点
盛年早期	PAEi	PAE 三者同步行动
稳定期	PAeI	创业精神减少，注意力又外部转向内部
贵族期	pAeI	企业长期及短期内重点都在"如何做"上
官僚期	0A00（早期：0A0i）	寻找能带领企业走出困境的领导人
死亡期	0000	最终走向灭亡

（二）格林纳组织生命周期理论

1972 年，美国哈佛大学的格林纳（Larry E.Greiner）教授提出了组织成长与发展的五阶段模型（后又补充了一个阶段）。格林纳认为，一个组织的成长大致可以分为创业、聚合、规范化、成熟、再发展或衰退五个阶段。每阶段的组织结构、领导方式、管理体制、员工心态都有其特点。每一阶段最后都面临某种危机和管理问题，都要采用一定的管理策略解决这些危机以达到成长的目的。

1. 创造阶段（创业）　其阶段特点是企业家精神培育、信息收集、艰苦创业以及低回报。这是组织的幼年期，规模小、人心齐、关系简单，一切由创业者决策指挥。

2. 指令阶段（聚合）　这是组织的青年时期，企业在市场上取得成功，人员迅速增多，组织不断扩大，职工情绪饱满，对组织有较强的归属感。但易陷入混乱的状态。

3. 授权阶段（规范化）　这是组织的中年时期。这时企业已有相当规模，增加了许多生产经营单位，甚至形成了跨地区经营和多元化发展。如果组织要继续成长，就必须采用分权式组织结构——"成长经由授权"。

4. 协调与监督阶段（成熟）　这个时期是企业的成熟阶段，因"失控危机"促使高层主管加强监督，强化各部门间的协调、配合，加强整体规划，建立管理信息系统，成立委员会组织或实行"矩阵式组织"。

5. 协调阶段（再发展或衰退）　这个阶段也叫成熟后的阶段，组织的发展前景既可以通过组织变革与创新重新获得再发展，也可以更趋向成熟、稳定，也可能由于不适应环境的变化而走向衰退。

6. 外部组织解决方案阶段　即通过并购、持股及组织网络等外部手段实现组织成长。

二、企业风险评估

企业在生命周期中不同阶段都会遇到各式各样的问题及风险，这些风险都会对企业的发展造成或大或小的困难，从而影响企业的发展，更甚者直接将企业带向死亡。因此，在企业发展过程中合理做出风险评估，以帮助企业在决策中规避风险，是企业成长道路上不可缺少的环节。

（一）企业风险评估流程

企业风险评估是对所收集的风险管理初始信息和企业各项业务管理及其重要业务流程进行的评估，具体包括风险识别、风险分析和风险评价三个步骤，其目的在于查找和描述企业风险、评价所识别出的各种风险对企业实现目标的影响程度和风险价值、给出风险控制的优先次序等。在进行实际企业风险评估时，又可将上述三个步骤进行细化，大致可按照如下流程进行：①认真分析企业管理现状。②明确企业战略目标。③了解、掌握行业情况和企业竞争态势、发展状况。④企业高管层对风险的分析和判断。⑤向不同部门和管理层次的员工了解和收集对企业风险的认识和态度。⑥设定风险调查评估的主要项目和风险点。⑦调查和评估。⑧收集和整理资料。⑨评估分析结果。

将企业风险评估的结果合理应用至企业管理实践中以合理规避风险，是完成风险评估后的下一阶段任务。这一阶段，需要企业建立起合理的风险防范机制，以护卫企业良好成长。风险防范机制的建立，可从以下三方面进行。

1. 建立健全的评估机制　根据企业所在行业特征，参考同行企业前辈发展轨迹，建立符合自身企业现状、包含风险预测、风险控制和风险监督在内的风险评估机制。

2. 增强评估人员专业水平　风险评估人员的专业水平直接影响风险评估结果的可靠性。因此，需不断增加评估人员的专业水平或聘请高水平评估人员对企业进行可靠的风险评估。

3. 重视内部管理　企业管理者需认真执行企业内部管理制度，保障风险评估机制的顺利开展与后续风险规避策略的良好执行。

（二）企业风险评估方法

基于上述企业风险评估的重要性，在风险的分析与判断过程中，企业可以采取多种有效的统计学方法进行评估。在此详细介绍常见的德尔菲法。

德尔菲法（Delphi Method）又称专家调查法，美国兰德公司在 20 世纪 50 年代与道格拉斯公司合作研究出有效、可靠地收集专家意见的方法，以"Delphi"命名，其本质是一种反馈匿名函询法。在德尔菲法的实施过程中，始终有两方面的人在活动，一是预测的组织者，二是被选出来的专家。应用德尔菲法的风险评估流程（图 7-3）如下。

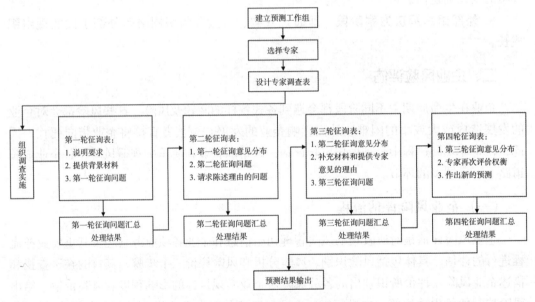

图 7-3　德尔菲法风险评估流程

（1）确定调查题目　拟定调查提纲，准备向专家提供的资料，包括预测目的、期限、调查表以及填写方法等。

（2）组成专家小组　按照课题所需要的知识范围，确定专家。专家人数的多少，可根据预测课题的大小和涉及面的宽窄而定，一般不超过 20 人。

（3）开展调研　由组织方向专家进行开放式的首轮调研、评价式的第二轮调研、重审式的第三轮调研及复核式的第四轮调研。

（4）汇总分析　每一轮将所有专家的修改意见收集起来并汇总，再次分发给各位专家，以便做下一轮次修改。逐轮收集意见并为专家反馈信息是德尔菲法的主要环节。在向专家进行反馈的时候，只给出意见，但并不说明发表意见专家的具体姓名。重复进行四轮调研，直到每一个专家不再改变自己的意见为止。

值得注意的是，并不是所有被预测的事件都要经过上述四步。有的事件可能在第二步就达到统一，而不必在第三步中出现。有的事件可能在第四步结束后，专家对各事件的预测也不一定能达到统一。不统一也可以用中位数与上下四分点来作结论。事实上，总会有许多事件的预测结果是不统一。

除了德尔菲法外，常见的风险分析方法还有层次分析法、模糊综合分析法、风险价值法等，在不同的项目领域都有各自的应用，且各有优缺点，这里不进行一一介绍。大学生在创业过程中可根据各自创业项目的特点，选择更为贴近和可行性强的风险分析方法进行。

三、新企业的社会认同

企业的成长与发展，离不开企业社会道德体系与企业社会责任体系的建立。根据企业生命周期理论，新企业应将道德建设、企业社会责任建设贯穿于企业管理各个阶段、各个环节，为企业的良好发展奠定基础。新企业要树立高尚的企业道德理想与责任，巩固广泛的企业社会认同，强化共通的企业社会情感，培植深厚的企业社会实力。

（一）企业社会道德

老子说："道生之，德畜之，物形之，势成之。是以万物莫不尊道而贵德。道之尊，德之贵，夫莫之命而常自然。"其中"道"是指自然运行与人世共通的真理，而"德"是指人世的德性、品行、王道。企业社会道德，是指在企业这一特定的社会经济组织中，依靠社会舆论、传统习惯和内心信念来维持的，以善恶评价为标准的道德原则、道德规范和道德活动的综合。企业道德既是社会道德体系的重要组成部分，也是社会道德原则在企业中的具体体现。企业道德是将企业人格化，并在生产经营活动中和自然求索社会交往中，所应遵循的旨在调节企业与国家、企业与他企业、企业与他单位、企业与竞争对手、企业与服务对象以及企业内部各方面关系的行为规范总和。

在医药行业，享有"江南药王"称号的胡庆余堂在企业道德方面，以其"匾额"文化与"戒欺"文化百年来做出了良好表率。胡庆余堂在品牌文化上是中药老字号，而牌匾文化可以说是品牌文化的代表之一。进入胡庆余堂便可见大大小小内容各异的匾额，然这些匾额大多朝外而挂，唯有一块写着"戒欺"的匾额朝内而挂，面向坐堂经理。它在内容上体现了其诚信宗旨，在悬挂方位上的与众不同则表明它的"戒欺"不是对外部，而是对内部、对自己，它像一口高悬的警钟，于胡庆余堂内长鸣不息。"戒欺"二字表明胡雪岩坚持"戒欺立业"的创店宗旨。同时胡雪岩曾写明："凡百贸易均着不得欺字，药业关系性命，尤为万不可欺，余存心济世，誓不以劣品弋取厚利，惟愿诸君心余之心，采办务真，修制务精，不至欺予以欺世人，是则造福冥冥，谓诸君之善为余谋也可，谓诸君之善自为谋也亦可。""戒欺"成为胡庆余堂一以贯之去用心坚守的文化，它是一种道德，一种诚信，更是中国传统儒家文化的延伸与发展，是社会提倡的基本道德，也正是这样的社会道德支撑着它历经百年而不倒。

而违反社会道德的企业，又会有怎样的后果呢？2008年中国奶制品污染事件是发生在中国的一起食品安全事故，事故起因是很多食用三鹿集团所生产奶粉的婴儿被发现患有肾结石，随后在其奶粉中发现化工原料三聚氰胺。截至2008年9月21日，因食用三鹿集团所生产的婴幼儿奶粉而接受门诊治疗咨询且已康复的婴幼儿累计39965人。事件引起国内民众的高度关注和对乳制品安全的担忧。该事件亦重创了中国制造商品的信誉，多个国家禁止了中国乳制品进口。最后，使用三聚氰胺情况最为严重的三鹿集团于2009年2月12日宣布破产。由此可见，作为食品生产企业，食品质量安全不仅是法律的要求，也是企业社会道德的体现，不良的企业社会道德必将导致企业的灭亡。

（二）企业社会责任

任何一个组织，包括企业，应以一种有利于社会的方式进行经营和管理。社会责任通常指组织承担的高于组织自己目标的社会义务，它超越了法律与经济对组织所要求的义务，是组织自我管理的要求，完全是组织出于义务的自愿行为。

基于上述企业社会责任定义，不同企业组织担负着不同社会责任。比如医药类企业作为大健康行业的主力军，其承担的社会责任关乎民生，社会也极其关注医药类企业在社会责任方面的表现。21世纪经济报道新健康采编团队选取291家医疗健康类上市公司，运用医药健康企业社会责任量化标准评价体系（表7-4），量化每家企业的社会责任履行情况。该评价体系包含7个维度指标—经济效益、环境保护、产品质量安全、公平竞争、员工薪酬、社会公益、社会责任报告，根据这七个维度的重要性设定不同的比重，以便直观、整体地了解各企业的社会责任履行状况，并最终推出《2019中国健康医疗上市公司社会责任报告》（以下简称《报告》）。

表7-4　医药健康企业社会责任量化标准评价体系

维度	分值（100分）	解释说明
经济效益	10分	以净利润作为判断企业经济效益高低的标准
环境保护	20分	企业作为污染防治主体，依法履行环保责任
产品质量安全	20分	是否存在质量安全问题进行评分
公平竞争	10分	各个企业公平竞争以促进医疗行业发展
员工薪酬	10分	以薪酬衡量福利制度、企业文化
社会公益	10分	社会公益是企业不可缺少的一部分
社会责任报告	20分	展示企业报告期内的活动、公益等项目

按以上七维度分析被调查医疗企业，从《报告》中着重来看以下几组数据：

在291家被调查企业中，企业社会责任报告整体评分80分及以上有8家企业，60分及以上有101家企业，60分以下有182家企业（图7-4）。

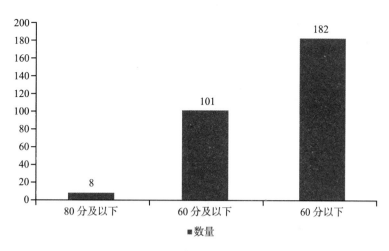

图 7-4 企业社会责任报告整体评分

企业责任低于 10 分的企业有 174 家，其中 117 家为生物制药企业，36 家为医疗器械耗材企业，21 家为医疗服务企业（图 7-5）。

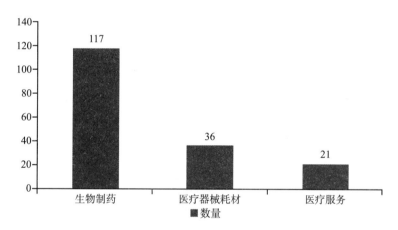

图 7-5 社会责任报告低于 10 分企业数量分布

企业公益零分企业共有 93 家，其中医疗器械耗材企业 23 家，生物制药企业 59 家，医疗服务企业 11 家（图 7-6）。

环境保护 10 分以下企业共有 122 家，医疗器械耗材企业 34 家，生物制药企业 63 家，医疗服务企业 25 家（图 7-7）。

医药健康企业社会责任量化标准评价体系的七个维度中，企业环境保护、社会公益、社会责任等表现直接面向社会，受到社会监督，更为社会所重视。从结果看，医药健康企业在这些维度的整体表现似乎不尽人意，综合调查的 291 家企业，接近三分之一的企业在社会公益方面贡献较小。

在互联网高速发展的现阶段，信息传播、新闻媒体达到了前所未有的新高度，医药企业履行社会责任逐步成为企业品牌的重要组成部分，也是核心竞争力的显著标注，透明地展现在大众面前。因此，毫无疑问，社会责任对于医疗上市公司来说依旧任重而道远。在"关乎人命"的医药行业，是否能够坦诚面对现有问题，对自我进行全面审视和修正，是衡量一家企业是否能够健康发展的重要因素。最终，在高壁垒、高风险、高质量、严监督的要求下，企业在社会责任方面要对自己做出更高的要求，对企业、对社会、对员工、对公众有更多的责任心，才能维持企业更长远的发展，共同推进行业健康发展。

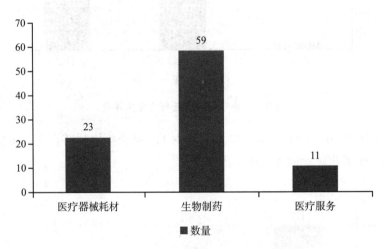

图 7-6　社会公益零分企业数量分布

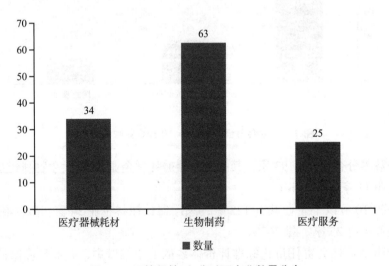

图 7-7　环境保护 10 分以下企业数量分布

第三节　孵化器与众创空间

一、孵化器与众创空间概述

互联网时代催生了共享经济和大众创新，当普通大众作为创新的主体，通过移动互联平台，把想法变成现实，促使创新共享化、草根化。相比美国的众创文化"技术＋市场→政策"，中国则是"技术＋政策→市场"，依赖创新创业政策的实施，促进众创文化的发展。2014 年 9 月，李克强总理在夏季达沃斯论坛上以"推动创新，创造价值"为主题，首次从政府层面吹响了"大众创业、万众创新"的号角，从此神州大地上掀起了"大众创业、万众创新"的浪潮。

大众创新从自发到组织、分散到集中两个维度分为四种类型：实体空间式、网络社区式、孵化器式、平台众包式（图7-8）。实体空间式指将各地的创业者集中到实体空间中，进行面对面交流和切磋；网络社区式指通过网络互相交流、分享成果，注重知识分享和整合；平台众包式创新基于互联网平台，通过众包社区发布创新主题，大众自发选择感兴趣主题创新；孵化器式的创新模式主要由政府、组织集中成立，对一些创业前景良好的公司进行扶持。

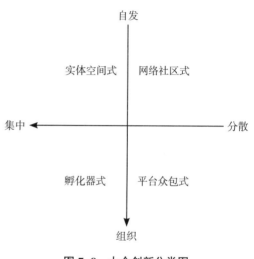

图 7-8　大众创新分类图

（一）孵化器

孵化器原指人工孵化禽蛋的设备，后引入经济领域，成为一种新型的社会经济组织。当创业者急于创业而缺乏资源的情况下，他们会转向一些资源提供商，这种资源提供商就慢慢转化为创业孵化器或企业孵化器。创业孵化器起源于美国的 80 年代，是企业通过为创业企业提供各种服务促进创业成功，并获得相应创业服务收入。

1987 年中国诞生了第一家孵化器——武汉东湖新技术创业中心。1999 年中国诞生了第一家民营孵化器——南京民营创业中心。1999 年香港诞生了实用新型的创业孵化器——登尼特创业孵化中心。全国范围来看，北京和深圳拥有早期中国最好的创业氛围和最多的投资者，以及最先进的投资、管理、孵化理念。

孵化器是兼具公益与效益的组织。从孵化的主体来看，分为四类：①政府或非营利团体主办。②高校或教育机构主办。③私营企业或个人投资者主办。④政府或基金会等非营利团体出资、私人经营的复合型主办。

我国传统的孵化器主要分为三类，分别是：①政府实体支持型：政府无偿或低价出让土地或物业，以免费或低价吸引创业团队、初创企业入孵，通过向入孵企业收取租金和服务费维持孵化器的运营。②政府政策主导型：依靠政府产业优惠政策对某一行业进行垂直孵化的孵化器。③半政府半市场型：有政府背景的公司进行半市场化运作的孵化器。

从孵化器的类型来看，分为综合性企业孵化器、垂直型企业孵化器（专业技术型孵化器、专业人才孵化器）、政府投资孵化器及国际企业孵化器等。企业孵化器正朝多元化、产业化方向发展。

从孵化器的区位来看，分为四类：①建在大城市中心：需要各科经济要素聚集，适合中小企业发展。②靠近智力密集区和技术型企业集中的区域：在孵企业容易获得支持。③建在科技园区内：直接注入各种孵化要素。④建在环境优美的地点：为创业者研发提供有利条件。

从孵化器的功能来看，主要集中内部支持服务、专业商业知识等一般管理服务、财务与融资渠道等财务支持服务、空间规划等公共事务服务、网络等技术支持服务，为创业企业提供良好创业环境、提供综合性服务和必要性设施、提供资金等服务。

（二）众创空间

众创指是人们在自由组织和参与的虚拟社区或实体空间里共同工作，通过线上线下交流互动，共同创意、研发、制作产品或提供服务、筹资和孵化，由此形成的众创空间不单是空间的概念，它包含大众创新的四种模式——实体空间、孵化器、网络社区、分众平台等组成的创新创业服务生态系统。目前全球各类创客空间已超过2230家，形成了较为稳定的组织网络，并拥有特定的学习理论和文化观念等作为发展支撑。相关研究也关注创客空间如何孕育商业利益特别是创业公司等问题，Anderson 在《创客：新工业革命》一书中指出："人人都是创造者的时代已经到来。"在全球得到积极回应，客观上推动了众创空间的进一步发展。

根据众创空间的建立主体，可以将众创空间分为两类，即公益性/教学性众创空间，包括政府主导型、高校/科研机构主导型、大型企业主导型，强调创意分享和创业教育；社会化众创空间，包括中小企业主导型、创投机构主导型、中介机构主导型，强调创业项目的开发与孵化。

根据孵化类别、服务内容等，可以将众创空间分为七类，即活动聚合型众创空间、培训辅导型众创空间、媒体驱动型众创空间、投资驱动型众创空间、地产思维型众创空间、产业链服务型众创空间和综合生态型众创空间（表7-5），其中"综合生态型"和"产业链服务型"的众创空间可以满足这创新创业者六大方面（市场、成本、平台、文化氛围、公共服务、载体）的需求，这也将是未来众创空间的发展方向。

与依赖经济发展水平较高、创业投资较为活跃的地区而聚集的传统孵化器不同，众创空间的区位功能更注重区域的人才要素，人才供给水平较高的地区对众创空间的吸引力更强，开始呈现向经济发展优势地区集聚的趋势。

表 7-5　众创空间类型

类型	孵化类别	服务内容	典型代表
活动聚合型	科技类	以活动交流为主，定期举办想法或项目的发布、展示、路演等创业活动聚合	北京创客空间、上海新车间、杭州洋葱胶囊
培训辅导型	大学生	旨在利用大学的教育资源和校友资源，以理论结合实际的培训体系为依托，是大学创新创业实践平台	清华 x-lab、北大创业孵化营
媒体驱动型	综合性	由面向创业企业的媒体创办，利用媒体宣传的优势为企业提供线上线下相结合，包括宣传、信息、投资等各种资源在内的综合性创业服务	36氪、创业家
投资驱动型	综合性	针对初创企业最急需解决的资金问题，以资本为核心和纽带，聚集天使投资人、投资机构，依托其平台吸引汇集优质的创业项目，为创业企业提供融资服务，从而提升创业成功率	车库咖啡、创新工场、天使汇
地产思维型	综合性	由地产商开发的联合办公空间，类似 wework 模式	SOHO 3Q、优客工场（urwork）
产业链服务型	地产	产业链服务为主，包括产品打磨、产业链上下游机构的合作交流、成立基金进行合投等	创客总部
综合生态型	综合性	提供综合型的创业生态体系，包括金融、培训辅导、招聘、运营、政策申请、法律顾问乃至住宿等一系列服务	创业公社

二、众创空间与孵化器的选择

结合服务对象、服务功能、运营模式、盈利模式等方面综合考虑，在技术成熟度较弱的阶段，由于众创空间将孵化链条延伸至新兴产业的科技前期，包含丰富的创业服务内容，能满足初创者或团队的孵化需求；随着技术成熟度逐渐加强，锁定新兴战略产业的核心技术进行成果转化及产业化、资本整合、创新输出的孵化器更适合这一阶段的创业团队。

（一）服务对象比较

1. 孵化器　对象为初创企业、中小企业和科技企业，只要入驻孵化器的企业都会享受政策优惠。

2. 众创空间　主要服务创业者与创业团队，服务对象层次要求低，与传统孵化器不同，入驻众创空间的企业并不是每个都能享受到政策优惠，但其提供的服务空间范围更大，为创业团队提供各类人力资源、资金、资源等服务。

（二）服务功能比较

1. 孵化器　传统孵化器大多注重物理空间及实施，注重软件配置、创业生态的拓展，以及为初创团队进行融资服务，但没有引入风险投资基金解决企业融资难，也未从市场管理角度为初创团队提供全程整体服务。

硬件服务包括基础建设和公共后勤服务。

（1）基础建设　公共设备、标准厂房、办公区、通信设备。

（2）公共后勤服务　共享会客室、商业洽谈、休闲区等共享空间。

软件服务包括中介服务、交流服务和推介服务。

（1）中介服务　商业资讯、财务服务、税务服务、营销服务、人才招聘、培训。

（2）交流服务　创业团队与企业家交流、融资洽谈等活动，以及优秀企业推介、产品推介。

（3）推介服务　根据创业团队需求，为优秀企业引入风险投资的融资；但除了以上一些基础后勤服务外一般不包含管理咨询服务，若有该类服务也主要依靠外界人才。

2. 众创空间　众创空间不刻意追求空间面积大小，而注重整个孵化产业的协调性和资源配置的合理有效整合，由于其具有灵活性和积极性，可参与到初创过程的每个环节、初创公司的每一个层级，形成全方位全生态链孵化。

硬件服务包括硬件资源办公区、商务配套设施、商务洽谈室、项目路演空间、会议室等硬件及大数据维护、客户端等云平台的管理两大方面。

软件服务包括常规服务、资金对接、资源对接、信息交互和导师辅导五方面。

（1）常规服务　工商、税务、代记账等税务财务服务，政策、法律咨询服务，申请政府补贴、政府基金等支持服务。

（2）资金对接　孵化器自设资金，或与种子、天使、风险投资基金，为创业团队举办路演大赛等投融资对接。

（3）资源对接　帮助企业团队与政府资源、创新资源、网络资源、人力资本资源等各类资源进行对接。

（4）信息交互　举办各种行业论坛、座谈会、与专家和企业家见面会等，并组建创业者俱乐部、联盟、读书会等，为创业者和创业团队提供信息交互的空间和渠道。

（5）导师辅导　为创业者、创业团队提供一对一、个性化以座谈会等多种方式进行的导师辅导培训服务，帮助创业团队进行商业模式定位、商业计划书撰写、市场推广及渠道建立等。众创空间除了孵化器自身提供整套投融资对接外，附加了导师咨询、专家指导、推广宣传、知识和信息流通、定制需求等一体化服务。

根据企业成长阶段与生命周期，可以制定出众创空间孵化项目的服务流程图（图7-9），将孵化分为一般孵化过程和特殊孵化过程，众创空间将进行全时段全方位的跟踪服务；创新程度高的项目或团队将直接进行垂直孵化，加速孵化过程。

（三）运营模式比较

1. 孵化器

（1）技术转移型　以技术转移为特色，辅之以投融资功能，发挥服务联盟的优势加强产学研的紧密结合，即技术转移＋投融资＋服务联盟。这类专业孵化器主要依托大学、科研院所建立的专业孵化器，将自身系统的科技成果进行成果转化。

（2）技术服务型　这种模式是孵化器结合在孵企业的技术需求，建立专业技术平

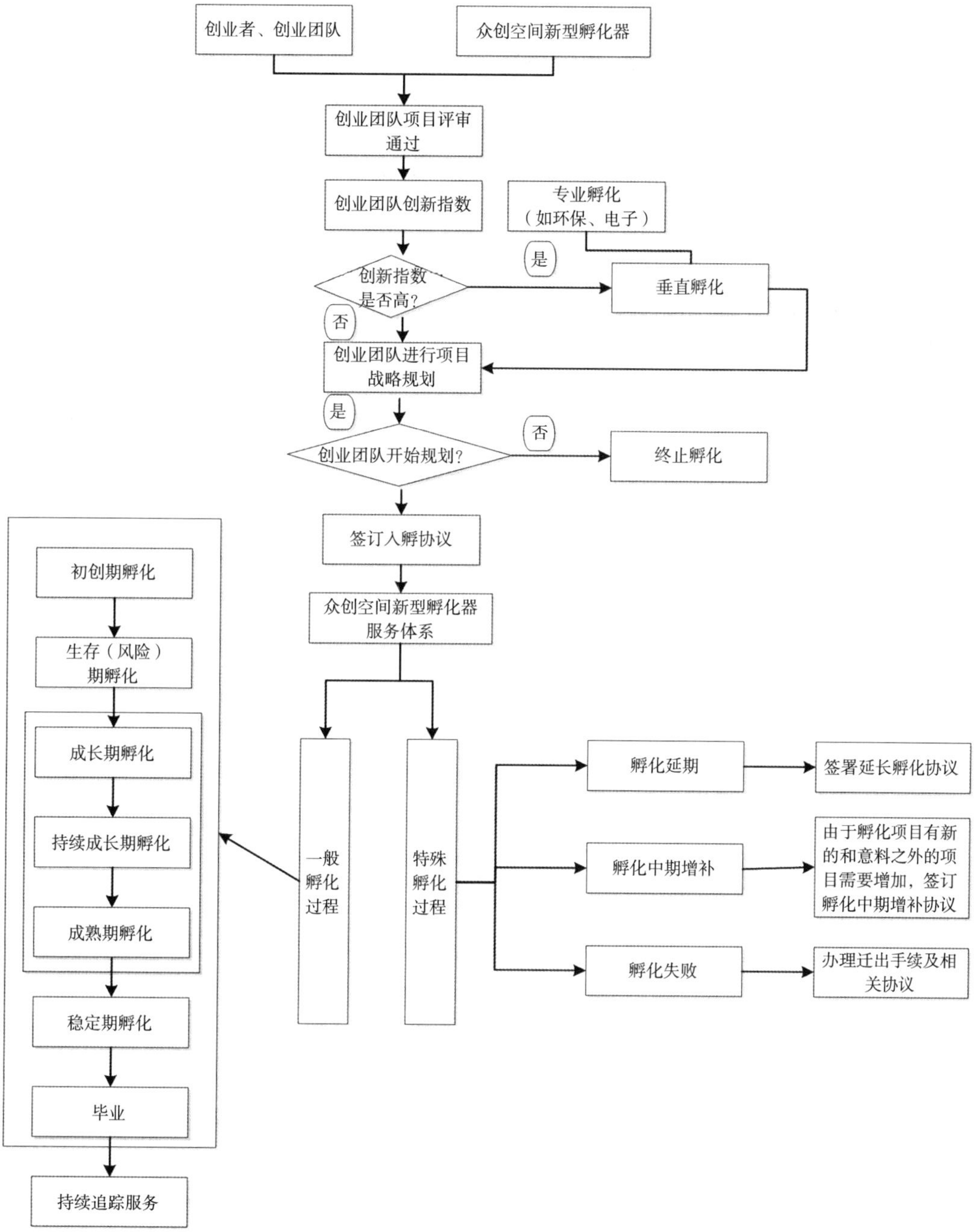

图 7-9 众创空间服务流程图

台，对企业开展测试、化验、技术培训等多种技术服务，即技术服务＋企业，在这类孵化器中，专业技术服务平台发挥了非常重要的作用。

（3）产业链型 这种类型的孵化器一般依托大公司的背景资源，对某一技术领域内上下游资源进行整合，进而形成对研发、中试、生产、销售等整个产业链的孵化，这种孵化模式基本锁定了在孵企业的市场风险，有利于在孵企业快速形成产业化通道，即专业技术平台＋生产基地＋市场网络。

（4）投融资型　这种模式是以投融资为主要服务内容，又辅以一定的专业技术平台，主要在若干技术领域内投资，表现出较高程度的专业性，即投融资＋专业技术平台。

2. 众创空间

（1）活动聚合型　以活动交流为主，定期举办想法或项目的发布、展示、路演等创业活动聚合。

（2）培训辅导型　旨在利用大学的教育资源和校友资源，以理论结合实际的培训体系为依托，是大学生创新创业实践平台。

（3）媒体驱动型　由面向创业企业的媒体创办，利用媒体宣传的优势为企业提供线上线下相结合，包括宣传、信息、投资等各种资源在内的综合性创业服务。

（4）投资驱动型　针对初创企业最急需解决的资金问题，以资本为核心和纽带，聚集天使投资人、投资机构，依托其平台吸引汇集优质的创业项目，为创业企业提供融资服务，从而提升创业成功率。

（5）地产思维型　提供由地产商开发的联合办公空间。

（6）产业链服务型　产业链服务为主，包括产品打磨、产业链上下游机构的合作交流、成立基金进行合投等。

（7）综合生态型　提供综合型的创业生态体系，包括金融、培训辅导、招聘、运营、政策申请、法律顾问乃至住宿等一系列服务。

（四）盈利模式比较

1. 孵化器　传统孵化器以政府投资建立的半公益机构为主，如产业园、孵化园、科技园和创业园等创业组织或实体空间，主要靠政府投入资金，从其性质上来说，具有浓厚政府色彩及公益属性，通过向初创企业提供孵化环境（扶持政策、中介服务、交流服务、融资推介）、物业服务，获得租金收入，税收收入，或将孵化服务作价入股或投资入股，传统的孵化器将政府、产业、学术单点连线，实现创业者与孵化器、公益与效益的共赢。

2. 众创空间　众创空间是一个服务型盈利企业，是市场经济的产物，投资主体多元化，资金来源包含企业、银行、保险公司、投资公司、基金会，通过包括场地及配套设施租赁、培训辅导收益、投融资对接成功收益、组织活动收益、云孵化平台流量等为创业者和团队提供全方位孵化服务获得盈利，通过将学术界、产业界及政府整合连接，形成资源联盟，同时产生广泛的社会效益。

【视野拓展】

创客空间——深圳柴火

深圳第一家创客空间是非盈利性创客空间，创始人潘昊是一位喜欢 DIY 的年轻人，取名柴火寓意众人拾柴火焰高，为热衷创意、设计、制造的创客提供自由开放的协作环境，鼓励跨界交流，促进创意实现及产品化。

空间提供基本的原型开发设备如电子开发设备、激光切割机、3D 打印机、机械加工设备等，并组织各类创客聚会。柴火创客空间创意产品涉及开源软件、Linux 及嵌入式开发、物联网、城市农村等多个主题。举办不同类型分享会，分享创意、理念、心得。每周的柴火共进社，举办创客聚会活动，分享信息并获取前沿技术信息。

柴火创客空间的盈利模式：采取会员制收取少量会费，获得场地和管理费用，柴火空间注重从零到创客，为初创人士提供创业教育、参与活动与共享服务的机会。

（来源：刘志迎，徐毅，洪进. 众创空间：从"奇思妙想"到"极致产品"［M］. 北京：机械工业出版社，2016）

生物医药领域专业孵化器——贝壳社

贝壳社是国内领先的医疗健康创新创业生态系统，致力于打造全球化的孵化器，杭州作为贝壳社国内大本营，通过专业孵化带动生物医药产业集聚，形成健康领域生态产业链，从而吸引国内外优质创业资本、项目、技术、人才向杭州集聚。贝壳社为创业者提供全球化、全要素、互联网＋的创新创业服务，为创业者整合政府、医疗、产业、资本等创业资源，以及提供人才培养、投融资、品牌传播、产业园区、海外孵化等创业服务。

目前，贝壳社在杭州运营 3 个医疗创新服务平台，包括杭州高新区（滨江）数字健康国家级众创空间、贝壳社余杭医学人工智能孵化器和中澳生物医药产业科技园（与科技部火炬中心、杭州高新区共建）。在澳洲墨尔本设立杭州市海外人才孵化中心、省级海外创新孵化中心，布局海外生物医药创新高地。

（来源：贝壳社供稿）

第四节 创业风险识别与控制

一、创业风险概述

（一）风险的含义与构成要素

1. 风险的含义 一般而言，风险是指在某一个事件中，产生了人们所不希望得到结果的可能性。学术界对风险的内涵没有统一的定义，不同的学者对风险概念有不同的理解，但是无论定义如何改变，其核心含义是"未来产生的结果偏离理想结果出现不利的可能性"。如放置于创业活动的语境体系中，风险是指导致经济损失事件发生的一种可能性。这种可能性是在特定环境下或者特定时期内导致经济损失的不确定性。作为新创企业，其最鲜明的特征就是没有既定的商业模式，要对未来种种的"不确定性"进行经营，要经历将一系列的创业思想付诸实践的摸索过程。在这一过程中如果能通过有效的认知、理性的思考、合理的判断，继而及时采取一系列的防范措施，不仅可以规避风险，而且可能还会有意想不到的收益。因而，加深对风险的理解认识是创业过程中的关键。

2. 风险的构成要素　风险的构成要素有很多，核心要素包括风险因素、风险事件和风险损失。它们紧密结合在一起，构成衡量风险是否存在的基本标准。它们三者之间的关系是风险因素引起风险事件，风险事件导致风险损失。

（1）风险因素　是指引起风险事件发生的条件，以及增加风险事件出现概率，影响风险损失严重程度的要素。由此可以看出，风险因素是风险事件发生的前提条件，是带来风险损失的内在原因。引发风险的因素是多方面的，有的是以物为基础的实质风险或自然风险，有的是以社会为基础的道德心理风险，但能够作用于风险事件产生的因素是有主次之分的，在创业活动中需要具体情况具体分析，具体问题分类解决。

（2）风险事件　是指导致风险损失直接或间接的原因表现，是造成风险损失的现实媒介物。简而言之，风险事件就是将风险有可能变成现实，以致损失的过程。例如，在创业过程中遭遇自然灾害，人为事故等。风险因素和风险事件具有先后的逻辑关系，它们在风险损失形成中所发挥的作用是不同的。

（3）风险损失　是指非故意、非计划、非预期的经济效益减少的现实，一般强调用货币来计算。通过对风险因素和风险事件的理解把握可以得知，风险和损失是一对因果关系，风险是因，损失为果。风险是产生损失的可能性，而损失是实际消耗的财产物资。在风险损失的定义中，强调损失的产生是非计划性和非预期判断的，因此这种损失是在创业实践中不期望发生的。

（二）创业风险的内涵与特征

1. 创业风险的内涵　创业的过程往往不是一帆风顺的，创业的道路上可能经常充满着风险，这是由创业的本质特征所决定的。因此，有创业活动，就不可避免的遭遇创业风险。所谓创业风险，就是指在创业实践活动中存在的风险。这种风险由于创业环境的不稳定性，创业机会的复杂姓，创业者或创业团队能力的受限性，导致创业结果偏离创业理想预期的可能性及其后果。大学生创业风险由于受到大学生社会经验，对经营管理规律性的把握，以及心理承受能力的影响较大，因此创业的风险较大，并且经常贯穿于大学生创业全部环节。

这里需要注意创业风险与创业陷阱之间是存在区别的。风险的核心特征是具有非故意性和非计划性，陷阱则是一种对陷害人所设圈套的比喻。对于创业者而言，只要掌握了科学识别和防范风险的技术就可以进行有效的风险规避，但创业陷阱往往是有预谋和征兆的，需要凭借更多的市场经验来识别和解决。

2. 创业风险的主要特征　基于风险的定义和构成要素，不难得出风险是不确定的，这种不确定体现在时间、空间和损失程度等不同的维度。风险是有损害的，与人们的创业利益紧密相关，会带来不利影响。同时，风险是客观存在的，是不以人的意志为转移的，有一些具有不可抗因素的风险是没有办法完全规避和消除的，但还有一些风险是能够通过技术手段进行监测和控制的。风险具有不确定性、损伤性和客观性的负面特点，兼具有可测性和可控性的正面特点。

创业风险具有如下特征。

（1）不确定性　整个创业过程开始的"原点"往往来源于一个新型的技术或者一个创业者脑海中的想法。创业者通过一系列的创业活动，将想法变成现实产品或者提供服务的过程。在这一过程中，创业者会面临很多的问题和挑战，难度和风险以及各种创业因素的变化都是难以预料的，这就形成了创业风险的不确定性。

（2）客观性　在创业实践中，由于内外部创业环境和创业条件的发展变化，创业风险是客观存在的。这就要求每一个创业者必须要树立哲学思辨的思维逻辑，形成正确的创业态度，正确辨识和积极应对创业风险。

（3）损益两重性　大多数创业风险从狭义上理解，是仅考虑创业风险所带来的损失，但在某些情况下创业风险的背后隐含着较高的创业效益。如果创业者能够正确认识并合理利用好创业风险，反而会使创业团队从风险中获得收益。

（4）可测性和误差性　创业风险是可以通过科学的测算方法进行分析和预估的，即为可测性。但是由于创业风险的控制管理本身具有多要素的变化性特征，往往也会由于市场、产品、投资等方面信息滞后带来一定的偏差，因此，这种可测性还兼具误差性的特点。

（三）创业风险的常见类型

根据不同的分类标准，创业风险有很多种类型。认识并了解创业风险的类型，能够更好地帮助创业者了解创业风险可能出现的情况，在不同的创业阶段，尽可能预判到相应的风险点，能够对相关风险点进行理性把握和有效处理。

1. 根据风险的宏观来源划分　可分为主观创业风险和客观创业风险。主观创业风险主要是指在创业实践中，由于创业者生理因素和心理因素等主观方面导致创业失败或者风险损失的可能性。客观创业风险是指在创业实践中，由于市场变动、政策变化、竞争深化、融资失败等客观原因导致创业失败或者风险损失的可能性。

2. 根据创业的过程划分　在创业过程中出现的风险，与创业的多重要素息息相关，可能出现的风险包括创业机会识别与评估风险、创业团队组建的风险、创业技术风险、创业企业管理风险。

创业机会识别与评估风险主要是指在创业项目的筛选过程中，创业者由于思考不够成熟、信息来源滞后或片面、创业能力不足等主客观因素造成的，面临创业方向抉择或者决策失败的风险。团队组建的风险是在创业团队组建过程中，由于团队成员选择不当或者缺少适合团队发展的成员，由此带来的风险。创业技术风险是指在创业技术转化过程中出现的转化困难或转化周期延长等不确定因素导致的创业失败或者风险损失等。创业企业管理风险是指在企业组织建立、管理制度构建、产品销售方案设计等企业管理方式上存在的风险。

3. 根据创投资金产生的影响划分　根据风险对所投入资金（即企业创投）的影响程度进行划分，创业实践中存在安全性风险、收益性风险和流动性风险。

安全性风险是指从创业投资的安全性角度看，不仅预期的实际收益有损失可能性，而且专业投资者与创业者自身投入的其他财产也可能受到折损，即投资方的投资财产安全存在损失的可能性。收益性风险是指投资方的资本和其他财产不会受到折损，但是没有达到预期收益的损失可能性。流动性风险是指投资方的资本、其他财产及预期实际收益均不会受到折损，但资金有可能不能按期转移或者支付，造成运营资金的停滞，使投资方折损的可能性。

4. 根据市场与技术的关系划分　可分为改良型风险、杠杆型风险、跨越型风险和激进型风险。

改良型风险是指利用已有市场基础和现有的技术进行创业所存在的风险。这种创业风险最低，但是经济效益的回报度有限，如想获取更大的经济效益存在较大的困难，一方面会遭遇已有市场竞争者的排斥或进入技术壁垒的限制；另一方面即便进入，想要占有已有市场的一定份额难度较大。

杠杆型风险是指利用新的市场、现有的技术进行创业存在的风险。这种风险的程度稍高，常见于去挖掘未开辟的新兴市场。

跨越型风险是指利用已有市场，运用新的技术进行创业存在的风险。这种风险较高，主要体现在创新技术的应用方面，往往折射出原有技术的替代，是一种较常见的情况。

激进型风险是指利用新的市场、新的技术进行创业存在的风险。这种风险最大，如果市场很大，可能会带来巨大的创业机会，对于第一个行动者而言，其优势在于竞争风险较低，但是知识产权保护力度很弱。同时，由于市场需求的不确定，精准确定产品性能存在很大的风险。

【视野拓展】

清华大学视美乐的失败启示

清华大学视美乐公司的"多媒体超大屏幕投影电视"的创业曾获首届全国大学生科技创业大赛一等奖，并以此得到了上海第一百货公司 250 万元的风险投资。然而第二年视美乐公司并没有得到上海一百曾经许诺过的高达 5000 余万元的二期投资，最终公司将其技术以 3000 万元的价格卖给了澳柯玛集团。

在"视美乐"公司中负责管理的慕岩（清华创业者协会的创始人之一）认为，他们创办公司是符合时代发展要求的。他说，改革开放以来的创业分为三个阶段：20 世纪 80 年代是靠勇气创业，有胆子就去办企业；20 世纪 90 年代是靠头脑创业，起步是靠炒得火热的"点子"创业，后来是依靠经管理念创业，靠贸、工、技模式发展起来的联想集团就是典型；现在是靠知识创业，需要真正的技术实力推动企业的发展。

清华大学投资管理有限公司总经理潘福祥认为，学生办公司有他们的优势，比如有闯劲，不怕吃苦，能够不计时间报酬拼命地干。但是他们也有缺点，那就是不懂商业运作，没有这方面的经验。竞争对手不会因为你是学生就心慈手软，消费者也不会因为你是学生就买你的产品。虽然认为他们的产品有前途，但并不认为一定会成功，因此，经常告诫他们要"如临深渊，如履薄冰"。潘福祥说："我认为学生创业是一种方向，即使视美乐失败了，这条路还是要走下去的。"

"视美乐"的失败并非一个特例。在上海举行的一个"创业大奖赛"中获奖的 20 多名大学生，最终都遭遇创业"滑铁卢"。专家指出，好高骛远、资金渠道不畅通、缺乏财务税法和市场经济等相关知识及经验是学生创业的"软肋"所在。大多数学生限于本专业知识中，缺乏财务、税法和市场等相关知识和经验。如果创业的是理科生，在财务、企划、管理、文案等方面先天不足，而纯文科生的创业则缺乏一定的技术背景，对事物的分析也可能相对表面化。

（来源：赵俊亚等. 大学生创新创业基础 [M]. 北京：清华大学出版社，2018.）

二、创业风险识别

创业风险是创业实践中难以避免的现象，因而创业者应该树立正确的态度面对风险，采取科学有效的方式化解风险，这是创业活动中最重要的任务之一。创业者不仅仅要识别创业所面临的直接风险，更要去识别创业过程中的潜在风险。创业风险的识别工作进行得是否全面、扎实，直接影响创业风险管理的最终效果。

（一）评估创业风险的原则

1. 动态连续原则 创业风险具有很强的变化性，因此创业风险的识别应动态进行，成为一项持续性和制度化的工作。风险识别是风险管理的前提和基础，识别的精准度在很大程度上决定风险管理的效果。为了确保分析的准确度，创业者应该采用全面系统的调查研究方法，将风险因素进行综合归类和归因，重点揭示性质、特点及其后果。同时，风险识别贯穿于创业实践活动的始终，风险的识别和衡量也必须是一个不间断的、动态化的过程。

2. 全面系统原则 为了更好地对风险进行识别，应该全面系统地考察、了解各类风险事件存在和可能发生的概率，以及损失的严重程度、风险因素及因风险出现而导致的其他问题。风险损失出现的概率和后果的严重程度，直接影响到创业者对效益折损危害的衡量，最终决定风险政策措施的选择和管理效果的优劣。因此，就创业者而言必须全面了解各种风险的存在和发生以及将会引起怎样的折损后果，以便据此整理出完备的应对策略。

3. 综合分析原则 创业风险是一个复杂的系统，其中包括不同类型、不同性质、不同损失程度的各种风险。由于复杂风险系统的存在，很难从某一种独立的分析方法来分析判断，因此必须综合使用多种分析方法。从风险折损的不同方面来看，至少要从两个方面进行创业风险识别。一是直接折损，即识别直接财产损失的方法，例如咨询经验丰富的生产经营人员，查看分析财务报表等。二是间接折损，这种方法是指在企业受损后，在修复前因无法进行生产而影响增值和获取利润所造成的经济损失，或是因资金借贷与经营者受到损失滞后，在追加投资前因无法继续经营和借贷而影响金融资产增值和获取收益所带来的经济损失。在一些情况下，间接损失在量上要大于直接损失。间接损失可以用投入产出、分解分析等方法来进行识别。

4. 节约为本原则　风险识别的根本目的在于为风险管理提供必要的前提和决策依据，以保证创业者以最小的支出来获得最大的财产安全，减少利益折损。因此，在经费有限的条件下，创业者必须根据自身的实际情况进行和自身能够承受的财务能力来选择行之有效且效果最佳的识别方法。以此来确保用最小的支出，来换取最大的收益。

（二）评估创业风险的方法

在创业风险中，有一些风险是可以预测的，有一些是不可预测的。创业者需要结合对机会风险的估计，努力防范和降低风险。一般而言，风险识别的方法有咨询法、现场观察法、业务流程法、财务报表法等。

1. 咨询法　咨询法是以一定的经济代价委托公司或保险代理人进行风险调查和识别，并提出风险管理方案，以供经营决策参考的一种方法。这种方式相对简单易行，但需要一定的经济基础作为支撑。

2. 现场观察法　现场观察法是通过直接观察企业的各种生产经营设施和具体业务活动，具体了解和掌握企业面临的各种风险。这种方式需要创业者进入企业生产经营的特定场景下，综合分析归纳出风险因素。

3. 业务流程法　业务流程法又称流程图分析法，是对流程的每一阶段、每一环节逐个进行调查分析，从中发现潜在的风险，找出导致风险发生的因素、分析风险产生后可能造成的损失及对整个组织可能造成的不利影响。这一方法要求针对创业项目运行的每一环节配以详尽的作业流程图，以此确定每一环节进行重点预防和处理的风险点。

4. 财务报表法　财务报表法是通过分析资产负债表、损益表和现金流量表等财务报表中的每一个会计科目，确定某一特定企业在何种情况下会有什么样的潜在折损及其原因。由于每个企业或者创业项目的经营活动最终要涉及商品和资金，所以这种方法比较直观，客观和精准。

【视野拓展】

大学生创业，创投怎么看？

通过推动大众创业、万众创新，大学生创业激情不断提高。大学生"双创"中有哪些共性亮点和问题？风投对哪些类型创业项目有兴趣？在 2015 年

10月21日举行的首届中国"互联网+"大学生创新创业大赛上，记者采访近十家投资机构负责人，捕捉风投机构关注的一些细节。

看好大学生"双创"项目前景

创业热情高、项目质量高、未来前景好……这是多数投资公司负责人对大学生创业项目的印象。北京分豆云科技创业投资有限公司副总经理卫政说："大学生在选择创业项目时能精准定位市场空白或目前尚待解决的需求，并找出解决方案，这样的项目更容易产业化。""我对'车内行'汽车售后市场服务项目很欣赏，这个项目不仅商业模式合理，也抓住了如今车主去4S店修车不方便这一市场痛点，即使不能亲自去4S店，通过手机O2O可以实现现场维修服务。作为车主我被打动。如果可能，我希望做领投。"中吉金服互联网有限公司总经理李艳会说。安正路创投服务机构投资部的吕田宇则对"Watch Me"残障人士交流软件表示出浓厚兴趣，"我比较注意创意是否具有情怀。比如如何用现代科技手段让传统行业焕发新生。这个团队将市场定位于残障人士，成为今后发展智能家居、构建云端大数据的重要组成，这与我们公司的资源相匹配。"上海乾洋投资管理有限公司副总经理傅俊更看好涉及智能制造、新材料、智能健康等行业的项目，他说这些行业不仅受国家支持，与国外起点相差不大，悉心培育将潜力无限。

创业项目融资应避免哪些短板

尽管多数投资机构负责人对大学生创新创业项目表示认可，但实践经验少、商业模式不清晰等也"掣肘"着创业项目的融资步伐。投资机构负责人认为，创业项目融资应避免一些短板：避免展示项目时面面俱到，忽视投资者最关心的问题。吕田宇认为，投资者关注的是市场有何痛点、你的企业打算做什么、为什么别人不能做而你可以做。大学生要围绕这三点直奔主题吸引投资者关注。不可忽略创业项目的商业模式完整布局。"投资者更关注商业模式是否有盈利点。"长春科技风险投资有限公司董事长武敬东说，"大学生缺乏对国内外同类项目的调研，一些项目看起来扎根本地，但很难大规模向外推广，这样项目也缺乏吸引力。""很难融资的项目还有两种，一是进入了商业红海，如类似滴滴打车、一元洗车的服务项目，初创公司很难在行业生存；二是财务模型等方面有明显短板的项目。"卫政说。

融资要耐心，投资洽谈仅仅是考验起点

大多数投资者对核心创新更加偏爱。来自西安电子科技大学的"慕声科技"团队得到创投机构的极大关注，这个团队研制的定制化耳机，完美解决了耳机容易掉落的"痛点"，在场的一些创投机构合伙人争相"试戴"，表现出浓厚的投资意向。华图宏阳股份投资总监朱海鹏说："一个资源配置合理、创新意识强的团队对项目能否生存、盈利起至关重要的作用。"不同机构拥有各异的扶持手段。义乌商会联盟秘书长骆文胜说："我将大学生创业项目分为两大类，一类是存活下来，一类是改变世界。我更青睐为创业者提供帮助，让其先'活下来'，能够养活自己。"

骆文胜和几位投资者与南京工业大学"8天在线"创业团队谈了许久，这个项目的高校"送货上宿舍"的电商业务，令投资者兴趣大增。"这些项目能让创业者积累丰富的商业经验，利于长远发展。"

大学生创业项目融资更需一份耐心。裕湾（北京）投资管理有限公司高级投资经理张彪说："创业项目获得融资，要经历从洽谈到真正投资的很长过程。要针对企业与机构间的资源匹配程度、未来商业模式、企业可持续发展前景等反复斟酌，熬过几次考验。"

（来源：新华网——大学生创业，创投怎么看？）

三、创业风险控制

创业风险控制又称创业风险管理，是指通过合理的分析判断创业风险的具体来源、发生概率、程度大小，对可能存在的风险因素进行有效评估，针对评估结果，设计并选择综合风险较小且自身可承受的应对风险行动方案，并提前准备相应风险应对策略的过程。

（一）创业风险的控制策略

在进行创业风险控制的过程中，根据某些特定且可能发生的风险频率和资产折损程度，大致可以将创业风险的控制策略分为风险规避、风险控制、风险转移、风险承担等四种策略。

1. 风险规避 风险规避又称风险回避，是指创业者有意、有计划地主动放弃某些风险的行为，以此来避免特定的风险折损。简单的风险规避是一种最直接也是最消极的风险处理方法。因为当创业者在放弃某些风险行为的同时，也同时放弃了潜在的目标收益。一般而言，创业者只有在对某种风险因素极端厌恶，自身无能力清除、转移或者防范某种风险，或者存在可实现同样目标的其他方案且风险更低的情况下，才会采用风险规避的方法。

2. 风险控制 风险控制是有计划、有意识地通过周密的计划、组织、控制等活动来阻止或防范风险折损的发生，从而削减风险折损发生的影响程度，以获取更大的经济利益。这种方式不是简单的放弃风险，更侧重于对于风险的抑制和防范。就创业者而言，风险防范是特别需要留意的风险控制策略。

3. 风险转移 风险转移是指通过某种契约的形式，将让与人的风险转移给受让人承担的行为。风险转移的主要形式是合同转移和保险转移。合同转移就是通过签订合同，将部分或全部风险转移给一个或多个其他参与者。保险转移则是使用最为广泛的风险转移方式。风险转移在某种程度上能够大大降低创业者的风险折损程度。

4. 风险承担 风险承担又称风险自留。简而言之，是指当折损发生时，创业者将以当时可利用的任何资金进行支付。风险承担分为无计划承担和有计划自我保险两种。

无计划承担是指风险折损发生后从收入中支付，也就是说，这不是在折损前做出的资金安排。一般而言，无计划承担应该谨慎使用，因为如果实际折损远远超过预计折损，将引起资金周转的困难或资金链断裂。有计划自我保险是指在即将可能发生折损前，通过做出各种资金安排以确保折损出现后能及时获得资金以弥补折损。有计划自我保险主要通过建立风险预留基金的方式来实现。

（二）不同类型的风险防范

在创业实践过程中，创业者应该不断的自问：还有可能存在哪些风险？应该如何防范？下面针对四种常见的创业风险——人力风险、营销风险、财务风险、法律风险，进行风险防范措施分析。

1. 人力风险的防范　人力风险是指在企业初创早期和成长期间，由于人力资源的原因而导致的经营结果与经营目标想偏离的潜在可能性。人力资源的风险主要体现在招聘中的风险、核心员工流失的风险和创业团队组建中的风险。在招聘环节中，创业者应在员工道德素质、激励约束机制上下功夫，尽可能地规避这些风险。在防范核心员工流失方面，创业者必须提升识别关键员工流失风险的能力，可以用培训和开发来激励核心员工，也可以通过契约约束等方法来防范。在创业团队的选择上，应牢固树立员工是企业创造财富的第一资源、员工是创业者的合作者、努力善待每一位员工等观念，以此来将人力资源风险降至最低。

2. 营销风险的防范　营销风险是指企业制定并实施的营销策略与其营销环境（包括微观环境和宏观环境）的发展变化不协调，从而导致营销策略难以顺利实施、目标市场缩小或消失、产品难以顺利售出、赢利目标无法实现。常见的营销风险包括市场拓展的风险、营销模式定式的风险、盲目依赖广告的风险和缺乏危机管理的风险。在对市场营销风险的防范中要重点做到，一是建立市场监测及策略调整机制。加强市场营销环境的调查研究，是市场营销风险控制的根本性措施。创业者必须深入市场，进行调查研究，才能更好地降低风险的发生率。二是坚持与强者联合，规避市场风险。通过与强者联合创业，可以促进层次更高、范围更广的沟通与合作，从而降低创业的风险。可以通过加盟连锁等方式得以实现。三是建立危机处理机制，完善公关工作。在营销危机爆发和演变过程中，公众迟早会通过媒体等渠道知道事情的真相，营销方需要用真诚的态度直面问题的解决。四是满足个性化市场的需求，针对自身的产品或服务制定个性化的营销策略，形成市场竞争力。

3. 财务风险的防范　财务风险是指企业财务结构不合理、融资不当使企业可能丧失偿债能力而导致投资者预期收益下降的风险。财务风险是所有企业和创业者都必须要面对的现实性问题。作为企业的管理者必须要采取有效的措施才能更好地降低财务风险。一是要建立财务预警分析指标体系，因为产生财务危机最根本的原因是财务风险处理不当。二是建立短期财务预警系统，编制现金流量预算。由于企业理财的对象是现金及其流动，企业维持下去的根本，取决于是否有足够现金用于各种支出。三是确立财务分析指标体系，建立长期的财务预警系统。其中获利能力、偿债能力、经济效率、发展潜力指标最具有代表性。四是树立风险意识，健全内控制度，降低有负债的潜在风险。

4. 法律风险的防范 法律风险是指基于法律规定或合同约定，由于企业外部法律环境发生变化或法律主体的作为及不作为，而对企业产生负面法律责任或后果的可能性。目前，中国企业普遍都增强了法律咨询意识和法律风险防范机制。这与整个社会更加具有法制观念，推行依法治国的大环境息息相关。但新创企业由于财力有限、规模较小，比较难以顾及法律规范和法律咨询。实际上，这是新创企业所面临的最为隐秘的风险。新创企业本质上就是要打破常规，因此其所面对的不确定性要远远高于成熟的大企业。因此，作为创业者来说，一是须具备将企业经营法制化的观念，培养法律风险意识，养成重大决策咨询律师和合法经营的良好习惯。二是须厘清新创企业与政府及职能部门之间的关系，避免依赖和迷信政治资源。三是须建立针对刑事、民事和经营管理过程中的法律风险防范机制，要有具体的针对性预案。四是须坚持理性经营和长远战略，避免急功近利，牺牲企业长期目标。五是须定期进行法律风险评估，审查企业内部各种结构、环节和业务流程中的法律风险，做到防患于未然。六是须在法律领域遵守法律准则，虽然要在商业领域打破常规，但不能突破法律的底线。

【视野拓展】

悟空租车——一家轻资产公司的逆袭之路

悟空租车是一家领先的共享出行开放平台，致力于打造全流程移动互联网租车体验。三年完成四轮融资，做到汽车租车行业 TOP3，轻资产前提下的悟空租车迅速找到了适合自己的商业模式。

早在开创悟空租车这个品牌的时候，创始人朱旭已经在汽车领域工作了10年。相对于做传统汽车领域的高管，一眼看到自己后半生的样子，他更愿意和朋友们做一番自己喜欢的事业。悟空租车的四位创始人有三位都是汽车行业的资深人士，另一位是互联网行业专业人士，他们把公司名定为"脚印兄弟"，就是要一步一个脚印地实现以互联网平台为基础，把中小租车公司的资源整合在一起，搭建一个全新的平台，为 C 端用户提供更好的出行服务。在汽车行业深耕多年的工作背景，让"脚印兄弟"看中了国内租车行业巨大的发展空间。中国的 90 万台租赁车里真正属于行业前三的只有 16～17 万，剩下的 80% 都是在中小租车公司手里。再同比国外的租车市场份额，中国的租车市场大有可为。这完全不符合经济领域里的二八法则，80% 掌握在行业巨头手里才是行业发展成熟的状态，悟空租车觉得这 80% 就是他们要找的蓝海，于是迅速做出定位——做租车行业里的携程，走轻资产重运营的商业模式。行业背景深入，商业定位准确，是创业企业将产品推向市场的护城河。

经过在租赁市场这几年的摸爬滚打，悟空租车独创了 B2P 全时共享租车平台，即以悟空租车平台为基础，整合中小租车公司，走轻资产重运营之路。这些 B 端的中小租车公司是正规军，已经有了自己的品牌和经营模式，怎样才能吸引他们加入悟空租车的平台？针对这种情况悟空租车的营销推广方式分为两方面：一方面利用互联网技术推广线上平台，给平台上的这些中小租车公司做线上推广，提供客户引流；一方面研发出一套车辆管理系统，帮助企业提高车辆管理效率，企业能及时掌握车辆使用、维修状况，为它们提供一整套标准化的租车服务流程。从车辆的整备、维修到上门取送车，悟空租车帮助中小租车公司从街边小店迅速转型为有移动互联网助力的标准化租车服务门店。

悟空租车现阶段给自己的定位是互联网租车的领导者，不同于传统的重资产租车公司，悟空租车所有的业务都是线上完成，目前以迅猛的速度在渠道方全面展开。相比目前租车市场的巨头神州租车、一嗨租车，悟空租车作为追赶者，在营销端口更鲜明地放了三大招：全流程的移动互联体验，丰富多样化的车型选择，更高的网点覆盖率。而且所有加盟商统一管理，严控服务标准。靠这些方法，悟空租车三年里迅速抢占了国内的租车市场份额，成功挤入全国前三。

谈到创业与创新，朱旭认为这一代的创业者更幸福，现在的创业环境，投资环境，政府支持都会更好。但这一代的创业者也面临着更大的竞争，传统企业有着自己的很多优势——入行早、时间久，专业人才多，资金支持到位，有盈利空间，而新创业的企业有的只是原来自己的一点小资源和想法，只有靠更努力地工作去把这些创新的想法实现，才能保证自己能存活下来。朱旭说："创业三年没在家里吃过一顿晚饭，也几乎很少在凌晨 1 点前睡觉，但创业就是这样，人家都在跑，你怎么还能慢慢走！"

（来源：清华 x-lab 等. 从学生到创业者——清华 x-lab 案例课［M］. 北京：清华大学出版社，2018.）

【课堂互动】

小林是一名刚毕业的大学生，发明了一个计算机软件并申请了专利，现在他正计划开办一家计算机类企业，但资金不充裕。小林分析了他可能采用的各种企业组织形式的优缺点。他自己倾向于创办一家个人独资企业。因为他喜欢自己当老板，又希望自己对公司有绝对的经营决策权。但是小林又担心个人独资企业的风险较大，现在办企业倒闭也很多，害怕承担无限责任。

小张是小林的同学，愿意出资 5 万元和小林一起成立合伙企业。小林想了想，认为合伙企业也不错，不仅可以分担风险，也可以降低资金的压力。但是合伙企业的经营决策，需要和其他合伙人共同商定，利润也要根据协议分配。

有一家风投公司认为小林创业想法很不错，提出愿意出资，和他一起成立有限责任公司。小林可以以技术入股，占公司 30% 的股份。小林认为也不错，成立公司可以降低风险，筹到的资金也会更多。但是有限责任公司设立的程序比较复杂，创办费用较高，而且法律法规对公司的要求较为严格，并且自己只占 30% 的股份，在公司的一些重大经营决策上需要受其他股东的制约。

现在请你为小林选择一种企业组织形式，并为他顺利办成做参谋。

1. 划分小组。以每组 4～6 人为宜，教师布置小组讨论任务。

2. 为他们选择一种企业组织形式，谈谈为什么选择这种企业组织形式。

【实践探索】

搜集近三年本省市关于众创空间和孵化器的相关政策文件，重点梳理并解读针对初次创业的大学生群体给予的优惠、支持的政策细则。

【本章小结】

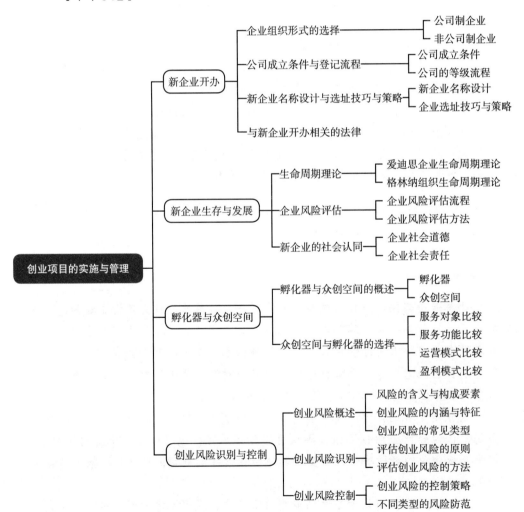

【思考题】

1. 什么是创业风险？请列举出创业风险出现的原因有哪些？
2. 创业风险一定会带来损失吗？请举例说明。
3. 你认为大学生创业面临的最大风险是什么。
4. 如果你是创业者，你会如何规避企业在经营中可能会出现的风险？

第八章　大学生创新创业政策法规与典型经验▷▷▷▷

【创言创语】

法律是最保险的头盔。

——［英国］爱·科克

【学习目标】

1. 掌握中医药创新创业相关法律法规的特征与亮点。
2. 掌握寻找创新创业项目的主要途径和办法。
3. 理解创新创业教育与经济发展之间的内在联系。
4. 了解创新创业政策法规的具体措施。
5. 了解国内典型地区、典型高校创新创业的做法和经验。
6. 了解国外创新创业发展历程和经典做法。

【理论知识】

第一节　国家创新创业相关政策法规

一、国家关于创新创业的综合性政策

（一）《国务院关于大力推进大众创业万众创新若干政策措施的意见》（国发〔2015〕32号）摘选

1. 出台背景　推进大众创业、万众创新，是发展的动力之源，也是富民之道、公平之计、强国之策，对于推动经济结构调整、打造发展新引擎、增强发展新动力、走创新驱动发展道路具有重要意义，是稳增长、扩就业、激发亿万群众智慧和创造力，促进社会纵向流动、公平正义的重大举措。根据2015年《政府工作报告》部署，为改革完善相关体制机制，构建普惠性政策扶持体系，推动资金链引导创业创新链、创业创新链支持产业链、产业链带动就业链而出台本意见。

2. 主要政策措施

（1）创新体制机制，实现创业便利化。完善公平竞争市场环境，深化商事制度改革，加强创业知识产权保护，健全创业人才培养与流动机制。

（2）优化财税政策，强化创业扶持。加大财政资金支持和统筹力度，完善普惠性税收措施，发挥政府采购支持作用。

（3）搞活金融市场，实现便捷融资。优化资本市场，创新银行支持方式，丰富创业融资新模式。

（4）扩大创业投资，支持创业起步成长。建立和完善创业投资引导机制，拓宽创业投资资金供给渠道，发展国有资本创业投资，推动创业投资"引进来"与"走出去"。

（5）发展创业服务，构建创业生态。加快发展创业孵化服务，大力发展第三方专业服务，发展"互联网+"创业服务，研究探索创业券、创新券等公共服务新模式。

（6）建设创业创新平台，增强支撑作用。打造创业创新公共平台，用好创业创新技术平台，发展创业创新区域平台。

（7）激发创造活力，发展创新型创业。支持科研人员创业，支持大学生创业，支持境外人才来华创业。

（8）拓展城乡创业渠道，实现创业带动就业。支持电子商务向基层延伸，支持返乡创业集聚发展，完善基层创业支撑服务。

（9）加强统筹协调，完善协同机制，加强组织领导。加强政策协调联动，加强政策落实情况督查。

（二）《国务院关于加快构建大众创业万众创新支撑平台的指导意见》（国发〔2015〕53号）摘选

1. 出台背景 当前，全球分享经济快速增长，基于互联网等方式的创业创新蓬勃兴起，众创、众包、众扶、众筹（以下统称四众）等大众创业、万众创新支撑平台快速发展，新模式、新业态不断涌现，线上线下加快融合，对生产方式、生活方式、治理方式产生广泛而深刻的影响，动力强劲，潜力巨大。同时，在四众发展过程中也面临行业准入、信用环境、监管机制等方面的问题。为落实党中央、国务院关于大力推进大众创业万众创新和推动实施"互联网+"行动的有关部署，加快构建大众创业万众创新支撑平台、推进四众持续健康发展而出台本意见。

2. 主要内容

（1）把握发展机遇，汇聚经济社会发展新动能。众创，汇众智搞创新，通过创业创新服务平台聚集全社会各类创新资源；众包，汇众力增就业，借助互联网等手段，将传统由特定企业和机构完成的任务向自愿参与的所有企业和个人进行分工；众扶，汇众能助创业，通过政府和公益机构支持、企业帮扶援助、个人互助互扶等多种方式，共助小微企业和创业者成长；众筹，汇众资促发展，通过互联网平台向社会募集资金，更灵活高效满足产品开发、企业成长和个人创业的融资需求。

（2）创新发展理念，着力打造创业创新新格局。坚持市场主导，包容创业创新，公平有序发展，优化治理方式，深化开放合作。

（3）全面推进众创，释放创业创新能量。大力发展专业空间众创，鼓励推进网络平台众创，培育壮大企业内部众创。

（4）积极推广众包，激发创业创新活力。广泛应用研发创意众包，大力实施制造运维众包，加快推广知识内容众包，鼓励发展生活服务众包。

（5）立体实施众扶，集聚创业创新合力。积极推动社会公共众扶，鼓励倡导企业分享众扶，大力支持公众互助众扶。

（6）稳健发展众筹，拓展创业创新融资。积极开展实物众筹，稳步推进股权众筹，规范发展网络借贷。

（三）《国务院关于推动创新创业高质量发展打造"双创"升级版的意见》（国发〔2018〕32号）摘选

1. 出台背景　创新是引领发展的第一动力，是建设现代化经济体系的战略支撑。近年来，大众创业、万众创新持续向更大范围、更高层次和更深程度推进，创新创业与经济社会发展深度融合，对推动新旧动能转换和经济结构升级、扩大就业和改善民生、实现机会公平和社会纵向流动发挥了重要作用，为促进经济增长提供了有力支撑。为深入实施创新驱动发展战略，进一步激发市场活力和社会创造力，推动创新创业高质量发展、打造"双创"升级版而出台本意见。

2. 主要目标　创新创业服务全面升级，创业带动就业能力明显提升，科技成果转化应用能力显著增强，高质量创新创业集聚区不断涌现，大中小企业创新创业价值链有机融合，国际国内创新创业资源深度融汇。

3. 主要措施　着力促进创新创业环境升级，加快推动创新创业发展动力升级，持续推进创业带动就业能力升级，深入推动科技创新支撑能力升级，大力促进创新创业平台服务升级，进一步完善创新创业金融服务，加快构筑创新创业发展高地，切实打通政策落实"最后一公里"。

（四）《国务院办公厅关于发展众创空间推进大众创新创业的指导意见》（国办发〔2015〕9号）摘选

1. 出台背景　为加快实施创新驱动发展战略，适应和引领经济发展新常态，顺应网络时代大众创业、万众创新的新趋势，加快发展众创空间等新型创业服务平台，营造良好的创新创业生态环境，激发亿万群众创造活力，打造经济发展新引擎而出台本意见。

2. 发展目标　形成一批有效满足大众创新创业需求、具有较强专业化服务能力的众创空间等新型创业服务平台。培育一批天使投资人和创业投资机构，投融资渠道更加畅通。孵化培育一大批创新型小微企业，并从中成长出能够引领未来经济发展的骨干企业，形成新的产业业态和经济增长点。创业群体高度活跃，以创业促进就业，提供更多高质量就业岗位。创新创业政策体系更加健全，服务体系更加完善，全社会创新创业文

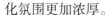

化氛围更加浓厚。

3. 重点任务 加快构建众创空间，降低创新创业门槛，鼓励科技人员和大学生创业，支持创新创业公共服务，加强财政资金引导，完善创业投融资机制，丰富创新创业活动，营造创新创业文化氛围。

二、国家支持大学生创新创业的有关政策

（一）《国务院办公厅关于深化高等学校创新创业教育改革的实施意见》（国办发〔2015〕36 号）摘选

1. 出台背景 深化高等学校创新创业教育改革，是国家实施创新驱动发展战略、促进经济提质增效升级的迫切需要，是推进高等教育综合改革、促进高校毕业生更高质量创业就业的重要举措。党的十八大对创新创业人才培养作出重要部署，国务院对加强创新创业教育提出明确要求。近年来，高校创新创业教育不断加强，取得了积极进展，对提高高等教育质量、促进学生全面发展、推动毕业生创业就业、服务国家现代化建设发挥了重要作用。但也存在一些不容忽视的突出问题，主要是一些地方和高校重视不够，创新创业教育理念滞后；教师开展创新创业教育的意识和能力欠缺；实践平台短缺，创新创业教育体系亟待健全等，为进一步推动高校的创新创业教育而出台本意见。

2. 总体目标 2015 年起全面深化高校创新创业教育改革。2017 年取得重要进展，形成科学先进、广泛认同、具有中国特色的创新创业教育理念，形成一批可复制可推广的制度成果，普及创新创业教育，实现新一轮大学生创业引领计划预期目标。到 2020 年建立健全课堂教学、自主学习、结合实践、指导帮扶、文化引领融为一体的高校创新创业教育体系，人才培养质量显著提升，学生的创新精神、创业意识和创新创业能力明显增强，投身创业实践的学生显著增加。

3. 主要措施 完善人才培养质量标准，创新人才培养机制，健全创新创业教育课程体系，改革教学方法和考核方式，强化创新创业实践，改革教学和学籍管理制度，加强教师创新创业教育教学能力建设，改进学生创业指导服务，完善创新创业资金支持和政策保障体系。

（二）《国家级大学生创新创业训练计划管理办法》（教高函〔2019〕13 号）摘选

1. 出台背景 为贯彻落实全国教育大会和新时代全国高等学校本科教育工作会议精神，根据《国务院办公厅关于深化高等学校创新创业教育改革的实施意见》（国办发〔2015〕36 号）要求，深入推进国家级大学生创新创业训练计划（以下简称国创计划）工作，深化高校创新创业教育改革，提高大学生创新创业能力，培养造就创新创业生力军，加强国创计划的实施管理，特制定本办法。

2. 目的意义 国创计划是大学生创新创业训练计划中的优秀项目，是培养大学生创新创业能力的重要举措，是高校创新创业教育体系的重要组成部分，是深化创新创业

教育改革的重要载体。国创计划坚持以学生为中心的理念，遵循"兴趣驱动、自主实践、重在过程"原则，旨在通过资助大学生参加项目式训练，推动高校创新创业教育教学改革，促进高校转变教育思想观念、改革人才培养模式、强化学生创新创业实践，培养大学生独立思考、善于质疑、勇于创新的探索精神和敢闯会创的意志品格，提升大学生创新创业能力，培养适应创新型国家建设需要的高水平创新创业人才。

3. 项目分类与申报条件

（1）项目分类　国创计划围绕经济社会发展和国家战略需求，重点支持直接面向大学生的内容新颖、目标明确、具有一定创造性和探索性、技术或商业模式有所创新的训练和实践项目。国创计划实行项目式管理，分为创新训练项目、创业训练项目和创业实践项目三类。创新训练项目是本科生个人或团队在导师指导下，自主完成创新性研究项目设计、研究条件准备和项目实施、研究报告撰写、成果（学术）交流等工作。创业训练项目是本科生团队在导师指导下，团队中每个学生在项目实施过程中扮演一个或多个具体角色，完成商业计划书编制、可行性研究、企业模拟运行、撰写创业报告等工作。创业实践项目是学生团队在学校导师和企业导师共同指导下，采用创新训练项目或创新性实验等成果，提出具有市场前景的创新性产品或服务，以此为基础开展创业实践活动。

（2）申报基本条件　项目选题具有一定的学术价值、理论意义或现实意义，具有创新性或明显创业教育效果；选题方向正确，内容充实，论证充分，难度适中，拟突破的重点难点明确，研究思路清晰，研究方法科学、可行；项目团队成员原则上为全日制普通本科在读学生，成员基本稳定，专业、能力结构较为合理。每位学生同一学年原则上只能参与一个项目。创新训练项目和创业训练项目获得经费支持平均不低于每项 2 万元，创业实践项目获得经费支持平均不低于每项 10 万元。

（三）《关于实施高校毕业生就业创业推进行动的通知》（人社部发〔2020〕65 号）摘选

1. 出台背景　促进高校毕业生就业创业，关系经济持续健康发展、民生改善和社会大局稳定。近年来高校毕业生人数再创新高，促进就业任务更加繁重，必须高度重视。为全面贯彻党中央、国务院关于稳就业的决策部署，落实就业优先政策，把高校毕业生就业作为重中之重，深入实施高校毕业生就业创业促进计划和基层成长计划，拓渠道、优服务、强保障，确保就业水平总体稳定、就业局势基本平稳而发布本通知。

2. 主要内容

（1）积极拓宽就业领域

1）支持多渠道就业　鼓励高校毕业生到基层就业。对小微企业吸纳离校 2 年内未就业高校毕业生就业的，按规定给予社会保险补贴。对离校 2 年内未就业高校毕业生灵活就业的，按规定给予社会保险补贴。

2）鼓励创业带动就业　加强创新创业教育，将创业培训向校园延伸，放宽创业担保贷款申请条件，支持高校毕业生返乡入乡创业创新，支持建设大学生创业孵化基地。

（2）大力加强就业服务　提前启动信息交接，强化针对性职业指导，着力推进精准服务，充分发挥人力资源市场作用，加大职业技能培训力度。

（3）强化就业权益保护　简化就业手续，加强招聘领域监管，规范就业签约。

（4）全力做好兜底保障　扩大就业见习规模，扎实做好困难帮扶。

（5）狠抓工作责任落实　强化组织领导，抓好政策落实，加强宣传引导。

三、其他相关政策参考

（一）《国务院关于扶持小型微型企业健康发展的意见》（国发〔2014〕52号）摘选

1. 出台背景　工商登记制度改革极大地激发了市场活力和创业热情，小型微型企业数量快速增长，为促进经济发展和社会就业发挥了积极作用，但在发展中也面临一些困难和问题。为切实扶持小型微型企业（含个体工商户）健康发展制定本意见。

2. 核心内容　充分发挥现有中小企业专项资金的引导作用；认真落实已经出台的支持小型微型企业税收优惠政策；加大中小企业专项资金对小企业创业基地（微型企业孵化园、科技孵化器、商贸企业集聚区等）建设的支持力度；对小型微型企业吸纳就业困难人员就业的，按照规定给予社会保险补贴；鼓励各级政府设立的创业投资引导基金积极支持小型微型企业；进一步完善小型微型企业融资担保政策；鼓励大型银行充分利用机构和网点优势，加大小型微型企业金融服务专营机构建设力度；高校毕业生到小型微型企业就业的，其档案可由当地市、县一级的公共就业人才服务机构免费保管；建立支持小型微型企业发展的信息互联互通机制；大力推进小型微型企业公共服务平台建设。

（二）《国务院关于积极推进"互联网＋"行动指导意见》（国发〔2015〕40号）摘选

1. 出台背景　近年来，我国在互联网技术、产业、应用以及跨界融合等方面取得了积极进展，已具备加快推进"互联网＋"发展的坚实基础，但也存在传统企业运用互联网的意识和能力不足、互联网企业对传统产业理解不够深入、新业态发展面临体制机制障碍、跨界融合型人才严重匮乏等问题，亟待加以解决。为加快推动互联网与各领域深入融合和创新发展，充分发挥"互联网＋"对稳增长、促改革、调结构、惠民生、防风险的重要作用制定本意见。

2. 发展目标　经济发展进一步提质增效；基础支撑进一步夯实提升；发展环境进一步开放包容。到2025年，网络化、智能化、服务化、协同化的"互联网＋"产业生态体系基本完善，"互联网＋"新经济形态初步形成，"互联网＋"成为经济社会创新发展的重要驱动力量。

3. 重点行动　"互联网＋"创业创新，"互联网＋"协同制造，"互联网＋"现代农业，"互联网＋"智慧能源，"互联网＋"普惠金融，"互联网＋"益民服务，"互联网＋"

高效物流，"互联网＋"电子商务，"互联网＋"便捷交通，"互联网＋"绿色生态，"互联网＋"人工智能。

（三）《国务院关于印发实施《中华人民共和国促进科技成果转化法》若干规定的通知》（国发〔2016〕16号）摘选

1. 出台背景　为加快实施创新驱动发展战略，落实《中华人民共和国促进科技成果转化法》，打通科技与经济结合的通道，促进大众创业、万众创新，鼓励研究开发机构、高等院校、企业等创新主体及科技人员转移转化科技成果，推进经济提质增效升级印发本通知。

2. 相关内容　促进研究开发机构、高等院校技术转移；激励科技人员创新创业；营造科技成果转移转化良好环境。

（四）《关于进一步支持和促进重点群体创业就业有关税收政策的通知》（财税〔2019〕22号）摘选

1. 出台背景　为进一步支持和促进重点群体创业就业发布本通知。

2. 具体内容　①建档立卡贫困人口、持《就业创业证》（注明"自主创业税收政策"或"毕业年度内自主创业税收政策"）或《就业失业登记证》（注明"自主创业税收政策"）的人员，从事个体经营的，自办理个体工商户登记当月起，在3年（36个月，下同）内按每户每年12000元为限额依次扣减其当年实际应缴纳的增值税、城市维护建设税、教育费附加、地方教育附加和个人所得税。限额标准最高可上浮20%，各省、自治区、直辖市人民政府可根据本地区实际情况在此幅度内确定具体限额标准。②企业招用建档立卡贫困人口，以及在人力资源社会保障部门公共就业服务机构登记失业半年以上且持《就业创业证》或《就业失业登记证》（注明"企业吸纳税收政策"）的人员，与其签订1年以上期限劳动合同并依法缴纳社会保险费的，自签订劳动合同并缴纳社会保险当月起，在3年内按实际招用人数予以定额依次扣减增值税、城市维护建设税、教育费附加、地方教育附加和企业所得税。定额标准为每人每年6000元，最高可上浮30%，各省、自治区、直辖市人民政府可根据本地区实际情况在此幅度内确定具体定额标准。城市维护建设税、教育费附加、地方教育附加的计税依据是享受本项税收优惠政策前的增值税应纳税额。③国务院扶贫办在每年1月15日前将建档立卡贫困人口名单及相关信息提供给人力资源社会保障部、税务总局，税务总局将相关信息转发给各省、自治区、直辖市税务部门。人力资源社会保障部门依托全国扶贫开发信息系统核实建档立卡贫困人口身份信息。④企业招用就业人员既可以适用本通知规定的税收优惠政策，又可以适用其他扶持就业专项税收优惠政策的，企业可以选择适用最优惠的政策，但不得重复享受。⑤本通知规定的税收政策执行期限为2019年1月1日至2021年12月31日。纳税人在2021年12月31日享受本通知规定税收优惠政策未满3年的，可继续享受至3年期满为止。

【视野拓展】

梦想小镇

"梦想小镇"坐落在杭州余杭区仓前街道，占地面积约 3 平方公里，于 2014 年 9 月正式启动建设，小镇规划用地面积 4500 亩，已建成区域用地面积 1440 亩，已入驻企业 3900 家左右，完成特色产业投资 31 亿元，年缴纳税收 4 亿元，拥有发明专利 30 项。

一、主要运行模式

一是建设便利创业社区。顺应大众创业、万众创新的时代浪潮，小镇锁定互联网创业和天使基金两大产业门类，确定了"资智融合"的发展路径。看准方向后，小镇边建设、边谋划、边招商，全速推进。互联网村、天使村、创业集市及创业大街建成投用，万兆进区域、千兆进楼宇、百兆到桌面、WIFI 全覆盖的网络基础设施建成，居住和商业等配套同步推进，一个低成本、全要素、开放式、便利化的创业社区基本建成。

二是打造创业生态系统。在创业社区建成的基础上，小镇积极创新服务，通过引进新型创业服务机构、建立天使引导基金、组建创业贷风险池、开发云服务平台等途径，不断完善政策体系和服务链条，着力打造最富激情的创业生态系统。

二、特色产业发展

一是产业定位。小镇产业定位是互联网和金融两大类，按照政府谋划、市场导向、整体设计、分步实施的思路推进。互联网产业旨在培育以集聚互联网创业企业为重点，鼓励大学生创办电子商务、软件设计、集成电路、信息服务、大数据、云计算、网络安全、动漫设计等企业。金融产业旨在培育以科技金融为重点的现代科技服务业，重点发展天使基金、私募金融、互联网金融，着力构建覆盖企业发展初创期、成长期、成熟期等各个不同发展阶段的金融服务体系。

二是招才引智。小镇累计引进上海苏河汇、北京 36 氪、深圳紫金港创客等知名孵化器以及 500Startups、Plug&Play 等 2 家美国硅谷平台落户，集聚创业项目 1500 余个、创业人才 1.5 万名，形成了一支以阿里系、浙大系、海归系、浙商系为代表的创业"新四军"队伍。136 个项目获得百万元以上融资，融资总额达 94 亿元。

三、政策机制创新

一是强化"店小二"意识。进一步实施"互联网＋政务服务"，通过信息化手段使服务更加畅通、更加便捷。加快引进中介服务机构、科技服务机构，推广政府购买服务方式，整合市场资源做好企业服务。同时探索创新，加强对园区运营主体的引导和培育工作，使其成为园区自我管理、自我服务的自治主体，形成一批"经济村"，构筑起"政府—科创园区—中小企业"服务方式。

二是开发公共技术平台。引进科技文献查询系统和世界专利信息服务平台，集中购买服务器和基础软件，向阿里购买云服务，面向创客免费开放。与浙江大学开展全方位战略合作，会商浙大实验室和技术平台全面开放，重点合作共建健康医疗公共技术平台

三是整合利用市场资源。积极引进财务、法务、人力资源、知识产权、商标代理等各类中介服务机构，组成"服务超市"，同时面向初创企业发放"创新券"，支持企业购买中介服务。在政府扶持下，利用好5000万元天使梦想基金、1亿元天使引导基金、2亿元创业引导基金、2亿元创业贷风险池、20亿元信息产业基金，通过政府基金运作强化资智对接，并有效撬动社会资本。2019年7月天使梦想基金已为250家初创企业注入资金。

（来源：搜狐网——"第一轮全国特色小镇典型经验"总结推广——浙江杭州梦想小镇经验）

第二节　中医药创新创业政策法规

一、中医药创新创业相关法律法规概述

1983年，全国人大代表董建华提出制定《中华人民共和国中医药法》（以下简称《中医药法》）的议案。1984～1986年，原卫生部、国家中医药管理局相继6次起草《中医药法（草拟稿）》。1986年，国务院启动《中华人民共和国中医药条例》制定工作，2003年4月颁布该条例，这曾是我国中医药领域的最高立法，也是我国首部规范中医药管理工作的行政法规。但随着中医药发展基础条件差、特色与优势淡化、理论和技术方法创新不足、中医中药人才匮乏等一系列严重问题出现，此条例早已不能适应我国中医药的发展。党中央、国务院高度重视中医药工作。2005年3月，国家中医药管理局启动《中医药法》起草工作，以应对中医药行业面临日益激烈的国际竞争、中医药资源可持续利用等方面的挑战。2016年12月25日，二十届全国人大常委会第25次会议审议通过了《中医药法》，国家主席习近平签署第五十九号主席令予以公布。《中医药法》共9章63条，在中医药服务、中药管理、人才培养、科学研究、文化传承、监督管理、保障措施等方面都做了具体规定，从2017年7月1日起正式实施。《中医药法》作为第一部全面、系统体现中医药特点的综合性法律，对于中医药行业发展具有里程碑意义，必将产生深远的国内国际影响。

1992年10月，国务院发布了《中药品种保护条例》（以下简称《条例》），旨在提高中药品种的质量，保护中药生产企业的合法权益，促进中药事业的发展。该条例适用于中国境内生产制造的中药品种，包括中成药、天然药物的提取物及其制剂和中药人工

制成品。2018 年 9 月 18 日，国务院总理签署国务院令，公布《国务院关于修改部分行政法规的决定》（国务院令第 703 号），对《条例》作出了修正。国务院删除了原《条例》的第 26 条，并修改了 15 条条款。将多项条款中的"国务院卫生行政部门"修改为"国务院药品监督管理部门"，明确由国务院药品监督管理部门负责全国中药品种保护的监督管理工作。此次修正将原《条例》中申请办理中药品种保护的程序需转送同级卫生行政部门的规定，修改为"向所在地省、自治区、直辖市人民政府药品监督管理部门提出申请，由省、自治区、直辖市人民政府药品监督管理部门初审签署意见后，报国务院药品监督管理部门。特殊情况下，中药生产企业也可以直接向国务院药品监督管理部门提出申请。"同时将委托国家中药品种保护审评委员会审评、组织国家中药品种保护审评委员会、聘请中医药方面专家担任委员会成员的职责交由国务院药品监督管理部门。此次修改对中药保护品种的仿制规定也作出了调整。

2014 年 5 月，国家中医药管理局开始启动中医药发展战略规划纲要编制工作，起草了《中医药发展战略规划纲要（2016—2030 年》（征求意见稿）》。2016 年 2 月，国务院第 123 次常务会议审议通过了《中医药发展战略规划纲要（2016—2030 年）（送审稿）》后，经国家总理签批正式颁布。《中医药发展战略规划纲要（2016—2030 年）》（以下简称《规划纲要》）明确了未来 15 年我国中医药发展方向和工作重点，是新时期推进我国中医药事业发展的纲领性文件。《规划纲要》对中医药事业发展进行了系统战略规划，制定了较为完善的保障措施和组织措施，对全面振兴中医药事业，构建中国特色医药卫生体系，具有重要的现实意义和深远的历史意义。2016 年 3 月，国务院印发《中华人民共和国国民经济和社会发展第十三个五年规划纲要》，第六十章第六节为"促进中医药传承与发展"，提出创新中医药服务模式等；同年 8 月，国务院建立由国务院领导同志牵头负责的国务院中医药工作部标联席会议制度；同年 11 月，国务院印发《"十三五"脱贫攻坚规划》，第六章第一节为"提升医疗卫生服务能力"，提出要支持中医药和民族医药事业发展等；同年 12 月，国务院印发《"十三五"卫生与健康规划》，第三点"主要任务"的第八条为"推动中医药传承创新发展"，提出要创新中医医院服务模式，加强中医药传承创新等；同年 12 月底，国务院印发《"十三五"深化医药卫生体制改革规划》，指出要在分级诊疗、现代医院管理、全民医保、药品供应保障、综合监管等方面取得新突破。2016 年，国务院印发的《"十三五"国家科技创新规划》中重点部署了中医药现代化等任务；国务院印发的《"十三五"旅游业发展规划》中明确要求发展中医药健康旅游，启动中医药健康旅游示范区、示范基地和示范项目建设等；国家中医药管理局等 5 部委联合印发的《基层中医药服务能力提升工程"十三五"行动计划》中指出进一步提升基层中医药服务能力；原国家卫生计生委印发的《突发急性传染病防治"十三五"规划（2016—2020 年）》中提出要有效落实中医中药疗法等综合救治措施。

2019 年 10 月，为了深入贯彻习近平新时代中国特色社会主义思想和党的十九大精神，认真落实习近平总书记关于中医药工作的重要论述，促进中医药传承创新发展，中共中央、国务院印发《促进中医药传承创新发展的意见》（以下简称《意见》）。《意见》

从健全中医药服务体系、发挥中医药在维护和促进人民健康中的独特作用、大力推动中药质量提升和产业高质量发展、加强中医药人才队伍建设、促进中医药传承与开放创新发展、改革完善中医药管理体制机制等六个方面提出了具体意见。《意见》提出要发挥中医药整体医学和健康医学优势，建成以国家中医医学中心、区域中医医疗中心为龙头，各级各类中医医疗机构和其他医疗机构中医科室为骨干，基层医疗卫生机构为基础，融预防保健、疾病治疗和康复于一体的中医药服务体系，提供覆盖全民和全生命周期的中医药服务；大力发展中医诊所、门诊部和特色专科医院，鼓励连锁经营；提供中医养生保健服务的企业登记经营范围使用"中医养生保健服务（非医疗）"规范表述等。《意见》提出要围绕国家战略需求及中医药重大科学问题，建立多学科融合的科研平台；在中医药重点领域建设国家重点实验室，建立一批国家临床医学研究中心、国家工程研究中心和技术创新中心；深化基础理论、诊疗规律、作用机理研究和诠释，开展防治重大、难治、罕见疾病和新发突发传染病等临床研究，加快中药新药创制研究，研发一批先进的中医器械和中药制药设备；支持鼓励儿童用中成药创新研发；研究实施科技创新工程。支持企业、医疗机构、高等学校、科研机构等协同创新，以产业链、服务链布局创新链，完善中医药产学研一体化创新模式；加强中医药产业知识产权保护和运用等。

二、《中华人民共和国中医药法》概述

（一）《中医药法》的立法目的、中医药的内涵和发展方针

2016 年 12 月，《中医药法》的颁布是我国中医药发展史上具有里程碑意义的大事。《中医药法》包括了总则、中医药服务、中药保护与发展、中医药人才培养、中医药科学研究、中医药传承与文化传播、保障措施、法律责任、附则等九大方面的内容。

1. 立法目的　为了继承和弘扬中医药，保障和促进中医药事业发展，保护人民健康。

2. 中医药的内涵　中医药是包括汉族和少数民族医药在内的我国各民族医药的统称，是反映中华民族对生命、健康和疾病的认识，具有悠久历史传统和独特理论及技术方法的医药学体系。

3. 发展方针　国家大力发展中医药事业，实行中西医并重的方针，建立符合中医药特点的管理制度，充分发挥中医药在我国医药卫生事业中的作用。

（二）《中医药法》的主要特点

1. 明确了中医药事业的重要地位和发展方针　《中医药法》是我国第一部关于中医药的纲领性法律，第一次从法律层面明确了中医药的重要地位、发展方针和扶持措施，为我国中医药事业的健康发展提供了法律保障，对于促进中医药事业健康发展、健康中国建设、提升中华文化软实力，具有划时代的深远意义和重要作用。《中医药法》明确了中医药事业是我国医药卫生事业的重要组成部分；明确了国家大力发展中医药事业，建立符合中医药特点的管理制度；明确了发展中医药事业应当遵循中医药发展规律，坚

持继承和创新相结合，保持和发挥中医药特色和优势；明确了国家鼓励中医西医相互学习，相互补充，协调发展，发挥各自优势，促进中西医融合。

2. 建立符合中医药特点的管理制度　中医药是反映中华民族对生命、健康和疾病的认识，具有悠久历史传统和独特理论及技术方法的医药学体系。在中医诊所、中医医师准入、中药管理等方面进行了改革创新。

3. 加大对中医药事业的扶持力度　《中医药法》明确县级以上人民政府应当将中医药事业发展经费纳入本级财政预算；明确县级以上政府应当将中医医疗机构建设纳入医疗机构设置规划；明确县级以上人民政府应当合理确定中医医疗服务的收费项目和标；明确县级以上人民政府应当将符合条件的中医医疗机构纳入基本医疗保险定点医疗机构范围，发展中医药教育，发展中医养生保健服务；明确国家采取措施，加大对少数民族医药传承创新、应用发展和人才培养的扶持力度。

4. 加强对中医药的监管　《中医药法》明确了开展中医药服务应当符合中医药服务基本要求；明确国家制定中药材种植养殖、采集、贮存和初加工的技术规范、标准；加强中药材质量监测；鼓励发展中药材规范化种植养殖；加强对医疗机构炮制中药饮片、配制中药制剂的监管。

5. 加大对中医药违法行为的处罚力度　《中医药法》规定了明确的法律责任。如经考核取得医师资格的中医医师超出注册的执业范围从事医疗活动的，由县级以上人民政府中医药主管部门责令暂停六个月以上一年以下执业活动，并处一万元以上三万元以下罚款；情节严重的，吊销执业证书；在中药材种植过程中使用剧毒、高毒农药的，依照有关法律、法规规定给予处罚；情节严重的，可以由公安机关对其直接负责的主管人员和其他直接责任人员处五日以上十五日以下拘留。

（三）《中医药法》的主要内容

1. 中医药服务之"举办中医诊所"　《中医药法》中明确规定，举办中医诊所的，将诊所的名称、地址、诊疗范围、人员配备情况等报所在地县级人民政府中医药主管部门备案后即可开展执业活动。中医诊所应当将本诊所的诊疗范围、中医医师的姓名及其执业范围在诊所的明显位置公示，不得超出备案范围开展医疗活动。中医诊所的准入制度从批准制改为备案制。

2. 中药保护与发展之"中药材、中药饮片、中药制剂"　《中医药法》中明确规定，国家鼓励发展中药材规范化种植养殖。在村医疗机构执业的中医医师、具备中药材知识和识别能力的乡村医生，按照国家有关规定可以自种、自采地产中药材并在其执业活动中使用。国家保护中药饮片传统炮制技术和工艺，支持应用传统工艺炮制中药饮片，鼓励运用现代科学技术开展中药饮片炮制技术研究。国家鼓励和支持中药新药的研制和生产。国家保护传统中药加工技术和工艺，支持传统剂型中成药的生产，鼓励运用现代科学技术研究开发传统中成药。国家鼓励医疗机构根据本医疗机构临床用药需要配制和使用中药制剂，支持应用传统工艺配制中药制剂，支持以中药制剂为基础研制中药新药。中药制剂由批准制改为备案制。

3. 中医药科学研究之"中医药科学技术创新" 《中医药法》中明确规定，国家鼓励科研机构、高等学校、医疗机构和药品生产企业等，运用现代科学技术和传统中医药研究方法，开展中医药科学研究，加强中西医结合研究，促进中医药理论和技术方法的继承和创新。国家建立和完善符合中医药特点的科学技术创新体系、评价体系和管理体制，推动中医药科学技术进步与创新。国家采取措施，加强对中医药基础理论和辨证论治方法，常见病、多发病、慢性病和重大疑难疾病、重大传染病的中医药防治，以及其他对中医药理论和实践发展有重大促进作用的项目的科学研究。

三、《中医药发展战略规划纲要（2016—2030年）》概述

（一）《规划纲要》的指导思想、基本原则和发展目标

2016年2月22日，国务院正式印发了《中医药发展战略规划纲要（2016—2030年）》（以下简称《规划纲要》），确定了未来15年中医药发展战略部署。

1. 指导思想 牢固树立创新、协调、绿色、开放、共享发展理念，坚持中西医并重，从思想认识、法律地位、学术发展和实践运用上落实中医药与西医药平等地位，充分遵循中医药自身发展规律，以推进继承创新为主题，以提高中医药发展水平为中心，以完善符合中医药特点的管理体制和政策机制为重点，以增进和维护人民群众健康为目标。

2. 基本原则 坚持以人为本，服务惠民；坚持继承创新，突出特色；坚持深化改革，激发活力；坚持统筹兼顾，协调发展。

3. 发展目标 第一阶段，到2020年，实现人人基本享有中医药服务；中医各领域得到全面协调发展；中医药健康服务能力明显增强；中医医疗服务体系进一步完善；中医药人才教育培养体系基本建立，中医药产业成为国民经济重要支柱之一等。第二阶段，到2030年，中医药服务领域实现全覆盖，中医药健康服务能力显著增强；中医药科技水平显著提高；公民中医健康文化素养大幅度提升；中医药工业智能化水平迈上新台阶；我国在世界传统医药发展中的引领地位更加巩固等。

（二）《规划纲要》的主要特点

1. 站位高，立意远 《规划纲要》站在中华民族和国家全局的高度明确了发展中医药事业的指导思想、基本原则和主要任务，是新时期指导我国中医药工作的纲领性文件，是中医药事业发展的又一个里程碑。

2. 内容新，范围广 《规划纲要》适应中国经济社会发展新常态总要求，在结构布局上有新变化，还加入了很多新内容、新政策、新举措，融合了新领域、新科技和新成果；涵盖了中医药的医疗、保健、科研、教育、产业、文化、海外、民族医药、中西医结合、城乡区域、国内国际等各个方面。

3. 理念全，操作性强 《规划纲要》全面融入了创新、协调、绿色、开放、共享的五大发展理念；执行期限长，持续到2030年，是中长期规划，着眼于世界，谋划于将

来。目标任务明确，具有指导性，操作性强；指标明确，可考核，有抓手，易落实。

（三）《规划纲要》的主要内容

1. 中医药发展重点任务之"着力推进中医药创新"《规划纲要》中提到了 7 个方面 24 项任务，主要包括切实提高中医医疗服务能力；大力发展中医养生保健服务；扎实推进中医药继承；着力推进中医药创新；全面提升中药产业发展水平；大力弘扬中医药文化；积极推动中医药海外发展。《规划纲要》的 7 方面重点任务中，将"创新"单独设立为第 4 个重要任务——"着力推进中医药创新"，主要包括 3 项主要任务，即健全中医药协同创新体系、加强中医药科学研究、完善中医药科研评价体系。这也充分表明了"创新"在中医药发展中的重要地位和引领作用。《规划纲要》从理论创新、临床创新、新药创新、设备创新 4 个途径详细阐述了中医药协同创新体系的建立，提出要建立符合中医药特点的科研和临床疗效的评价标准体系，健全以国家和省级中医药科研机构为核心，以高等院校、医疗机构和企业为主体，以中医科学研究基地（平台）为支撑，多学科、跨部门共同参与的中医药协同创新体制机制。

2. 中医药发展保障措施之"健全中医药法律体系"《规划纲要》中提到了 4 个保障措施，主要包括：健全中医药法律体系、完善中医药标准体系、加大中医药政策扶持力度、加强中医药人才队伍建设。《规划纲要》的保障措施中，将"健全法律体系"作为第 1 方面提出，可以看出"法律体系"在保障中医药发展中的重要地位。《规划纲要》提出要推动颁布并实施中医药法，研究制定配套政策法规和部门规章，推动修订执业医师法、药品管理法和医疗机构管理条例、中药品种保护条例等法律法规，进一步完善中医类别执业医师、中医医疗机构分类和管理、中药审批管理、中医药传统知识保护等领域相关法律规定，构建适应中医药发展需要的法律法规体系。指导地方加强中医药立法工作。

【视野拓展】

《中医药法》后"全国中医第一假药案"

2019 年 1 月 28 日，经历过"假药案"风波的南京圭石堂重新开张。2017 年 12 月 1 日，南京圭石堂中医馆负责人钱辉因患者举报涉嫌生产、销售假药罪被警方刑事拘留，这是新的《中医药法》正式生效后，全国中医第一假药案。此案经澎湃新闻等国内数十家媒体的报道，引起了中医界人士的极大关注。2018 年 12 月 29 号，通过南京公安和检察机关的严格审查，涉案人终于拿到了解除取保候审决定书，裁定无罪。此案的成立与否检验《中医药法》能否真正执行，也关乎中医药传统炮制工艺模式今后能否应用，这一案例的逆转可以载为中医发展史上的一个标志事件。

《中医药法》第 28 条规定：对市场上没有供应的中药饮片，医疗机构可以根据本医疗机构医师处方的需要，在本医疗机构内炮制、使用……医疗机构炮制中药饮片，应当向所在设区的市级人民政府药品监督管理部门备案。《中医药法》第32条则规定：……仅应用传统工艺配制的中药制剂品种，向医疗机构所在地省、自治区、直辖市人民政府药品监督管理部门备案后即可配制，不需要取得制剂批准文号（图8-1、图8-2）。

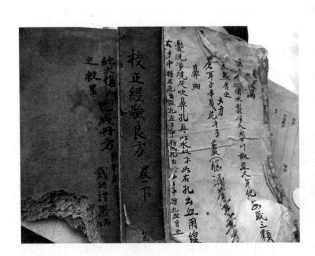

图8-1　圭石堂的"祖传秘方"

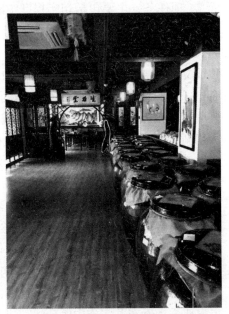

图8-2　中医馆内炮制中药的大缸

江苏宁联律师事务所律师孙阿龙据此认为，上述案件的关键问题是法律适用问题。《中医药法》于2017年7月1日实施，既是特别法，又是新法，根据"新法优旧法，特别法优于一般法"的法律原则，该案应该优先适用《中医药法》。孙阿龙对澎湃新闻说，刑法要求犯罪要有社会危害性。虽然《刑法修正案（八）》对生产、销售假药罪的要件构成中，删除了"足以危害人体健康"的构成要件，但根据刑法的适用原则，认定某些行为构成犯罪仍然要求该行为具有社会危害性。如果本案没有造成危害后果，即没有任何社会危害性显现出来，不适宜按照犯罪来处理。

上海中医药大学附属曙光医院副院长蒋健表示，对医疗机构应用传统工艺配制中药制剂实行备案管理，更有利于发挥中医药特色，经过时间检验、效果不错的中药制剂还有可能成为申请注册新药的"潜力股"。

（来源：网易新闻——《中医药法》后，"全国中医第一假药案"尘埃落定）

第三节　国内创新创业典型经验

一、部分地区经验

（一）浙江省以勇立潮头的精神推进创新创业教育改革

1. 制定大学生创新创业教育政策　建立和完善大学生创新创业的政策制度和服务体系，全面推进高校创业学院建设，完善人才培养质量标准，制订创新创业教育实施方案，教育引导广大青年学生深入农村、企业，服务浙江的"五水共治""两美"建设和创新驱动发展，开展"百校联百镇"等教育实践活动。

2. 推进大学生创新创业教育改革　一是以课堂教学创新为先导推进专业教育与创新创业教育的有机融合，鼓励高校设立创新学分或制定创新创业活动替代相关课程学分政策；引导高校多渠道开发开设创新创业教育课程。二是大力推进协同育人，深化产教融合、校企合作，鼓励学校建立行业特色二级学院等混合所有制学院。三是实施"创业导师培育工程"，培育一支创业导师队伍，建设创业导师数据库，建立创业导师专业发展、能力提升和锻炼成长的长效机制。四是多渠道搭建创新创业实践平台，整合科研训练、学科竞赛、校外实践等资源，建立"创新项目＋创新团队＋创新基地"模式；建设大学生校外实践教育基地。

3. 营造大学生创新创业氛围　高校努力营造"敢为人先、敢冒风险、宽容失败"的校园氛围和环境，激发大学生把个人的创新创业和国家、民族、家乡的命运联系在一起。例如，浙江大学以技术创新作为创业的支撑点，将先进技术转化为生产力，形成了浓厚的创新创业氛围，鼓励"学而优则创"的理念，涌现出大批青年创业人才及知名创业企业；浙江工业大学打造"互联网＋"创新创业教育模式，形成"工大系"品牌特色，形成了"研究院＋人才＋基金＋孵化平台"的创新生态，打造了产教研融合、校地协同育人的国家级创新创业交流平台；宁波大学传承与发扬"宁波帮"精神文化，形成"爱国爱校，创新创业"的校园文化；浙江中医药大学聚焦中医中药特色，注重思想政治教育引领创新创业教育，形成了"思创融合、专创结合"的人才培养模式；温州大学立足"崇商文化，市场滥觞"的温州，形成了特色鲜明的"温大模式"。

（二）陕西省创新创业教育融入人才培养全过程

2017 年 8 月 15 日，习近平总书记给第三届中国"互联网＋"大学生创新创业大赛"青年红色筑梦之旅"大学生回信，勉励广大青年学生把青春梦融入伟大的中国梦，在创新创业中增长智慧才干。陕西省抓住机遇，推进双创教育融入人才培养全过程。

1. 迅速掀起学习贯彻习近平总书记重要回信精神的热潮　充分发挥好延安精神在教育引导大学生成长成才中的重要作用，教育和动员广大青少年在实践中增强创新创业能力；全力以赴办好第三届中国"互联网＋"大学生创新创业大赛，引导广大青年努力成为有理想、有追求、有担当，德才兼备的有为之材。

2. 全面推进高校创新创业教育改革融入人才培养全过程 陕西省委、省政府先后印发《关于全面深化高等教育综合改革的意见》《关于建设"一流大学、一流学科、一流学院、一流专业"的实施意见》等系列文件，把创新创业教育纳入陕西省"十三五"高等教育综合改革、作为"四个一流"建设的重要支撑进行系统部署；启动实施高等学校创新创业教育推进计划；组织高校与一大批企业签订了共建创新创业学院协议，聘任一批优秀企业家、创投机构负责人担任创新创业导师。

（三）吉林省用改革推动高校创新创业教育

1. 形成发展格局 将创新创业教育作为深化高等教育综合改革的突破口，制定出台一系列鼓励支持大众创业、万众创新的政策措施。全面推进高校创新创业教育的吉林格局初步形成。

2. 打造创新平台 高校立足实际、迅速行动，有效聚合校内外创新创业教育资源，建设了国家重点实验室、国家工程中心等21个国家科研创新平台。

3. 升级课程 体系按照"专业教育与创新创业教育有机融合，面向全体学生开设创新创业课程"的要求，全省高校将创新创业教育纳入人才培养方案、融入人才培养全过程。高校创新创业教育课程建设实现了从单一向多元、从零散向系统的转型升级。

4. 建设师资队伍 大力推进产教融合、校企合作、各方力量协同育人，让大师走进校园，让老师成为专家，努力打造专兼结合的创新创业导师队伍。

5. 构建展示舞台 高度重视组织开展"互联网+"大学生创新创业大赛、本科院校学科竞赛等一系列创新创业赛事活动。

（四）福建省为创新创业人才培养厚植成长沃土

1. 教育的自觉与自觉的教育相结合 主动融入"新福建"建设，实施创新创业教学体系建设、创新创业实践平台建设、创新创业导师队伍建设、创新创业指导服务的"三建设一服务"专项举措；主动融入"双一流"建设、本科高校向应用型转变、"二元制"现代职业教育体系建设等重大发展大势。

2. 教育的普及与普及的教育相结合 "管""评"结合推进教育普及，高校实施"一校一策"目标管理，开展"奖优罚劣"的绩效考核；实行第三方专项评价，发布福建省高校创新创业教育年度报告；通过实施省级示范校和创新创业学院创建、试点专业改革、精品课建设等举措，推动高校在"学科专业上调、培养方案上动、课堂教学上变、实践资源上建、评价方式上改"。

3. 教育的专业与专业的教育相结合 通过实施服务产业特色专业、创新创业教育改革项目和创新创业教育课程体系等建设计划，打造"闽版"精品创新课程群；建成省级优秀创新创业导师库，实施千名创新创业教师能力提升计划，打造一支"专兼结合"的高水平教师队伍。

4. 教育的实践与实践的教育相结合 实行"政府主导、社会参与、市场运作、学校联盟"的新模式，设立区域性、行业性的校外"创新创业"基地，搭建"产学研用"协同创新通道；开展高校大学生创新创业标准园区创建工作，推动高校建设高质量的创新示范园区；以大赛为载体，以赛促教、以赛促学，激发大学生创新创业热情。

5. 教育的有效与有效的教育相结合 建立专项资金用于支持高校创新创业教育与指导；建设大学生创新创业与就业服务平台，做好一站式创新创业就业教育服务指导；建立创新创业学分积累与转换制度，实施弹性学制；实施万名创业大学生训练计划；整合高校教学资源、产学研合作基地和创业孵化载体，降低大学生参与创新创业的成本和门槛。

二、部分高校经验

（一）重庆大学多元参与引育并举构建立体化创新创业教育体系

1. 深化教学改革，建构高水平创新创业教育体系。《重庆大学"十三五"发展规划》等多个纲领性文件中明确提出相关创新创业教育的目标要求和建设举措。将创新精神、创业意识和创新创业能力作为评价人才培养质量的重要指标。开展包括"启航计划""'百千万'创新创业人才培养计划""拔尖创新人才培养计划"等多项计划，促进人才培养由单一型向多学科融合型转变。

2. 实施项目育人，推动大学生科技创新团队建设。学校以团队形式培养创新能力，建设了 24 支创新团队，学生根据兴趣爱好，以科技竞赛、科研项目等形式为支撑。近年来，团队学生在各类创新创业竞赛、科学研究中均有突出表现，创新团队本科学生在各类创新创业竞赛中获奖 201 项。

3. 加强校企合作，探索创新创业人才培养新模式。积极推进"校企合作、校地合作"，探索出订单式培养、本硕连读、直博生等多种培养模式的创新性复合型人才培养的新途径，搭建了集实习、联合课程设计、联合毕业设计、创新创业为一体的高质量实践育人平台，建设了一批校企联合开设的高水平课程。

（二）浙江工业大学开展"三层次、五联动"链式创新创业教育体系

1. 创新创业教育纳入学校顶层设计。学校把创新创业工作纳入学校战略发展规划，与转型发展、争创一流同谋划、共推进。通过实施"创新创业教育提升计划"，依托实验教学平台和校外实践基地，开展创新创业训练计划项目、竞赛项目等活动，通过打造"创业学院、创客空间、孵化基地"三位一体的创业人才培养特区，全方位、全过程系统提升学生的创新创业意识和能力。设立创新创业奖学金，近三年阿里巴巴集团等 49 个单位和个人共捐资设立学生创新创业基金 710.6 万元。

2. 创新创业教育融入人才培养方案。学校通过"创新创业通识教育 + 创新创业技能训练 + 创业实践孵化培育"三个层次，形成了独具特色的"五位联动"链式创新创业教育体系。修订本科生培养方案，明确所有本科生需必修 4 个创新创业学分，实现创新创业教育融入人才培养全过程。建立弹性学制，允许学生休学创新创业，创业休学时间

不计入学制规定的修读年限。

3. 创新创业实践教育成果斐然。倾全力发挥区域、政策、校友三大优势，打造"互联网+"创新创业品牌，形成"工大系"特色，每年举办"科技文化节"，每月开展"创业大讲堂"、创业沙龙、校友论坛等活动，组建"创客联盟""KAB 创业俱乐部"等学生创新创业类社团 9 个；合作共建"工创谷众创空间"等 36 个校外创新创业实践基地；牵头建设浙江省国家大学科技园（创业苗圃），加大"互联网+"省赛、国赛的成绩。

（三）山东中医药大学三"台"联动抢占创新创业文化高地

1. 文化引领依托社团开展各类中医药创新创业品牌活动　每年举办中医药创意设计大赛、"砺行杯"研究生创新创意创业设计大赛等创新创业赛事 10 余项。依托大学生创业孵化基地，打造中医药创新创业文化阵地，充分发挥创业典型的宣传带动作用，着力建设大学生创新创业文化。承办各类中医药创新创业高端论坛、峰会及大赛，抢占中医药创新创业文化高地，增强学生为中医药事业发展而创新创业的使命感和责任感。

2. 三"台"联动构建教育、竞赛、实践的全过程育人体系

（1）抓好一个"金讲台"　构建适应中医药创新型人才培养的课程体系，创新创业教育进方案、进课堂、进教材、进实践；成立创新教育教研室和创业教育教研室，培育双师型教师队伍；专业课中推行对分课堂、RTS 教学法、PBL 教学、项目式教学等多种形式的探究式教学方法。

（2）建好三个"高平台"　创新训练平台，组建了覆盖医、药、文、理四个学科门类的 16 个创新教育训练平台和 1 个虚拟仿真实验教学平台；校地企合作平台，建立广泛中医药行业校企合作，与山东省工商联女企业家商会、山东阿普堂创业服务有限公司等单位合作搭建校企合作实训平台 57 个；特色大学生创业孵化平台，学校建成 5300 平方米、可以同时容纳 120 个创业项目、400 余人办公的大学生创业孵化基地。

（3）用好一个"大舞台"　学校打造了以"互联网+""创青春"和"挑战杯"为代表的从创意到创新再到创业的大学生创新创业赛事体系，做到双创赛事覆盖全学历层次、全专业、创新创业全过程。目前已经有 10 家企业和投资服务机构进入学校赛事服务平台，为 3 个大学生创业项目提供投融资逾千万元。

（四）江西中医药大学构建"四大"体系培养创新创业"三型"人才

1. 构建"四大"育人体系

（1）构建"全员式"教育管理体系　创新创业教育列为"十三五"期间主要工作任务之一，并作为"一把手工程"来抓。创新创业教育写入人才培养方案，设置 4 个创新创业学分。独立设置了创新创业学院。

（2）构建"渐进式"教育教学体系　制定"前期趋同、强化基础，后期分化、因材施教"的创新创业能力培养计划，在低年级以普及教育为主，重点激发学生的创新创业意识。在中高年级以提升能力和促进实践为主，重点开展大创训练计划、模拟实训、项目路演等专题培训。

（3）构建"链条式"实践平台体系　构建了以大学生创新创业园为主，辐射湾里区新经济产业园、江西科骏增强现实产业园、江西国信药谷等校外基地，涵盖校内创新创业教育中心、传承中心、创新中心和实践中心。

（4）构建"全程式"指导帮扶体系　一是帮助"创客"找项目出台《江西中医药大学促进科研成果转化管理办法》；二是指导"创客"做项目，导师定期为师生"创客"提供项目论证等服务；三是鼓励"创客"勇实践，为大学生"创客"免费提供场地，设立创新创业教育基金等。

2. 培养"三型"创新人才

（1）创办中药科研实践班，着重培养学生的创新创业能力。打破常规中药专业教学框架，改设第5学期学生集中开展科研活动，引导学生将社会调研、专业领域信息数据整理、行业发展分析、案例剖析等纳入课程学习内容。在学生中设立创新研究课题。

（2）创办"双惟"实践班，着重培养学生的创新创业思想。以第二课堂为中心，强化培养学生的"以奉献精神和服务意识为主的思想素质，以意志力为主的心理素质，着眼于实践应用的跨学科学习能力以及终身学习的学习习惯，基于创造性地提出、分析、解决问题的思维能力"。

（3）依托政府和企业，创办特色班级，坚持产学研与人才培养深度融合。以市场为导向，坚持"产"为目标，"学"为基础，"研"为手段，适时调整学校专业结构，实行订单式培养，创办以地方政府、企业名称命名的班级；辅助学生依托专业社会服务平台、专业技能与创新创业竞赛、创业孵化等平台，形成"专业技能＋科技创新＋社会服务＋素质拓展"的综合体验链。

三、部分投资机构经验

（一）北京万瑞腾达投资关注高等教育的八大变化

1. 人才培养结构新变化　随着我国传统经济转型升级，需要创新型、复合型、应用型人才。高校以创新创业教育为契机，更多注重人才综合素质培养，跨界融合，使所培养的人才符合社会需求。

2. 地方人才需求新变化　地方人才需求观变化推动人力资源自由流动，已成为深化人才发展体制改革的重要部分，现更多关注人才的综合能力、自省和务实精神。地方高校越来越重视服务区域或地方转型升级，培养与之相适应的人才。

3. 高校发展面临新任务　创新创业教育现已成为高校综合改革的有利抓手，在培养人才的基本理念、优质课程及教学手段和方式上呈现更高质量发展。高校都积极突出自身服务能力和特色，在特色办学和服务、助力地方经济社会发展上争创一流。通过"优质整合"，促使更多高校教师、学生，走进科研实验室，拥有更多实践机会和平台，实现本科教育质量的大幅提升。

4. 高校教师发展迎来新机遇　随着"大众创业、万众创新"不断推进，越来越多高校教师开始关注双创教育研究，由专业教师向"双师型"创业导师发展。2016 年 3 月，《中华人民共和国促进科技成果转化法》的颁布实施，加速教师由学者型向创新创业型的转变，从单一的教师成为科技转化者、项目扶持者、创业参与者及财富创造者。

5. 投资观念新变化　双创教育点燃了高校师生的热情和激情，创新成果呈现井喷式发展。在众多已完成科技成果转化的大学生创业项目持续向好发展态势下，越来越多的投资者看到大学生创业者的潜力。

6. 企业科研新变化　随着经济供给侧改革不断深入，产业发展对人才需求迫切。大学是人才的聚集地，创新创业教育激活了大学生的活力和潜力，越来越多企业实验室进入高校，或是邀请高校研发团队进入企业，通过校企合作，协同育人。

7. 创业观类型新变化　大学生创业由谋生型转向创新型，由被动型创业变为主动型创业，由自主创业到师生联合创业。创业形式和内容越来越丰富，主要侧重模式创新、技术创新、文化创业、科技创业、产学研转化等维度。

8. 人才培养新变化　高校人才培养逐渐由单一的专业培养模式向创新创业应用型人才培养模式转变，强调学生要既具有宽厚的知识基础、应用性专业知识和技能，又具有转化和应用理论知识的实践能力以及一定的创新能力等。

（二）北京华富嘉辰以强化大学生创客核心通用能力为目的建立创业导师队伍

该公司研究团队通过对上万个在创新创业方面较为优秀的大学生创业样本进行研究，发现大学生创业者在创新创业教育影响下，除学科专业知识能力提升外，还会把更多的精力投入到核心通用能力以及企业职务能力这两与大学生综合素质发展密切相关的方面。创新创业教育使学生更加注重综合素质及能力提升。对于创业的大学生而言，经验、资源、人脉等缺乏，需要高校教师为大学生创新创业提供指导与帮助。

高校急需建立完善六类创业导师队伍，全过程指导大学生创新创业，包含以下内容：①项目指导教师，通常为资源整合型教师。②创业教育教师，是学生创业精神和创业能力的培养者，能为大学生创新创业奠定良好基石。③科研技术专家，是创业项目核心技术拥有者及创业动力源，也可能是大学生创业的重要合伙人。④企业管理导师，是大学创业项目的"修正器"，也是创业项目成长的"加速器"。⑤创业孵化导师，起着创业"孵化器"作用。⑥创业投资导师，为大学生创业带来经验和规范，使创业项目更有机会获得投资。

对于大学生创业项目长远发展而言，融资是必不可少的关键举措。高校创新创业教育还要强化大学生创业项目融资路演能力，具体可结合大赛的组织安排，从以下 5 方面进行强化训练：①参赛资料准备。②强化参赛团队训练。③开展参赛模拟训练。④进行融资路演训练。⑤及时进行创业成果总结。

（三）车库咖啡构筑开发共享的创新创业生态系统

车库咖啡孵化对投资项目的筛选与判断，重点会从以下五个方面着手，并会将各方面加权后综合判断投资可行性。

1. 市场概况　考察项目所处行业的市场空间、市场定位、市场竞争格局、市场竞争优势。

2. 商业模式　考察盈利能力、盈利特点、产品特点、目标客户及营销策略、上下游议价能力、项目可复制性、技术壁垒。

3. 创始人情况　包括诚信度，家庭背景、简历（教育、从业、创业）与能力（事业企图心、专注程度、学习能力、沟通能力、执行能力）。

4. 创业团队情况　包括家庭背景、简历与能力，完整程度、互补性、创新、续航。

5. 项目（公司）运营情况　包括股权结构、基础财务、运营制度、相关法务（设立及运营合规）。

【视野拓展】

浙江中医药大学创新创业教育

浙江中医药大学是浙江省内较早开展双创教育的高校之一，经过多年的发展，在双创教育方面形成了思创结合、专创融合的医药类创新创业人才培养模式。

一是注重创新创业人才培养与思想政治教育的结合。在创新创业系列课程中落实课程思政要求，讲好"创业精神""创业与人生发展"等关键章节，在课程考核时重点考查学生对"创新创业精神"的理解。通过加强创新创业竞赛与思想政治教育的结合，将"互联网＋"青年红色筑梦之旅赛道、活动变成一堂有温度的思想政治教育课。增长思想政治工作者创业指导的能力，增设创业指导中心，为大学生创业者提供创业服务的同时，潜移默化做好思想引领、价值塑造等工作。做好思想政治教育进蒲公英创库工作，浓郁创库思想政治工作氛围，做到党建工作进园区、创业课程进园区、思政辅导员进园区。

二是将医药专业特色融入创新创业人才培养全过程。建好《创新创业基础》必修课程，与学生专业紧密结合，邀请来自医、药、护、技等领域的行业导师为任课教师、讲座嘉宾。积极探索创业学分折抵专业课学分、创业实践折抵毕业实习、创业成果折抵毕业论文等制度，减小医药类大学生创业机会成本，调和学、创矛盾。与医药类优质孵化器建立合作，结对孵化师生共创科技成果转化项目。

三是构建六位一体的医药类创新创业人才培养模式。建设创新创业课程体系，开设《创新创业基础》《创业学》等十余门课程，建成创新创业线上课程库，与企业共建创业实训课程，为医药类创新创业人才成长提供肥沃的知识给养。组建创业导师库，学校请贤任能，出台《浙江中医药大学创业导师管理办法》，聘任学校创业导师。搭建创新创业实践平台，扩建大学生创业园。注重创新创业科学研究，理论指导实践。以创新创业教研室、辅导员名师工作室为主题，进行相关教学及科学研究，设立创新创业改革项目。加强创新创业竞赛指导，鼓励和扶持师生共创，加强校地合作做好项目孵化，与滨江区国家海外高层次人才创业基地合作，建立"浙江中医药大学海创基地众创专区"。

（来源：该案列为浙江中医药大学真实原创案例）

第四节　国外鼓励创新创业的典型做法

一、美国的创新创业发展

（一）美国创新创业实施体系

1. 政府创新创业实施保障体系　美国的创新创业教育萌芽于二战后、起步于20世纪70年代，各级政府通过提供法律保障推动科技立法、设立专项资助加强支持创新项目、政府优先采购促进小企业发展、成立专门机构提供创业服务等，积极培育创业生态系统。制定国家总体的科技法案，实施《专利法》《拜杜法案》《史蒂文森—威德勒技术创新法》《技术转移商业化法》等系列法律法规，推行加速折旧、研发经费增长额税收抵免等多种税收优惠政策，促进创新创业。

1982年，设置"小企业创新研究计划，the small business innovation research（SBIR）program）"资助项目，每年投入资金25亿美元，支持初创公司的高风险创新项目；实施小企业技术转让计划（STTR），规定研发经费超过10亿美元的联邦政府部门每年划出一定比例的研发经费。《联邦采购条例》明确小企业预留制度、小企业分包制度、报价小企业优惠制度等；《美国小型企业法》规定政府尽可能向小型企业提供采购合同。

注重发挥大学的创新创业优势，借助高校资源成立联邦小企业管理局（SBA）、小企业发展中心（SBDC）、妇女企业中心等，提供创业培训和咨询、指导起草商业计划书、企业管理技术支持、与银行合作提供担保贷款、帮助企业申请政府采购等服务。重视争夺全球高端创新人才，硅谷地区约37%的人口出生在外国。

2. 非政府组织在创新创业体系中积极发挥作用　全球最大的社会企业家培养组织阿育王（Ashoka）组织为社会创业者提供企业创业资金、专业支援服务和遍布全球商业企业家社交网络阿育王"同理心倡议（Ashoka Empathy Initiative）"为社会企业家、教育者等提供一个全方位协作平台；阿育王大学项目（Ashoka U）在30个国家150所大学开设社会创新课程。马拉松基金会（The Marathon Foundation）致力于加快战略关系发展、创造融资渠道、开发人才并创造交易，对促进美国小企业的发展和全球竞争力起到至关重要的作用。基金会成员包括经验丰富的企业家、中期职业专业公司、财富500

强企业、知名品牌及消费者信息服务公司。基金会与大学合作开设创新创业课程，为大学初创企业提供支持。

3. 拥有完善的创新创业教育体系 在美国一些具有创业特色的小学，小学生可以申请校园相关工作机会，包括教室管理、节能管理等，从项目申请、运行、评估，人员管理和薪酬结算等渗透了创新创业过程的诸多要素。1998 年面向中学生开始实施"金融扫盲 2001 年计划"、在中小学设计了"未来农民项目"等。高校设立创业学课程，被誉为硅谷心脏的斯坦福大学形成了"产学研一体化"创新创业教育模式；以"创新创业课程"著称的百森商学院率先开设了创业课程本科生教育；哈佛大学创新创业教育倡导的"案例教学法"已成为经典教学方法。

4. 全社会营造了良好的创业环境和氛围 美国各种私营公司和非营利性机构为大众创业提供了良好的扶植平台，在全社会营造了创业的环境和氛围。如"创业者教学网络"针对低收入社区青年开展创业培训，该机构遍布 10 个国家 23 个地区，拥有 6 万多名年轻的学员。华盛顿天使联盟（AoA）投资已达 1 亿美元，共建立了 200 家公司，投资项目涉及计算机硬件、信息技术、生命科学和消费领域项目。1966 年成立的考夫曼基金会（Kauffman Foundation）是美国最大的创业教育基金会。

（二）美国创新创业教育模式

1. 以哈佛大学为代表的精英型教育 哈佛大学注重对大学生创新创业精神的培养，从基础教育阶段就开始培养受教育者的批判性思维、独立创新精神。商学院是哈佛大学创新创业教育的主导，商学院的学者担纲创业学领域的学术理论建设，同时仅限于商学院的学生接受创新创业教育，经遴选后少数综合素质较高的学生能够接受创新创业教育指导和获得学校创新创业资源的支持。

2. 以康奈尔大学为代表的大众型教育 康奈尔大学重视教育中的公平原则和创新创业教育的普及。学校设立创业教育管理委员会，统一指导全校的创新创业教育实践，调配相关教育资源。为增强创新创业教育的针对性和实效性，该校将创新创业课程与专业课程相结合，学生也可以自由选择不同学院和专业的课程。

3. 以百森商学院为代表的多元化教育 百森商学院推崇多元化的教育价值观，致力于培养学生的个人领导力和个人魅力，激发学生创业激情。该校具有独特的创业教育模式，已形成完善的创业教育体系。其创业教育主要由创业教育研究中心承担，以培养创业意识为主，依托丰富多样的创业俱乐部，重视创业实践并提供产业化的创业指导，突出教育的个性化。

（三）美国创新创业教育的发展与特色

1. 创新创业教育的发展 1947 年美国哈佛商学院开设 MBA 课程"新企业的管理"，标志着创业教育的开端与起步。经过多年的发展，形成政府、学校、社会机构等多主体参与、多层面支撑的创新创业教育体系。美国创新创业教育可以分为分成起步期、发展期、成熟期三个阶段。

　　第一阶段起步期（1947～1970年）。创业教育课程在大学出现，相关的企业类书籍、创业类杂志陆续在社会上出版、发行，但整体处于零星发展的状态。

　　第二阶段发展期（1970～2000年）。20世纪70年代后，美国经济进入滞涨阶段，硅谷创业者的成功，刺激了美国大学生的创业热潮，使创业教育得到重视。各类创业团体、创业杂志、创业课程、创业大赛的迅猛发展，创业教育在美国高校得到广泛普及。1993年，第一个专业的创业教育网站EGOPHER开始运作；1998年，万维网针对中小企业的虚拟大学（the Virtual University for Small and Medium Enterprises，VUSME），开放了第一个远程创业教育项目。

　　第三阶段成熟期（2000年至今）。进入21世纪，美国创业教育逐渐趋于成熟发展。全国形成支持性创业教育环境，政府颁布了许多有利于发展创业教育的政策，社会上针对创业教育的校企合作项目不断增加，整个社会进入大众创业时代。

　　2. 创新创业教育的特色　美国的创新创业教育具备重视精神培育与价值引领、支持与保障措施有力、产学合作深入广泛、注重国际性与开放性、积极搭建创业平台等特点。建立创业学专业的学科体系，并设有博士学位。创业学专业课程设置已形成系统完善的体系，如课程划分为创业知识、创业意识、创业素质、创业实操等模块，而教学内容上包括创业理论、案例分析研究、创业模拟演练等方面，形成有计划、有步骤、内容丰富、研究深入的创业教育体系。高校积极搭建各式创业沟通平台，如百森商学院的BLANK创业中心为大学生创业者提供基础性的创业辅导和创业教育，伦斯勒理工大学的创业办公室为师生提供创业咨询和资源支持等服务，哈佛大学的亚瑟·若克创业中心具备教学、指导、咨询等多种职能。

二、欧洲国家的创新创业发展

（一）英国创新创业发展的做法与经验

　　英国创新创业教育起步于20世纪60年代，其标志是启动了青年创业（Young Enterprise）教育项目。兴盛于20世纪80～90年代，政府将经济界的创业要求纳入高等教育的未来发展蓝图，要求高等教育培养具有创新意识、创造能力的高技能创新人才；组建区域大学联合会，在区域性合作伙伴与高校之间开辟了"一站式"通道。完善于21世纪，政府大力倡导创业，采取各式激励政策和措施，培养全民创新创业精神。

　　1. 政府持续大力支持，社会形成合力引导创新创业发展。1987年，英国政府发起"高等教育创业"计划，以资金支持的方式，鼓励各种学科背景的大学生开展创业尝试。1998年，启动在校大学生扶持计划，创业者得到企业顾问和创业导师的咨询指导。为引导高校在创新创业领域的探索，政府组建区域大学联合会：高校派出代表在区域委员会和区域性团体中任职；政府建立专门管理机构提供服务。2003年，英国高等教育白皮书《高等教育的未来》强调：政府将通过创立高等教育创新基金、构建知识交流中心网络等一系列保障措施来进一步促进科研成果在大学与区域发展互动中的及时分享和消化应用。2012 年,《国家创业教育标准》规定, 创新创业教育不限于任何特定年龄段。2013 年, 英国政府在《激励愿景》(Inspiration Vision) 中强调了中学学科知识教育、职业管理与学生未来创新创业的紧密联系, 指出学生需要更多的来源于与未来雇主的互动的动力。2017 年, 英国政府颁布了"工业战略建设"指南, 强调政府的目标是支持下一代企业家并加强其规模化, 创新创业对成功实施工业战略具有重要意义。

由于国家在政策层面对创新创业教育的引导和重视, 英国社会形成了各类组织的合力以支持创新创业教育。高校将创新创业教育扩展到不同的学科领域、学生企业俱乐部和社团活动中, 而创新创业协会、科技园、企业孵化中心的参与为则创新创业教育提供了灵活而广阔的空间。如英国创新创业者教育协会(EEUK) 覆盖全英 100 余家高等教育机构, 其会员包括职业技术教育学院和其他具有明确创新创业教育职责的组织。EEUK 发放研究基金和助学金, 与国家创新创业教育中心(NCEE) 每年举办一次国际创新教育者大会(IEEC), 设立国家企业教育家奖(NEEA)。

2. 教育体系前后衔接, 课程体系完善促进创新创业发展。英国的创新创业教育体系关注"人"的发展, 将创新创业整合入教育的各个阶段, 从小培养创新意识, 开发创业潜力, 基本形成本科生、硕士生、博士生完整的创业教育学科体系。

2012 年《国家创业教育标准》规定, 创新创业教育不限于任何特定年龄段, 应存在于各种各样的创新创业活动中, 该标准考量学校的创新创业活动数量和学校如何管理、支持、规划、组织、教学, 跟踪记录学生的创新创业技能发展。英国中小学课程中引入大量的创新创业元素, 以挖掘成为企业家的潜力。高校创建了包括"创业意识""创业通识"和"创业职业"三层次的机会导向型创业人才培养课程体系。创新创业教育师资以高校任职教师为主体, 同时聘用各行业代表。如帝国理工大学设立创新与创业部门, 重点研究创新型企业组织及其实践过程和行为。该部门的教授、研究人员与全球各类企业和研究机构合作, 为学生提供从研究到实践教育等多种锻炼和学习的机会。

3. 产学研合作教育, 着力培养创新创业人才。通过促进科技与产业融合的实践, 英国高校发展并逐步完善了产学研合作教育模式。

该模式通过分析教学、科研和企业需求的共性, 将教育目标与社会需求有机融合起来, 帮助学生将理论学习与工作实践结合起来, 在提升学生的实践应用能力过程中将创新创业精神贯穿于人才培养的各个环节。如英国华威大学(University of Warwick) 通过"学术与创业相结合"的形式, 在校企合作活动中, 学校教授带领来自不同学科背景的学生与企业人员成立联合研究小组, 学生得到学校导师和企业导师的双重指导。

(二) 德国创新创业发展的做法与经验

德国创业教育起步于 20 世纪中叶。20 世纪 70 年代, 德国的部分高校如斯图加特大学开始创业教育研究与实践, 开展了日常创业教育教学。80 年代设立了首个研究型的创业教育教学中心, 专门用来研究日常创业教育教学活动。90 年代中期, 受欧洲经济衰退影响，政府更加注重高校创业教育。21世纪，已经基本形成了较为完善的创新创业教育政策，建立了包括创新创业法律法规、企业创业管理、企业财务管理、企业战略管理、产品创新研发、企业家精神培养等在内的系统的创新创业教育课程体系，拥有浓厚的高校创新创业教育文化和优良的创新创业教育师资队伍等。高校设有教授席位制度、政府资金支持较大、关注微小企业发展模式的研究、注重创业教育与专业和实践相结合，使得教育更具有针对性，并重视培养学生跨学科发展的能力和思维方式。

（三）芬兰创新创业发展的做法与经验

1. 芬兰创新创业教育的主要做法　芬兰创业教育起步于20世纪80年代，创业教育雏形为20世纪50年代开展的经济教育（economic education），80年代后以开展创业培训为主，后期受到欧盟成员国及联合国教科文组织的影响，逐渐将在学校开展的各项创业活动规范为创业教育。创业教育遍布于社会各个层次。1993年，芬兰开展了网上创业培训，1997年开始推动创业教育在全国开展。2002年，芬兰教育部任命了一个创业督导团（entrepreneurship steering group）指导高校创业教育开展，2010年7月组建了一个创业教育资格委员会（qualification committee for entrepreneurship）。

2. 芬兰创新创业教育的特点　芬兰在各级各类学校中开展了卓有成效的创业教育活动。其特点主要包括：第一，国家政策的支持。1995年，芬兰贸易和工业部、劳动部、教育部等多部门联合启动"创业十年项目"，2000年教育部提出"创业先锋计划"，2004年《创业教育行动计划》将创业教育扩展到各个层次的教育中。芬兰《2007—2012教育与研究发展计划》更是明确指出，创业课程将提供给高等教育机构中的所有学生。第二，高质量师资队伍的保障。教师具有创新教育的理念和热情，鼓励、支持、帮助、引导学生发展创新思维，敢于冒险，思想开放头脑灵活。第三，政府、高校、企业、社区通力合作。高校聘请优秀的企业家做学生的指导教师，参与学校创业项目，学生到企业去实践，积累经验。建设社会服务型大学，满足社会需求。注重将高校创新成果转化为现实生产力，通过科技进步，促进经济发展。第四，以"学生为中心"，重视创业实践。充分尊重学生的差异性和自主性，让学生自由组队进行小组项目合作，重视对学生实践能力的培养，校园里很多学生自己创业经营的面包店、咖啡屋，鼓励学生把自己的创业想法付诸实践。

三、亚洲地区的创新创业发展

（一）日本创新创业发展的做法与经验

20世纪80年代，日本推行"科教立国"战略，高校出现创新创业讲座和报告。90年代，日本深陷泡沫经济泥潭，为加快经济复苏，高校与产业界频繁互动，随后提出创业家人才计划，并相继实行"企业见习制度"。2000年，日本创业教育正式进入教育理念导入阶段，提出创业家精神的概念，强调创业教育应从培养学生的创业家精神入手；

日本中央审议会通过"创业教育激励计划"。日本的创新创业教育是典型的由国家推动"自上而下"的"政府主导、高校和社会辅助完成"的模式，其"产-官-学"模式是日本教育的特色之一，"产"代表企业界，"官"代表政府，"学"代表高校，企业提供技术支撑和经济支持、政府提供政策支持、高校协同中小学校发挥教育主体作用。对学生开展连贯系统性的创业教育，在不同的教育阶段对不同年龄层次的学生开展不同形式的创业教育，形成小学、中学、高中到大学完整且连贯的教育体系，使学生想创业、会创业、能创业。日本的创新创业教育起步晚、发展快，主要得益于拥有完善的师资队伍、借助各类创新创业竞赛、多样化的创业实践平台和丰富的校友资源等。

（二）韩国创新创业发展的做法与经验

20世纪80年代，为支持大学生及社会人士自主创业，韩国政府出台《中小企业创业支持法》。90年代，因金融危机，为缓解就业形势，韩国政府大力提倡年轻人自主创业，韩国掀起创新创业教育的热潮。2013年，韩国政府发表了"高校创业教育五年计划"，启动"创业精神校园培养计划"。目前，韩国高校创业教育主要分为两种形式，一是本科院校开设创业选修课程，夯实学生专业知识的同时，培养学生创新意识；二是设置创业教育研究生专业，培养高端创业人才。韩国的创新创业教育深受美国影响，形成了"创业支援中心"模式，主要支持具有良好发展前景的大学生创业投资项目。创新创业教育课程的重点围绕创业过程来安排，涵盖本科课程和研究生课程，师资力量主要为高校教师、企业资深人士和外国的访问学者。高校创业教师一般均有企业工作经历，负责创业理论课程的讲授；国外学者结合本国的商业实践和创业活动帮助学生了解不同国家的创业实践；韩国高校长期实行的国外访问制度，有效保障了高质量的创业教育师资团队。

（二）新加坡创新创业发展的做法与经验

1. 新加坡创新创业发展路径　20世纪60年代，新加坡一直奉行"人才发展"战略和"精英治国"战略，倡导"科技创业"（technopreneurship），使其在短短几十年内发展成为亚洲的发达国家，被誉为"亚洲四小龙"之一。新加坡贯彻"走出去"的思想规划，整合国外优良资源，进行海外投资，大力支持本国有关创新创业教育的企业和活动。70年代，新加坡成立了经济发展局（Economic Development Board，EDB），并开始实施海外培训，将本国优秀的青年学生送到发达国家进行职业培训。90年代，新加坡利用自身经济发展优势，开始重视区域内贸易，加速东盟经济共同体的整合。1998年，新加坡和麻省理工学院成立研究联盟，旨在促进新加坡更具创业精神的工程教育计划。政府制定了一系列鼓励创业活动的举措，极大调动了公众们的创业热情。

2. 新加坡创新创业教育特点　新加坡目前形成了完整的创新创业教育体系，小学、中学和大学都能够接受独具特色的创新创业教育。其主要特点有：一是创新创业教育在新加坡被称为"希望技术"教育，政府提供资金提供资源，大力推动高校进入"世界级"地位，依靠国外专家和高校联盟来获得领先创新能力和人才。二是创新创业教育体系国际化发展。新加坡高校通过和国外高校合作进行"跨越式发展",采用弹性学分制开设国际性课程,如义安理工学院(Ngee Ann Polytechnic)开设企业入门等跨专业领域课程,麻省理工学院等资助开设研究生创新创业教育相关课程;选派优秀教师进行海外学术交流的同时,设立全球教师招聘办公室,引入具有创新素质和创业经验的国际知名教师,如新加坡国立大学外籍教师比例高达50%。三是强调高校创新创业教育教育与企业合作密切。如新加坡国立大学成立"国大开创网"和"企业中心",开展创业教育及发展、创新创业教育研究、创新创业教育风险预测及评估,为创新创业教育的开展奠定坚实的基础和提供切实有效的帮助。

四、"一带一路"沿线国家的创新创业发展

(一)"一带一路"沿线国家创新创业发展特色

在中国"一带一路"倡议的引领下,沿线国家跨境特色旅游、跨境电商、特色农产品贸易、特色高端制造业和高端服务业等领域涌现出大批创新创业者。"一带一路"国家的经济和创业,从传统的生意到互联网创业,大致可以分为四个层次。

第一类国家处于制造业的初级阶段,如吉尔吉斯斯坦、乌兹别克斯坦等。第二类国家的经济发展区类似我国20世纪90年代的经济开发区制造业快速发展的早期阶段,形成了比较有规模的劳动密集型经济开发区,如孟加拉国、斯里兰卡等。第三类国家的技术产业水平较高,经济发展相对成熟,格局稳定,但个人创业者的空间很小。第四类国家个人创业有比较大的发挥空间,借助互联网创业发展文化创意产业和电子商务,如格鲁吉亚、捷克、印度尼西亚、马来西亚等。

(二)"一带一路"沿线国家创新创业教育进入新发展期

沿线国家和地区的投资贸易合作及人文交流、基础设施互联互通建设、能源交通和高科技产品等相关行业迅速发展,行业人才培养的需求量增大,创新创业教育也进入一个新的发展时期。如马来西亚高校创业教育从兴起到全面展开,主要是由于国家实现经济发展与解决大学生就业问题的现实需求。马来西亚"2020国家宏愿"提出要在2020年建设成为先进国家,政府计划在高等教育系统内全面推行创业教育,以塑造大学生的创业思维,培养大学生的创业素质,锻炼大学生的创业技能。柬埔寨早期国内创业服务行业的发展主要依靠政府主导的孵化器,并逐渐成为支持企业发展的重要力量。随着市场经济的发展和创业生态的日益完善,致力于提供创业辅导培训、投融资对接、宣传推广等多元化创业服务的新型孵化器迅速发展成了柬埔寨国内孵化器的主流形态。柬埔寨政府提出大力推动大众创业、万众创新,以简政放权的改革为市场主体带来更多发挥的空间,并出台了一系列鼓励性政策促进柬埔寨创新创业的发展,出现了大众创业、草根创业的"众创"现象。

【视野拓展】

中非国家借助"一带一路"搭上中国经济发展快车

"一带一路"倡议下，中国成为非洲工业化进程、基础设施建设、绿色发展等合作领域的深度参与者，极大地推动了非洲的经济发展。中国中铁股份公司投资超过 200 亿美元，累计修建 8000 多公里公路、1000 多公里铁路，包括城市轨道交通，给非洲国家创造了良好的社会效益和经济效益。如 2015 年在埃塞俄比亚首都亚的斯亚贝巴开通了轻轨，每天客流量超过 10 万人次。在中非合作中，绿色发展理念贯彻到产业发展、基础设施建设等多个领域。地处非洲之角的吉布提是 21 世纪海上丝绸之路的重要节点，埃塞俄比亚 90% 以上的进出口物资经由吉布提港。中国企业克服种种困难为两国修建了一条采用清洁能源的电气化铁路，来往亚的斯亚贝巴和吉布提两地的时间从公路运输的 7 天降至 10 个小时，拉动两国以及周边国家和非洲内陆地区发展。肯尼亚是 21 世纪海上丝绸之路连接东非地区的支点。中国企业承建的蒙内铁路是肯尼亚百年来建设的首条新铁路，规划全长 2700 千米，预计总造价 250 亿美元。该条铁路根据沿线野生动物迁徙种类和迁徙路径以及活动习性，专门设置了野生动物通道、隔离栅栏、饮水涵洞，获得了国外媒体的称赞。在卢旺达，环境友好型农业项目菌草技术培训深受欢迎，这项技术不仅帮助解决食品来源和生计问题，还能够护坡固土，防止水土流失。

（来源：①中国日报网——中国承建肯尼亚蒙内铁路 5 月 31 日正式通车。②中国经济网——"一带一路"让越来越多非洲国家搭上中国快车。③中国中铁四局集团——亚的斯亚贝巴至吉布提铁路。④中国青年网——"一带一路"与中非合作对接实现绿色发展）

【课堂互动】

找一则大学生创业事件，让学生总结案例中的经验，从法律保障、政策资源角度谈谈认识。

【实践探索】

分组交流，每人分享一件自己做得最成功或最失败的事情的经验和教训。

【本章小结】

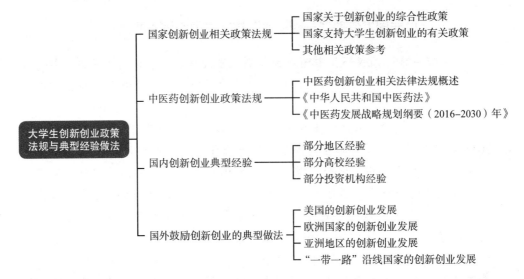

【思考题】

1. 熟悉法律法规及相关政策，对创新创业有什么作用？

2. 为什么说《中医药法》的颁布是我国中医药发展史上具有里程碑意义的大事？

3. 作为一名大学生，如何利用好学校的创新创业资源？

4. 参考欧美地区创新创业发展相关经验，您认为当代大学生可通过哪些途径获得创业信息和创业资源？

第九章　中国国际"互联网 +"大学生创新创业大赛▷▷▷▷

【创言创语】

创业是美化世界最伟大的方式之一。

——［美国］比尔·格罗斯

【学习目标】

1. 掌握中国国际"互联网 +"大学生创新创业大赛的赛道及组别。
2. 掌握"青年红色筑梦之旅"活动及竞赛的基本情况。
3. 理解"青年红色筑梦之旅"活动的意义。
4. 了解中国国际"互联网 +"大学生创新创业大赛的意义和实效。
5. 了解中国国际"互联网 +"大学生创新创业大赛的起源与发展。

【理论知识】

第一节　大赛的起源与发展

一、大赛的起源

（一）起源

中国"互联网 +"大学生创新创业大赛是由李克强总理于 2015 年 4 月在吉林大学视察期间亲自提议举办，是教育部举办的两大赛事之一。2015 年 10 月，首届中国"互联网 +"大学生创新创业大赛在吉林大学举办。李克强总理作出重要批示，指出中国"互联网 +"大学生创新创业大赛，紧扣国家发展战略，是促进学生全面发展的重要平台，也是推动产学研用结合的关键纽带。教育部门和广大教育工作者要认真贯彻国家决策部署，积极开展教学改革探索，把创新创业教育融入人才培养，切实增强学生的创业意识、创新精神和创造能力，厚植大众创业、万众创新土壤，为建设创新型国家提供源源不断的人才智力支撑。首届大赛的成功举办，掀起了大学生投身创新创业活动的热潮，营造了大学生创新创业的火热氛围，促进了大学生创业项目稳步落地和壮大发展，成为有效推动高校深化创新创业教育改革的重要平台。

（二）主题

首届大赛以"互联网＋"成就梦想、创新创业开辟未来为主题，以进一步深化高等教育综合改革，激发大学生的创造力，培养造就"大众创业、万众创新"的生力军；推动赛事成果转化，促进"互联网＋"新业态形成，服务经济提质增效升级；以创新引领创业、创业带动就业，推动高校毕业生更高质量创业就业为目的。第二届大赛以拥抱"互联网＋"时代、共筑创新创业梦想为主题，致力于推进产学研用紧密结合，促进全国各高校积极主动探索如何将创新创业教育融入人才培养的教学改革，有效搭建大学生创新创业项目与社会投资对接平台。第三届大赛以搏击"互联网＋"新时代、壮大创新创业主力军为主题，坚定不移地落实深化大赛的举办目的与初心。第四届大赛以勇立时代潮头敢闯会创、扎根中国大地书写人生华章为主题，以全面贯彻习近平新时代中国特色社会主义思想和党的十九大精神，鼓励广大青年扎根中国大地了解国情民情，在创新创业中增长智慧才干，在艰苦奋斗中锤炼意志品质，把激昂的青春梦融入伟大的中国梦为目的。第五届大赛以敢为人先放飞青春梦、勇立潮头建功新时代为主题。第六届大赛以"我敢闯、我会创"为主题，进一步围绕以赛促学、以赛促教、以赛促创的目的全方位开展，深入贯彻落实全国教育大会精神，坚持深化教育改革创新，坚持把服务中华民族伟大复兴作为教育的重要使命。

二、大赛的发展

2015～2020 年，有 375 万个大学生团队参加了中国"互联网＋"大学生创新创业大赛，约 1577 万名大学生在这一全球最大的双创平台上一展抱负，实现创业梦想。目前，大赛已经成为面向全体大学生、覆盖全国所有高校且最具影响力的高校双创竞赛。作为我国全面深化创新创业教育改革的重要载体，大赛激发了大学生们创新创业的潜力，有效地将创新创业教育改革融入课程、教法、师资、实践等各环节。各省（区、市）的创业项目孵化平台、创业基金等制度体系进一步完善。高校创新创业人才培养能力全面提升，开出了一堂全国最富有激情的创新实践课。

（一）规模和影响持续扩大

2019 年，全国"大众创业、万众创新"活动周在浙江杭州举行，李克强总理出席并发表重要讲话。6 月 13 日，李克强总理参观中国"互联网＋"大学生创新创业大赛优秀成果展，听取第三届大赛冠军团队杭州光珀智能 CEO 和利珀科技创始人——白云峰的汇报，对大赛所取得的成绩高度赞赏与肯定。

近年来，中国"互联网＋"大学生创新创业大赛参赛规模不断扩大，参赛人数不断创历史新高。第六届大赛参赛高校、参赛学生、参赛项目的数量分别是首届大赛的 2

倍、30 倍、40 倍，增长迅速（表 9-1）。第六届大赛正式更名为中国国际"互联网＋"大学生创新创业大赛，并将国际赛道融入主赛道，第六届大赛国际赛道共吸引 117 个国家和地区、1158 所国际知名高校参加，打造了一场"百国千校"世界大学生的创新创业盛会。

表 9-1 历年参赛情况

届次 / 年	参赛高校 / 所	参赛学生 / 万人	参赛项目 / 个	参赛国家 / 个
第一届 /2015	1878	20	36508	1
第二届 /2016	2110	55	118804	1
第三届 /2017	2241	150	370000	26
第四届 /2018	2278	265	640000	51
第五届 /2019	4093	457	1090000	124
第六届 /2020	4186	631	1473000	117

参赛规模的不断扩大同样体现在参赛组别和项目的全面化、赛道的多元化、奖励设置的合理化等方面。主赛道奖项总数及金银铜的分配比例（表 9-2）自第二届大赛开始维持稳定，侧面反映大赛在扩大规模的同时保证了获奖项目的高质量、高水平，也形成了高校科技成果转化的良好局面，涌现出了一批科技含量高、市场潜力大、社会效益好、具有明显投资价值的优质项目。

首届大赛的成功举办获得了广泛的好评与热烈的反响，第二届大赛根据参赛项目所处的创业阶段及其已获投资情况，将参赛组别从仅有的创意组和实践组优化为创意组、初创组和成长组；第三届大赛不仅增设国际赛道，主赛道组别在原有基础上依据项目特点增加就业型创业组，该组别主要面向高职高专院校的创新创业项目，以提升大学生的就业数量与就业质量。第四届大赛增设"青年红色筑梦之旅"赛道，让创业梦想助力乡村振兴，为农村精准扶贫脱贫奉献力量。第五届大赛结合我国高等教育实际情况，将就业型创业组更名为师生共创组，并新增职教赛道和萌芽版块，力求做强高教版块、做优职教版块、做大国际版块、探索萌芽版块，实现区域、学校、学生类型全覆盖。第六届大赛将萌芽版块正式更名为萌芽赛道，让中国创新创业教育在世界教育领域发挥着越来越重要的作用。此外，第二届大赛将原有的四种参赛项目类型优化成"互联网＋"现代农业、制造业、信息技术服务、商务服务、公共服务、公益创业六大类，大幅度提高了创投机构与创业项目的对接成功率，第三届大赛又增加了"互联网＋"文化创意服务组。第三届大赛约有 800 位投资者、企业家参与，为大学生提供了投融资服务和创新创业指导。第二届大赛增加中央网络安全和信息化委员会办公室、国家知识产权局、中国科学院等 10 家主办单位，第五届大赛和第六届大赛则分别增加了杭州市人民政府和广州市人民政府、深圳市人民政府为承办单位，大赛总决赛由中国建设银行冠名支持。

表 9-2 主赛道参赛项目奖项情况

届次 / 年	全国总决赛 / 个	金奖 / 个	银奖 / 个	铜奖 / 个
第一届 /2015	300	30	70	200
第二届 /2016	600	30	90	480
第三届 /2017	600	30	90	480
第四届 /2018	600	50	100	450
第五届 /2019	600	50	100	450
第六届 /2020	600	50	100	450

（二）形式及内容不断丰富

历届全国总决赛期间均会举办一系列同期活动。首届大赛和第二届大赛举办了高校创新创业教育改革经验交流会、"互联网 +"产学合作协同育人报告会、高校创新创业教育成果展、创业项目团队与投资机构对接洽谈会、全国总决赛闭幕式和颁奖仪式五项同期活动。第三届大赛首次召开以"深化创新创业教育合作、成就未来一代青年梦想"为主题的"一带一路"大学创新创业教育校长论坛，大赛还组织参赛学生认真学习习近平总书记回信精神演讲报告会，激励大学生们用青春书写无愧于时代、无愧于历史的华彩篇章。第四届大赛举办"青年红色筑梦之旅"活动、"21 世纪海上丝绸之路"系列活动、"大学生创客秀"（大学生创新创业成果展）、改革开放 40 年优秀企业家对话大学生创业者（"互联网 +"产学合作协同育人报告会）、大赛优秀项目对接巡展五项同期活动。第五届大赛开展"青年红色筑梦之旅"活动、大学生创客秀（大学生创新创业成果展）、大赛优秀项目对接巡展、对话 2049 未来科技系列活动、浙商文化体验活动、联合国教科文组织创业教育国际会议六项同期活动。

2020 年，第六届大赛打造包含"智闯未来"青年红色筑梦之旅活动、"智创未来"全球创新创业成果展、"智绘未来"世界湾区高等教育峰会、"智联未来"全球独角兽企业尖峰论坛、"智享未来"全球青年学术大咖面对面、"智投未来"投融资竞标会六大系列活动，赋予创新创业鲜活的生命力。

【视野拓展】

习近平总书记给第三届中国"互联网 +"大学生创新创业大赛 "青年红色筑梦之旅"的大学生的回信

第三届中国"互联网 +"大学生创新创业大赛"青年红色筑梦之旅"的同学们：

来信收悉。得知全国 150 万大学生参加本届大赛，其中上百支大学生创新创业团队参加了走进延安、服务革命老区的"青年红色筑梦之旅"活动，帮助老区人民脱贫致富奔小康，既取得了积极成效，又受到了思想洗礼，我感到十分高兴。

延安是革命圣地，你们奔赴延安，追寻革命前辈伟大而艰辛的历史足迹，学习延安精神，坚定理想信念，锤炼意志品质，把激昂的青春梦融入伟大的中国梦，体现了当代中国青年奋发有为的精神风貌。

实现全面建成小康社会奋斗目标，实现社会主义现代化，实现中华民族伟大复兴，需要一批又一批德才兼备的有为人才为之奋斗。艰难困苦，玉汝于成。今天，我们比历史上任何时期都更接近实现中华民族伟大复兴的光辉目标。祖国的青年一代有理想、有追求、有担当，实现中华民族伟大复兴就有源源不断的青春力量。希望你们扎根中国大地了解国情民情，在创新创业中增长智慧才干，在艰苦奋斗中锤炼意志品质，在亿万人民为实现中国梦而进行的伟大奋斗中实现人生价值，用青春书写无愧于时代、无愧于历史的华彩篇章。

习近平

2017 年 8 月 15 日

（来源：新华社——习近平总书记给第三届中国"互联网+"大学生创新创业大赛"青年红色筑梦之旅"的大学生的回信）

第二节 大赛规则的演变

第五届大赛首次提出了"五个更"的要求，即更全面、更国际、更中国、更教育、更创新。首当其冲的是"更全面"，提出了"做强高教版块、做优职教版块、做大国际版块、探索萌芽版块，探索形成各学段有机衔接的创新创业教育链条，实现区域、学校、学生类型全覆盖"的具体要求。大赛自 2015 年发起，历经六届，在赛道、组别、参与人群方面不断创新发展。

一、赛道及项目类型的演变

自首届大赛的一赛道四类型，到第六届大赛的四赛道五类型，赛道与类型不断地优化，深刻原因是创新创业教育的快速发展，同时也体现了"互联网+"大赛与时代紧密联系，贴近社会发展需求的特点（表 9-3）。

表 9-3 历届大赛赛道及主赛道参赛项目类型对比表

届次	赛道	主赛道参赛项目类型
第一届	主赛道	"互联网+"传统产业，"互联网+"新业态，"互联网+"公共服务，"互联网+"技术支撑平台
第二届	主赛道	"互联网+"现代农业，"互联网+"制造业，"互联网+"信息技术服务，"互联网+"商务服务，"互联网+"公共服务，"互联网+"公益创业

届次	赛道	主赛道参赛项目类型
第三届	主赛道、国际赛道	"互联网+"现代农业,"互联网+"制造业,"互联网+"信息技术服务,"互联网+"文化创意服务,"互联网+"商务服务,"互联网+"公共服务,"互联网+"公益创业
第四届	主赛道、"青年红色筑梦之旅"赛道、国际赛道	"互联网+"现代农业,"互联网+"制造业,"互联网+"信息技术服务,"互联网+"文化创意服务,"互联网+"社会服务,"互联网+"公益创业
第五届	主赛道、"青年红色筑梦之旅"赛道、国际赛道、职教赛道、萌芽版块	"互联网+"现代农业,"互联网+"制造业,"互联网+"信息技术服务,"互联网+"文化创意服务,"互联网+"社会服务
第六届	主赛道、"青年红色筑梦之旅"赛道、职教赛道、萌芽赛道	"互联网+"现代农业,"互联网+"制造业,"互联网+"信息技术服务,"互联网+"文化创意服务,"互联网+"社会服务(参赛项目不只限于"互联网+"项目,鼓励各类创新创业项目参赛,根据行业背景选择相应类型)

二、主赛道的演变

(一)组别

2015年《教育部关于举办首届中国"互联网+"大学生创新创业大赛的通知》(教高函〔2015〕4号)将主赛道分为创意组和实践组。五年来,主赛道相关组别及要求日益更新,具体见表9-4。

表 9-4　历届大赛主体赛事相关组别对比表

届次	组别
第一届	创意组、实践组
第二届	创意组、初创组、成长组
第三届	创意组、初创组、成长组、就业型创业组
第四届	创意组、初创组、成长组、就业型创业组
第五届	创意组、初创组、成长组、师生共创组
第六届	创意组、初创组、成长组、师生共创组

1. 创意组　创意组的参赛项目需排除学校科技成果转化项目,应具有较好的创意和较为成型的产品原型或服务模式。根据上表可见,创意组始于首届大赛主体赛事,保持了六届,各届大赛对该组别的定义略显不同(表9-5),主要表现为:①第二届大赛以来,要求"参赛项目具有较好的创意和较为成型的产品原型或服务模式",补充说明了"在校生"的范围。②第三届大赛以来,时间限制要求截至该年度5月31日。③第四届大赛以来,要求"高校教师科技成果转化的师生共创项目不能参加创意组",第五

届大赛对该条补充说明。④第六届大赛对"科技成果转化项目"的描述更为明确，提到"排名第一"除外。

表 9-5 主赛道创意组相关表述

届次	创意组表述
第一届	参赛条件：申报人是团队负责人或创业企业法人，为普通高等学校在校生（不含在职）；团队尚未正式注册或注册时间晚于 2015 年 5 月 1 日
第二届	参赛项目具有较好的创意和较为成型的产品原型或服务模式，但尚未完成工商登记注册。参赛申报人须为团队负责人，须为普通高等学校在校生（可为本专科生、研究生，不含在职生）
第三届	参赛项目具有较好的创意和较为成型的产品原型或服务模式，在 2017 年 5 月 31 日前尚未完成工商登记注册。参赛申报人须为团队负责人，须为普通高等学校在校生（可为本专科生、研究生，不含在职生）
第四届	参赛项目具有较好的创意和较为成型的产品原型或服务模式，在 2018 年 5 月 31 日（以下时间均包含当日）前尚未完成工商登记注册。参赛申报人须为团队负责人，须为普通高等学校在校生（可为本专科生、研究生，不含在职生）。高校教师科技成果转化的师生共创项目不能参加创意组，允许将拥有科研成果的教师的股权合并计算，合并计算的股权不得少于 50%（其中参赛成员合计不得少于 15%）
第五届	参赛项目具有较好的创意和较为成型的产品原型或服务模式，在 2019 年 5 月 31 日（以下时间均包含当日）前尚未完成工商登记注册，并符合以下条件： 1. 参赛申报人须为团队负责人，须为普通高等学校在校生（可为本专科生、研究生，不含在职生） 2. 高校教师科技成果转化的参赛项目不能参加创意组（科技成果的完成人、所有人中有参赛申报人的除外）
第六届	参赛项目具有较好的创意和较为成型的产品原型或服务模式，在 2020 年 5 月 31 日（以下时间均包含当日）前尚未完成工商登记注册，并符合以下条件： 1. 参赛申报人须为团队负责人，须为普通高等学校在校生（可为本专科生、研究生，不含在职生） 2. 学校科技成果转化项目不能参加创意组（科技成果的完成人、所有人中参赛申报人排名第一的除外）

2. 初创组 初创组参赛项目申报人面向初创企业法人代表，含在校生及毕业 5 年以内的毕业生，工商登记注册未满 3 年，且获机构或个人股权投资不超过 1 轮次等。初创组始于第二届大赛，各届大赛对该组别的定义不同（表 9-6），主要表现如下：①第三届大赛开始对企业法人代表限定为"初创"，对项目股权结构进行规定，并对毕业五年以内的毕业生未限制月份进行了说明。②第五届大赛规定教师与学生的股权比例。③第六届大赛对"科技成果转化项目"范畴进行了细分，增加了"不含基于国家级重大、重点科研项目的科研成果转化项目"。

表 9-6 主赛道初创组相关表述

届次	初创组表述
第二届	参赛项目工商登记注册未满 3 年（2013 年 3 月 1 日后注册），且获机构或个人股权投资不超过 1 轮次。参赛申报人须为企业法人代表，须为普通高等学校在校生（可为本专科生、研究生，不含在职生），或毕业 5 年以内的毕业生（2011 年 6 月 10 日之后毕业）

届次	初创组表述
第三届	参赛项目工商登记注册未满 3 年（2014 年 3 月 1 日后注册），且获机构或个人股权投资不超过 1 轮次。参赛申报人须为初创企业法人代表，须为普通高等学校在校生（可为本专科生、研究生，不含在职生），或毕业 5 年以内的毕业生（2012 之后毕业的本专科生、研究生，不含在职生）。企业法人在大赛通知发布之日后进行变更的不予认可 已完成工商登记注册参赛项目的股权结构中，参赛成员合计不得少于 1/3。对于高校科技成果转化的项目，允许将拥有科研成果的老师的股权合并计算，合并计算的股权不得少于 50%（其中参赛成员合计不得少于 15%）
第四届	参赛项目工商登记注册未满 3 年（2015 年 3 月 1 日后注册），且获机构或个人股权投资不超过 1 轮次。参赛申报人须为初创企业法人代表，须为普通高等学校在校生（可为本专科生、研究生，不含在职生），或毕业 5 年以内的毕业生（2013 年之后毕业的本专科生、研究生，不含在职生）。企业法人在大赛通知发布之日后进行变更的不予认可 已完成工商登记注册参赛项目的股权结构中，参赛成员合计不得少于 1/3。高校教师科技成果转化的师生共创项目不能参加创意组，允许将拥有科研成果的教师的股权合并计算，合并计算的股权不得少于 50%（其中参赛成员合计不得少于 15%）
第五届	参赛项目工商登记注册未满 3 年（2016 年 3 月 1 日后注册），且获机构或个人股权投资不超过 1 轮次，并符合以下条件： 1. 参赛申报人须为初创企业法人代表，须为普通高等学校在校生（可为本专科生、研究生，不含在职生），或毕业 5 年以内的毕业生（2014 年之后毕业的本专科生、研究生，不含在职生）。企业法人代表在大赛通知发布之日后进行变更的不予认可 2. 初创组项目的股权结构中，参赛企业法人代表的股权不得少于 10%，参赛成员股权合计不得少于 1/3 3. 高校教师科技成果转化的项目可以参加初创组，允许将拥有科研成果的教师的股权与学生所持股权合并计算，合并计算的股权不得少于 51%（学生团队所持股权比例不得低于 26%）
第六届	参赛项目工商登记注册未满 3 年（2017 年 3 月 1 日后注册），且获机构或个人股权投资不超过 1 轮次，并符合以下条件： 1. 参赛申报人须为初创企业法人代表，须为普通高等学校在校生（可为本专科生、研究生，不含在职生），或毕业 5 年以内的毕业生（2015 年之后毕业的本专科生、研究生，不含在职生）。企业法人代表在大赛通知发布之日后进行变更的不予认可 2. 初创组项目的股权结构中，参赛企业法人代表的股权不得少于 10%，参赛成员股权合计不得少于 1/3 3. 学校科技成果转化项目（不含基于国家级重大、重点科研项目的科研成果转化项目）可以参加初创组，允许将拥有科研成果的教师的股权与学生所持股权合并计算，合并计算的股权不得少于 51%（学生团队所持股权比例不得低于 26%）

3. 成长组 成长组参赛项目工商登记注册 3 年以上或未满 3 年但获机构或个人股权投资 2 轮次及以上，对股权结构等予以规定。成长组始于第二届大赛。表述各有不同（表 9-7），主要表现如下：①第三届大赛开始对毕业 5 年以内的毕业生未限制月份，并要求大赛通知发布后企业法人不得变更。②第三届大赛开始对股权结构进行说明。③第五届大赛对教师和学生的股权比例说明中，参赛成员改成学生团队。④第六届大赛对"科技成果转化项目"范畴进行了细分，增加了"（不含基于国家级重大、重点科研项目的科研成果转化项目）"。

表 9-7 主赛道成长组相关表述

届次	成长组表述
第二届	参赛项目工商登记注册 3 年以上（2013 年 3 月 1 日前注册）；或工商登记注册未满 3 年（2013 年 3 月 1 日后注册），且获机构或个人股权投资 2 轮次以上（含 2 轮次）。参赛申报人须为企业法人代表，须为普通高等学校在校生（可为本专科生、研究生，不含在职生），或毕业 5 年以内的毕业生（2011 年 6 月 10 日之后毕业）
第三届	参赛项目工商登记注册 3 年以上（2014 年 3 月 1 日前注册）；或工商登记注册未满 3 年（2014 年 3 月 1 日后注册），且获机构或个人股权投资 2 轮次以上（含 2 轮次）。参赛申报人须为企业法人代表，须为普通高等学校在校生（可为本专科生、研究生，不含在职生），或毕业 5 年以内的毕业生（2012 年之后毕业的本专科生、研究生，不含在职生）。企业法人在大赛通知发布之日后进行变更的不予认可
第三届	已完成工商登记注册参赛项目的股权结构中，参赛成员合计不得少于 1/3。对于高校科技成果转化的项目，允许将拥有科研成果的老师的股权合并计算，合并计算的股权不得少于 50%（其中参赛成员合计不得少于 15%）
第四届	参赛项目工商登记注册 3 年以上（2015 年 3 月 1 日前注册）；或工商登记注册未满 3 年（2015 年 3 月 1 日后注册），且获机构或个人股权投资 2 轮次以上。参赛申报人须为企业法人代表，须为普通高等学校在校生（可为本专科生、研究生，不含在职生），或毕业 5 年以内的毕业生（2013 年之后毕业的本专科生、研究生，不含在职生）。企业法人在大赛通知发布之日后进行变更的不予认可 已完成工商登记注册参赛项目的股权结构中，参赛成员合计不得少于 1/3。高校教师科技成果转化的师生共创项目不能参加创意组，允许将拥有科研成果的教师的股权合并计算，合并计算的股权不得少于 50%（其中参赛成员合计不得少于 15%）
第五届	参赛项目工商登记注册 3 年以上（2016 年 3 月 1 日前注册）；或工商登记注册未满 3 年（2016 年 3 月 1 日后注册），获机构或个人股权投资 2 轮次以上（含 2 轮次），并符合以下条件： 1. 参赛申报人须为企业法人代表，须为普通高等学校在校生（可为本专科生、研究生，不含在职生），或毕业 5 年以内的毕业生（2014 年之后毕业的本专科生、研究生，不含在职生）。企业法人代表在大赛通知发布之日后进行变更的不予认可 2. 成长组项目的股权结构中，参赛企业法人代表的股权不得少于 10%，参赛成员股权合计不得少于 1/3 3. 高校教师科技成果转化的项目可以参加成长组，允许将拥有科研成果的教师的股权与学生所持股权合并计算，合并计算的股权不得少于 51%（学生团队所持股权比例不得低于 26%）
第六届	参赛项目工商登记注册 3 年以上（2017 年 3 月 1 日前注册）；或工商登记注册未满 3 年（2017 年 3 月 1 日后注册），获机构或个人股权投资 2 轮次以上（含 2 轮次），并符合以下条件： 1. 参赛申报人须为企业法人代表，须为普通高等学校在校生（可为本专科生、研究生，不含在职生），或毕业 5 年以内的毕业生（2015 年之后毕业的本专科生、研究生，不含在职生）。企业法人代表在大赛通知发布之日后进行变更的不予认可 2. 成长组项目的股权结构中，参赛企业法人代表的股权不得少于 10%，参赛成员股权合计不得少于 1/3 3. 学校科技成果转化项目（不含基于国家级重大、重点科研项目的科研成果转化项目）可以参加成长组，允许将拥有科研成果的教师的股权与学生所持股权合并计算，合并计算的股权不得少于 51%（学生团队所持股权比例不得低于 26%）

4. 师生共创组 师生共创组参赛项目基于国家级重大、重点科研项目的科研成果转化项目，或者教师与学生共同参与创业且教师所占权重比例大于学生的项目。师生共创组始于第五届大赛，第五届和第六届的表述各有不同（表 9-8），主要表现如下：①明确了高校教师持股比例大于学生持股比例的只能参加此类别。②师生股权合并比例限定为 51%。③第六届大赛对参加师生共创组的项目进行了规定，要求是"基于国家

级重大、重点科研项目的科研成果转化项目，或者教师与学生共同参与创业且教师所占权重比例大于学生（如已注册成立公司，教师持股比例大于学生）"。④第六届大赛把股权结构的表述放置第一条。

表 9-8　主赛道师生共创组相关表述

届次	师生共创组表述
第五届	参赛项目中高校教师持股比例大于学生持股比例的只能参加师生共创组，并符合以下条件： 1. 参赛项目必须注册成立公司，且公司注册年限不超过 5 年（2014 年 3 月 1 日后注册），师生均可为公司法人代表。企业法人代表在大赛通知发布之日后进行变更的不予认可 2. 参赛申报人须为普通高等学校在校生（可为本专科生、研究生，不含在职生），或毕业 5 年以内的毕业生（2014 年之后毕业的本专科生、研究生，不含在职生） 3. 参赛项目中的教师须为高校在编教师（2019 年 3 月 1 日前正式入职）。参赛项目的股权结构中，师生股权合并计算不低于 51%，且学生参赛成员合计股份不低于 10%
第六届	基于国家级重大、重点科研项目的科研成果转化项目，或者教师与学生共同参与创业且教师所占权重比例大于学生（如已注册成立公司，教师持股比例大于学生）的项目参加师生共创组进行比赛。并符合以下条件： 1. 参赛项目如已注册成立公司，公司注册年限不得超过 5 年（2015 年 3 月 1 日后注册），师生均可为公司法人代表。企业法人代表在大赛通知发布之日后进行变更的不予认可。股权结构中，师生股权合并计算不低于 51%，且学生参赛成员合计股份不低于 10% 2. 参赛申报人须为普通高等学校在校生（可为本专科生、研究生，不含在职生），或毕业 5 年以内的毕业生（2015 年之后毕业的本专科生、研究生，不含在职生） 3. 参赛项目中的教师须为高校在编教师（2020 年 6 月 1 日前正式入职）

（二）评审规则

随着大赛规模的发展壮大，评审规则也不断优化，创意组、初创组、成长组、师生共创组的评审规则均有调整，主要表现如下：①创意组中第五届大赛将"带动就业前景"改为"社会效益"，将"商业性"的分值从 25 分降至 20 分。第六届大赛将评审要点重新修改，并将分值重新划定，将"创新性""团队情况"的分值分别降低 10 分、5 分，将"社会效益"改为"带动就业"和"引领教育"，并赋值 15 分、10 分，总体上丰富了评审要点。②初创组、成长组中第五届大赛将"带动就业情况"改为"社会效益"。第六届大赛中该组别评审要点变化与创意组类似，将"商业性""团队情况"的分值分别降低 10 分、5 分，将"社会效益"改为"带动就业"和"引领教育"，并赋值 15分、10 分，也从整体上丰富了评审要点。③师生共创组中第六届大赛将"商业性"和"团队情况"的分值分别降低 10 分、5 分，并对"商业性"进行了分类说明，对象分为"未注册公司"和"已注册公司"，将"社会效益"改为"带动就业"和"引领教育"，并赋值 15 分、10 分。（表 9-9、表 9-10、表 9-11）

表 9-9　主体赛事创意组评审要点

届次	评审要点（分值）
第一届	创新性（40）、团队情况（30）、商业性（25）、带动就业前景（5）

届次	评审要点（分值）
第二届	创新性（40）、团队情况（30）、商业性（25）、带动就业前景（5）
第三届	创新性（40）、团队情况（30）、商业性（25）、带动就业前景（5）
第四届	创新性（40）、团队情况（30）、商业性（25）、带动就业前景（5）
第五届	创新性（40）、团队情况（30）、商业性（20）、社会效益（10）
第六届	创新性（30）、团队情况（25）、商业性（20）、带动就业（15）、引领教育（10）

表 9-10 主体赛事初创组、成长组评审要点

届次	评审要点（分值）
第二届	商业性（40）、团队情况（30）、创新性（20）、带动就业情况（10）
第三届	商业性（40）、团队情况（30）、创新性（20）、带动就业情况（10）
第四届	商业性（40）、团队情况（30）、创新性（20）、带动就业情况（10）
第五届	商业性（40）、团队情况（30）、创新性（20）、社会效益（10）
第六届	商业性（30）、团队情况（25）、创新性（20）、带动就业（15）、引领教育（10）

表 9-11 主体赛事师生共创组评审要点

届次	评审要点（分值）
第五届	商业性（40）、团队情况（30）、创新性（20）、社会效益（10）
第六届	商业性（未注册公司）30 / 商业性（已注册公司）30、团队情况（25）、创新性（20）、带动就业（15）、引领教育（10）

【视野拓展】

主体赛事评审规则

以第六届大赛为例，主体赛事的创意组、初创组、成长组、师生共创组具体评审规则汇总情况如下。（表 9-12、表 9-13、表 9-14）

表 9-12 主体赛事创意组评审规则

评审要点	评审内容	分值
创新性	1. 具有原始创新或技术突破，取得一定数量和质量的创新成果（专利、创新奖励、行业认可等） 2. 在商业模式、产品服务、管理运营、市场营销、工艺流程、应用场景等方面取得突破和创新	30
团队情况	1. 团队成员的教育、实践、工作背景、创新能力、价值观念、分工协作和能力互补情况 2. 团队的组织构架、股权结构、人员配置以及激励制度合理性情况 3. 创业顾问、投资者以及战略合作伙伴等外部资源的使用以及与项目关系的情况	25

评审要点	评审内容	分值
商业性	1. 商业模式设计完整、可行，项目已具备盈利能力或具有较好的盈利潜力 2. 项目在商业机会识别与利用、产品或服务设计、技术基础、竞争与合作、资金及人员计划，以及在现行法律法规限制等方面具有实施的可行性 3. 对行业、市场、技术等方面有详实调研，并形成可靠的一手材料，强调实地调查和实践检验 4. 项目目标市场容量及市场前景；发展战略和规模扩张策略的合理性和可行性；在财务管理（筹资、投资、营运资金、利润分配等）方面的合理性 5. 项目对相关产业升级或颠覆的情况；项目与区域经济发展、产业转型升级相结合情况	20
带动就业	1. 项目直接提供就业岗位的数量和质量 2. 项目间接带动就业的能力和规模	15
引领教育	1. 项目充分体现专业教育与创新创业教育的结合，体现团队成员所学专业知识和技能在项目和相关创新创业活动中的转化与应用 2. 突出大赛的育人本质，充分体现项目成长对团队成员创新精神、创业意识和创新创业能力的锻炼和提升作用	10

表9-13　主体赛事初创组、成长组评审规则

评审要点	评审内容	分值
商业性	1. 商业模式设计完整、可行，产品或服务成熟度及市场认可度 2. 经营绩效方面，重点考察项目存续时间、营业收入（合同订单）现状、企业利润、持续盈利能力、市场份额、客户（用户）情况、税收上缴、投入与产出比等情况 3. 成长性方面，重点考察项目目标市场容量大小及可扩展性，是否有合适的计划和可靠资源（人力资源、资金、技术等方面）支持其未来持续快速成长 4. 现金流及融资方面，关注项目已获外部投资情况、维持企业正常经营的现金流情况、企业融资需求及资金使用规划是否合理 5. 项目对相关产业升级或颠覆的情况；项目与区域经济发展、产业转型升级相结合情况	30
团队情况	1. 团队成员的教育和工作背景、创新能力、价值观念、分工协作和能力互补情况，重点考察成员的投入程度 2. 团队的组织构架、股权结构、人员配置以及激励制度合理性情况 3. 创业顾问、投资者以及战略合作伙伴等外部资源的使用以及与项目关系的情况	25
创新性	1. 具有原始创新或技术突破，取得一定数量和质量的创新成果（专利、创新奖励、行业认可等） 2. 在商业模式、产品服务、管理运营、市场营销、工艺流程、应用场景等方面取得突破和创新	20
带动就业	1. 项目直接提供就业岗位的数量和质量 2. 项目间接带动就业的能力和规模	15
引领教育	1. 项目充分体现专业教育与创新创业教育的结合，体现团队成员所学专业知识和技能在项目和相关创新创业活动中的转化与应用 2. 突出大赛的育人本质，充分体现项目成长对团队成员创新精神、创业意识和创新创业能力的锻炼和提升作用	10

表 9-14 主体赛事师生共创组评审规则

评审要点	评审内容	分值
商业性（未注册公司）	1. 商业模式设计完整、可行，项目已具备盈利能力或具有较好的盈利潜力 2. 项目在商业机会识别与利用、产品或服务设计、技术基础、竞争与合作、资金及人员计划，以及在现行法律法规限制等方面具有实施的可行性 3. 对行业、市场、技术等方面有翔实调研，并形成可靠的一手材料，强调实地调查和实践检验 4. 项目目标市场容量及市场前景；发展战略和规模扩张策略的合理性和可行性；在财务管理（筹资、投资、营运资金、利润分配等）方面的合理性 5. 项目对相关产业升级或颠覆的情况；项目与区域经济发展、产业转型升级相结合情况	30
商业性（已注册公司）	1. 商业模式设计完整、可行，产品或服务成熟度及市场认可度 2. 经营绩效方面，重点考察项目存续时间、营业收入（合同订单）现状、企业利润、持续盈利能力、市场份额、客户（用户）情况、税收上缴、投入与产出比等情况 3. 成长性方面，重点考察项目目标市场容量大小及可扩展性，是否有合适的计划和可靠资源（人力资源、资金、技术等方面）支持其未来持续快速成长 4. 现金流及融资方面，关注项目已获外部投资情况、维持企业正常经营的现金流情况、企业融资需求及资金使用规划是否合理 5. 项目对相关产业升级或颠覆的情况；项目与区域经济发展、产业转型升级相结合情况	30
团队情况	1. 团队成员的教育和工作背景、创新能力、价值观念、分工协作和能力互补情况，重点考察师生分工协作、利益分配情况及合作关系稳定程度 2. 项目的组织构架、股权结构、人员配置以及激励制度合理性情况 3. 创业顾问、投资者以及战略合作伙伴等外部资源的使用以及与项目关系的情况	25
创新性	1. 具有原始创新或技术突破，取得一定数量和质量的创新成果（专利、创新奖励、行业认可等） 2. 在商业模式、产品服务、管理运营、市场营销、工艺流程、应用场景等方面取得突破和创新	20
带动就业	1. 项目直接提供就业岗位的数量和质量 2. 项目间接带动就业的能力和规模	15
引领教育	1. 项目充分体现专业教育与创新创业教育的结合，体现团队成员所学专业知识和技能在项目和相关创新创业活动中的转化与应用 2. 突出大赛的育人本质，充分体现项目成长对团队成员创新精神、创业意识和创新创业能力的锻炼和提升作用	10

（来源：全国大学生创业服务网）

三、国际赛道的演变

（一）组别

国际赛道始于第三届大赛，第五届大赛根据项目性质和类别，分为商业企业组、社会企业组、命题组。第六届大赛由于受新冠肺炎疫情的影响，没有设立该组别。根据第五届大赛赛事相关文件精神，与商业企业组相比较，社会企业组的参赛项目以商业手段解决社会问题，形成正向、良性、可持续运行模式，服务于乡村振兴、社区发展、弱势群体、或以增益可持续发展为宗旨和目标。

（二）评审规则

第四届大赛公布了《第四届中国"互联网＋"大学生创新创业大赛国际赛道通知》，对国际赛道赛制及评审规则等予以详细说明，参赛项目主要分为未注册公司组和已注册公司组，评审要点主要区别在于被赋分值不一，未注册公司组项目更注重创新性，已注册公司组项目更注重商业性。第五届大赛将组别修改为商业企业组、社会企业组，对评审要点及分值均予以修改。具体情况见表9-15、表9-16、表9-17。

表 9-15　国际赛道评审要点

届次	评审要点（分值）
第四届	［未注册公司组］创新性（40）、团队情况（30）、商业性（25）、带动就业前景（5） ［已注册公司组］商业性（40）、团队情况（30）、创新性（20）、带动就业情况（10）
第五届	［商业企业组］创新性（35）、团队情况（30）、商业性（25）、社会效益（10） ［社会企业组］社会目标及社会影响力（30）、可持续性（30）、创新性（20）、治理结构（20）

表 9-16　"国际赛道"商业企业组评审规则

评审要点	评审内容	分值
创新性	重点考察技术创新和模式创新水平： 1. 项目具有原始创新或技术突破，取得一定数量和质量的创新成果（专利、创新奖励、行业认可等） 2. 项目在商业模式、管理运营等方面的创新情况	35
团队情况	重点考察成员资历、分工协作和外部伙伴： 1. 考核团队核心成员的教育和工作背景、价值观念、战略眼光、擅长领域，特别是成员的投入程度 2. 公司股权结构、组织架构、人员配置以及激励制度合理。3. 项目对创业顾问、投资者以及战略合作伙伴等外部资源的整合能力	30
商业性	重点考察商业可行性、经营绩效、增长潜力和现金流情况： 1. 商业模式设计完整、可行，产品或者服务成熟度及市场认可度高，是否已有或将有外部投资 2. 经营绩效方面，如已注册公司，重点考察项目存续时间、营业收入、企业利润、持续盈利能力、市场份额、客户（用户）情况、投入与产出比等情况	25
社会效益	重点考察带动就业及其他可持续发展贡献： 1. 项目实际带动的直接就业人数，考察项目未来持续带动就业的能力 2. 项目对联合国可持续发展目标中涉及社会、经济和环境的17项可持续发展目标方面已作出的或潜在的贡献能力	10

表 9-17 "国际赛道"社会企业组评审规则

评审要点	评审内容	分值
社会目标及社会影响力	重点考察社会使命及社会影响力: 1. 社会问题和社会目标界定明确,可参考联合国可持续发展目标进行描述或界定 2. 社会使命清晰,以商业手段解决社会问题,解决方案的社会价值实现优于商业目标 3. 社会影响力可评估,侧重考察受益群体、其他利益相关方所产生的正向改变	30
可持续性	重点考察商业模式设计和调动社会资源的能力: 1. 商业模式设计完整,具有清晰可行的产品和服务、利益相关方需求、完整的价值链闭环设计、组织的核心竞争力以及未来发展前景 2. 盈利模式清晰,财务结构合理,资金使用效率高 3. 具有调动政府、企业、社会等跨界资源的机制和能力	30
创新性	重点考察产品和服务创新、模式创新: 1. 用新技术、新产品、新模式或新方法解决社会问题、满足社会需求、创造社会价值 2. 用新的组织形式解决社会问题、创造社会价值 3. 鼓励社会企业项目与高校科技成果转移转化相结合	20
治理结构	重点考察决策机制和利润分配: 1. 组织结构合理,具有科学的决策机制,确保其社会使命稳定 2. 制度安排体现出利润(部分或全部)继续用于实现社会目标 3. 规范的信息披露制度	20

命题组由大赛组委会征集选定的命题方提供参赛题目和评审标准,命题方和大赛组委会共同组织专家进行网络初审和现场终审。命题组设立比赛奖金,进入现场终审的团队数量和奖金数额由命题方确定,并与命题同时公布。

四、职教赛道的演变

(一)组别

职教赛道仅限职业院校(含高职高专、中职中专)院校学生报名参赛。分为创意组与创业组,创意组和创业组的主要区别在于是否完成工商登记注册。

(二)评审规则

职教赛道第五届大赛、第六届大赛将组别名称进行了修改,将"公益组和商业组"改为"创意组和创业组",评审要点同时修改完善。第六届大赛将"社会效益"修改为"带动就业"和"引领教育",同时将各评审要点的分值进行修改,见表 9-18、表 9-19、表 9-20。

表 9-18　职教赛道评审要点

届次	评审要点（分值）
第三届	［公益组］公益性（20）、项目团队（20）、实效性（20）、创新性（20）、可持续性（20）、必要条件即参加由学校、省市或全国组织的青年红色筑梦之旅活动，符合公益性要求 ［商业组］项目团队（20）、实效性（20）、创新性（20）、可持续性（20）、社会效益（20）、必要条件即参加由学校、省市或全国组织的青年红色筑梦之旅活动
第五届	［创意组］创新性（40）、团队情况（30）、商业性（20）、社会效益（10） ［创业组］商业性（40）、团队情况（30）、创新性（20）、社会效益（10）
第六届	［创意组］创新性（30）、团队情况（25）、商业性（20）、带动就业（15）、引领教育（10） ［创业组］商业性（30）、团队情况（25）、创新性（20）、带动就业（15）、引领教育（10）

表 9-19　"职教赛道"创意组评审规则

评审要点	评审内容	分值
创新性	1. 具有原始创意、创造 2. 具有面向培养"大国工匠"与能工巧匠的创意与创新 3. 项目体现产教融合模式创新、校企合作模式创新、工学一体模式创新 4. 鼓励面向职业和岗位的创意及创新，侧重于加工工艺创新、实用技术创新、产品（技术）改良、应用性优化、民生类创意等	30
团队情况	1. 团队成员的教育、实践、工作背景、创新能力、价值观念、分工协作和能力互补情况 2. 团队的组织构架、股权结构、人员配置以及激励制度合理性情况 3. 创业顾问、投资者以及战略合作伙伴等外部资源的使用以及与项目关系的情况	25
商业性	1. 商业模式设计完整、可行，项目已具备盈利能力或具有较好的盈利潜力 2. 项目在商业机会识别与利用、产品或服务设计、技术基础、竞争与合作、资金及人员计划，以及在现行法律法规限制等方面具有实施的可行性 3. 对行业、市场、技术等方面有翔实调研，并形成可靠的一手材料，强调实地调查和实践检验 4. 项目目标市场容量及市场前景；发展战略和规模扩张策略的合理性和可行性；在财务管理（筹资、投资、营运资金、利润分配等）方面的合理性 5. 项目对相关产业升级或颠覆的情况；项目与区域经济发展、产业转型升级相结合情况	20
带动就业	1. 项目直接提供就业岗位的数量和质量 2. 项目间接带动就业的能力和规模	15
引领教育	1. 项目充分体现专业教育与创新创业教育的结合，体现团队成员所学专业知识和技能在项目和相关创新创业活动中的转化与应用 2. 突出大赛的育人本质，充分体现项目成长对团队成员创新精神、创业意识和创新创业能力的锻炼和提升作用	10

表 9-20　"职教赛道"创业组评审规则

评审要点	评审内容	分值
商业性	1. 商业模式设计完整、可行，产品或服务成熟度及市场认可度 2. 经营绩效方面，重点考察项目存续时间、营业收入（合同订单）现状、企业利润、持续盈利能力、市场份额、客户（用户）情况、税收上缴、投入与产出比等情况 3. 成长性方面，重点考察项目目标市场容量大小及可扩展性，是否有合适的计划和可靠资源（人力资源、资金、技术等方面）支持其未来持续快速成长 4. 现金流及融资方面，关注项目已获外部投资情况、维持企业正常经营的现金流情况、企业融资需求及资金使用规划是否合理 5. 项目对相关产业升级或颠覆的情况；项目与区域经济发展、产业转型升级相结合情况	30
团队情况	1. 团队成员的教育和工作背景、创新能力、价值观念、分工协作和能力互补情况，重点考察成员的投入程度 2. 团队的组织构架、股权结构、人员配置以及激励制度合理性情况 3. 创业顾问、投资者以及战略合作伙伴等外部资源的使用以及与项目关系的情况	25
创新性	1. 具有原始创意、创造 2. 具有面向培养"大国工匠"与能工巧匠的创意与创新 3. 项目体现产教融合模式创新、校企合作模式创新、工学一体模式创新 鼓励面向职业和岗位的创意及创新，侧重于加工工艺创新、实用技术创 4. 新、产品（技术）改良、应用性优化、民生类创意等	20
带动就业	1. 项目直接提供就业岗位的数量和质量 2. 项目间接带动就业的能力和规模	15
引领教育	1. 项目充分体现专业教育与创新创业教育的结合，体现团队成员所学专业知识和技能在项目和相关创新创业活动中的转化与应用 2. 突出大赛的育人本质，充分体现项目成长对团队成员创新精神、创业意识和创新创业能力的锻炼和提升作用	10

第三节　青年红色筑梦之旅

一、起源与发展

（一）青年红色筑梦之旅的起源

"青年红色筑梦之旅"活动（下称"青红活动"）是大赛的重要活动，旨在鼓励广大青年学生扎根中国大地了解国情民情，接受革命传统教育，用创新创业成果服务乡村振兴战略、助力精准扶贫脱贫，走好新时代青年的新长征路。

2017 年，青红活动首次作为第三届中国"互联网＋"大学生创新创业大赛的同期实践活动，由教育部提议举办。两批参赛团队分赴延安，通过大学生创新创业项目对接革命老区经济社会发展需求，助力精准扶贫脱贫。

2017 年 4 月 21 日至 24 日，首批实践团奔赴革命圣地延安，40 余名来自西安电子科技大学、清华大学、北京科技大学、大连理工大学等高校的大赛获奖项目、四强项目团队成员和部分乡村创客代表参加了首批青红活动。

2017 年 7 月 14 日至 17 日，青红活动成功举办，近 100 支来自全国各高校的参赛队伍及"互联网＋"行业创新创业青年领军人物在革命圣地延安会聚，参加第二批青红活动。

实践活动围绕"青春之歌""红色记忆""筑梦踏实"三个主题，通过寻访梁家河、走访"八一"敬老院、参观革命旧址、聆听专题辅导、开展青年乡村创客沙龙、举办乡村创客高峰论坛，学习和感受当地的精神财富，实地了解老红军、下乡知青们伟大而艰辛的青春"创业"史，为创业青年提供了一次继承延安精神、涵养创业精神、坚定文化自信的精神缟宴。

（二）青年红色筑梦之旅的发展

2017 年 7 月活动期间，由西安电子科技大学创业团队"小满良仓"负责人张旺发起，联合其他创业团队一起给习近平总书记汇报"青年红色筑梦之旅"实践活动感受，表示要像青年时代的习近平那样，立下为祖国、为人民奉献自己的信念和志向，把自己创新创业梦融入伟大中国梦，用青春和理想谱写信仰和奋斗之歌。

8 月 15 日，中共中央总书记、国家主席、中央军委主席习近平同志给参加第三届中国"互联网＋"大学生创新创业大赛"青年红色筑梦之旅"的大学生回信，他勉励大学生在扎根中国大地了解国情民情，在创新创业中增长智慧才干。回信在广大青年大学生中引起了共鸣，并激起了全国大学生学习总书记"回信精神"的热潮，越来越多的大学开始投身"青年红色筑梦之旅"活动。

青红活动近几年蓬勃发展（表 9-21），第四届共有 14 万个项目、70 万大学生奔赴祖国各地，投身"红色筑梦之旅"。到了第五届，项目数增至 23.8 万个。第六届全面聚焦 52 个未摘帽贫困县的实际需求，面对新冠肺炎疫情带来的不利影响，举办全国线上对接活动，引导、促成全国大学生聚焦贫困县开展以电商直播或创业实践为主的精准扶贫，打造"青年红色筑梦之旅"活动新模式，参与"青年红色筑梦之旅"活动的大学生人数已达到 132 万人。与此同时，"青年红色筑梦之旅"项目对接了越来越多的企业、农户，为精准扶贫、乡村振兴贡献了力量。

表 9-21　青年红色筑梦之旅 2017 ～ 2020 年基本情况一览表

年份	2017 年	2018 年	2019 年	2020 年
参加大学生数	/	70 万	100 万	132 万
项目数	17	14 万	23.8 万	14.9 万
对接农户数	200	24.9 万	74.8 万	46.2 万
对接企业数	19	6109	24204	13000

续表

年份	2017 年	2018 年	2019 年	2020 年
签订合作协议数	43	4200	16800	20000
产生合作效益数	/	40 亿	64 亿	100 亿

【视野拓展】

第三届中国"互联网 +"大学生创新创业大赛 "青年红色筑梦之旅"全体队员写给习近平总书记的信

敬爱的习总书记：

您好！

我们是第三届中国"互联网 +"大学生创新创业大赛"青年红色筑梦之旅"实践活动的队员，是一群来自全国各地有志于创新创业的大学生。今年 4 月和 7 月，我们带着自己的创业项目两次来到革命圣地延安，学习并践行您在全国高校思政会上的讲话精神，"把视线投向国家发展的航程，把汗水洒在艰苦创业的舞台"。通过实践，我们深感使命在肩、大有可为，给您写信汇报我们的成长和收获。

"深入实际、服务人民"是您的情怀。您曾说陕北七年的艰苦生活"让我懂得了什么叫实际，什么叫实事求是，什么叫群众"。这次深入区县实地考察，我们深切体会了农村的实际情况和乡亲们的真正需求。通过实地接洽，我们有 17 个项目与延安当地政府部门、学校、合作社、企业以及农户签订了 43 项落地合作协议，帮助建档贫困户超过 200 户。我们将继续优化拓展项目，为更广大农村地区百姓服务。作为青年创客，我们深深感到，用知识本领帮助老乡脱贫致富，用创业项目助推农村经济发展，在为群众服务中实现自我价值，正是当代大学生服务人民、奉献祖国的正确方向。

"艰苦奋斗、实干创新"是您的精神。在梁家河村，我们聆听了老支书梁玉明讲述您当年带领乡亲们"创业"的故事，凿井修池、打坝淤地，"捅开陕西第一口沼气池""扛二百斤麦子，十里山路不换肩"，战天斗地、移山填海、迎难而上、勇往直前，在艰苦卓绝的环境中创造奇迹，令人心潮澎湃、热血沸腾。信天游唱响理想，黄土地孕育伟大。"黄土地的儿子"教会我们：创业艰难，唯有坚强意志、艰辛努力、"撸起袖子加油干"才能成功。我们全体队员壮怀激烈，将以青春和理想谱写信仰和奋斗之歌，不畏创新创业路上的艰难险阻，将天马行空的想法脚踏实地去实现。

"到基层和人民中去建功立业，让青春之花绽放在祖国最需要的地方"是您的殷切期望。我们坚决响应您的号召，到农村去、到人民百姓中去、到发展最需要的地方去，将青春燃烧在祖国的大地上，在创新创业中锤炼品德，真正做到知行合一。在实践活动中，我们追寻革命前辈伟大而艰辛的"创业史"，更加明白我们从哪里来、要到哪里去。我们将用行动倡导"大创扶贫"，通过大学生创新创业项目对接农村需求，助力国家精准扶贫，帮助乡亲们的日子越过越红火；坚定理想信念，践行社会主义核心价值观，不辜负您对青年学子的希望和要求，以昂扬的精神面貌，迎接党的十九大胜利召开！

敬爱的习总书记，在实践活动将要告一段落之际，我们怀着激动的心情给您写信，希望得到您的教导和鼓励。宝塔山下、延河水畔，真切的革命历史、感人的革命故事让"全心全意为人民服务"的思想在我们心里更加清晰。站在陕北的沟壑墚峁上，我们像您当年那样，立下"为祖国、为人民奉献自己"的信念和志向，把自己"创新创业梦"融入伟大的中国梦。您说"陕西是根，延安是魂，延川是我的第二故乡"，生逢这个伟大的时代，中华民族伟大复兴的巨轮劈波斩浪、勇往直前，我们这代青年一定扎下根、守住魂，矢志奉献祖国，努力书写无愧于时代的华彩篇章。

祝福伟大祖国繁荣昌盛！

"青年红色筑梦之旅"全体队员于延安

2017 年 7 月

（来源：以赛促教，以赛促创：中国"互联网 +"大学生创新创业大赛指南［M］. 北京：高等教育出版社，2018.）

二、活动与赛道的演变

（一）"青年红色筑梦之旅"活动

为深入落实习近平总书记给第三届中国"互联网 +"大学生创新创业大赛"青年红色筑梦之旅"大学生重要回信精神，教育部在更大范围、更高层次、更深程度上开展青红活动，2017～2020 年有 302 万青年学生投身本项活动，青年学生们扎根中国大地了解国情民情，在创新创业中增长智慧才干，在艰苦奋斗中锤炼意志品质，为中国特色社会主义事业培养有理想、有本领、有担当的热血青春力量。青红活动紧密围绕国情，聚焦"思政课堂""乡村振兴""精准扶贫""社区治理""脱贫攻坚"等具体任务，每届活动各具特色又在上一届的基础上有所发展，逐渐形成了独具特色的中国国际"互联网 +"大学生创新创业大赛同期活动（表 9-22）。

表 9-22　青年红色筑梦之旅活动主题及关键词演变一览表

届次	活动主题	关键词
第三届	"青春之歌、红色记忆、筑梦踏实"三个主题	"老红军、下乡知青的青春创业史""继承延安精神、涵养创业精神、坚定文化自信"

续表

届次	活动主题	关键词
第四届	红色筑梦点亮人生，青春领航振兴中华	"贯彻落实习近平总书记回信精神""更大范围、更高层次、更深程度上开展""乡村振兴战略、助力精准扶贫""创新创业教育与思想政治教育相融合""中国最大的思政课堂"
第五届	红色筑梦点亮人生，青春领航振兴中华	"延安一把火，全国一片红""红船精神""精准扶贫、乡村振兴和社区治理"
第六届	青春领航脱贫攻坚，红色筑梦创业人生	"伟大改革开放精神""敢闯敢试、敢为天下先""聚焦脱贫攻坚"

（二）"青年红色筑梦之旅"赛道

1. 组别　在第三届大赛推出"青年红色筑梦之旅"活动之后，大赛组委会于第四届大赛创新推出了"青年红色筑梦之旅"赛道（下称"青红赛道"），明确参加青红活动的项目，符合大赛参赛要求的，可自主选择参加青红赛道或其他赛道比赛（只能选择参加一个赛道），青红赛道单列奖项、单独设置评审指标，突出项目的社会贡献和公益价值。

第五届大赛根据项目性质和类别，将青红赛道分为公益组及商业组，并一直延续到第六届大赛。

（1）公益组　①参赛项目以社会价值为导向，在公益服务领域具有较好的创意、产品或服务模式的创业计划和实践。②参赛申报主体为独立的公益项目或者社会组织，注册或未注册成立公益机构（或社会组织）的项目均可参赛。③师生共创的公益项目，若符合"青年红色筑梦之旅"赛道要求，可以参加该组。

（2）商业组　①参赛项目以商业手段解决农业农村和城乡社区发展的痛点问题、助力精准扶贫和乡村振兴，实现经济价值和社会价值的融合。②注册或未注册成立公司的项目均可参赛。已完成工商登记注册参赛项目的股权结构中，企业法人代表的股权不得少于10%，参赛成员股权合计不得少于1/3。如已注册成立机构或公司，学生须为法人代表。③师生共创的商业项目不能参加"青年红色筑梦之旅"赛道，可参加高教主赛道。

2. 评审规则　青红赛道在第四届大赛的评审规则中突出了实效性与项目团队，并依据青红赛道的特点加入了"可持续性"这一评审要点。第五届大赛分公益组与商业组，两个组别的评审要点的主要差别为公益组更突出"社会公益"，商业组更突出"社会效益"。第六届大赛在第五届大赛的基础上，在两个组别中均加入了"引领教育"这一评审要点，并将商业组原评审要点之"社会效益"调整为"带动就业"。具体见表9-23。

表 9-23 "青年红色筑梦之旅"赛道评审要点

届次	评审要点（分值）
第四届	项目团队（30）、实效性（30）、创新性（20）、可持续性（20）
第五届	［公益组］项目团队（20）、公益性（20）、实效性（20）、创新性（20）、可持续性（20） ［商业组］项目团队（20）、实效性（20）、创新性（20）、可持续性（20）、社会效益（20）
第六届	［公益组］公益性（20）、项目团队（20）、实效性（20）、创新性（20）、可持续性（10）、引领教育（10） ［商业组］项目团队（20）、实效性（20）、创新性（20）、可持续性（15）、带动就业（15）、引领教育（10）

第六届大赛"青年红色筑梦之旅"青红赛道两个组别的评审要点及评审内容如表 9-24 及表 9-25 所示。

表 9-24 第六届大赛青年红色筑梦之旅公益组项目评审要点及内容

评审要点	评审内容
项目团队	1. 团队成员的基本素质、业务能力、奉献意愿和价值观与项目需求相匹配 2. 团队的组织架构与分工协作合理 3. 团队权益结构或公司股权结构合理 4. 团队的延续性或接替性
公益性	1. 项目以社会价值为导向，以解决社会问题为使命，不以营利为目的，有可预见的公益成果，公益受众的覆盖面广 2. 在公益服务领域有良好产品或服务模式
实效性	1. 项目对精准扶贫、乡村振兴和社区治理等社会问题的贡献度 2. 在引入社会资源方面对农村组织和农民增收、地方产业结构优化等的效果 3. 项目对促进就业、教育、医疗、养老、环境保护与生态建设等方面的效果
创新性	1. 鼓励技术或服务创新、引入或运用新技术，鼓励高校科研成果转化 2. 鼓励组织模式创新或进行资源整合
可持续性	1. 项目的持续生存能力 2. 创新研发、生产销售、资源整合等持续运营能力 3. 项目模式可复制、可推广、具有示范效应等
引领教育	1. 项目充分体现专业教育与创新创业教育的结合，体现团队成员所学专业知识和技能在项目和相关创新创业活动中的转化与应用 2. 突出大赛的育人本质，充分体现项目成长对团队成员创新精神、创业意识和创新创业能力的锻炼和提升作用

表 9-25 青年红色筑梦之旅商业组项目评审要点及内容

评审要点	评审内容
项目团队	1. 团队成员的基本素质、业务能力、奉献意愿和价值观与项目需求相匹配 2. 团队的组织架构与分工协作合理 3. 团队权益结构或公司股权结构合理
实效性	1. 项目商业模式设计完整、可行，产品或服务对精准扶贫、乡村振兴和社区治理等社会问题的贡献度 2. 在引入社会资源方面对农村组织和农民增收、地方产业结构优化的效果 3. 项目对促进文化、教育、医疗、养老、环境保护与生态建设等方面的效果 4. 项目的成长性与区域经济发展、产业转型升级相结合

续表

评审要点	评审内容
创新性	1. 鼓励技术或服务创新、引入或运用新技术，鼓励高校科研成果转化 2. 鼓励在生产、服务、营销等方面创新 3. 鼓励组织模式创新或进行资源整合
可持续性	1. 项目的持续生存能力 2. 经济价值和社会价值适度融合 3. 创新研发、生产销售、资源整合等持续运营能力 4. 项目模式可复制、可推广，具有示范效应
带动就业	1. 项目直接提供就业岗位的数量和质量 2. 项目间接带动就业的能力和规模
引领教育	1. 项目充分体现专业教育与创新创业教育的结合，体现团队成员所学专业知识和技能在项目和相关创新创业活动中的转化与应用 2. 突出大赛的育人本质，充分体现项目成长对团队成员创新精神、创业意识和创新创业能力的锻炼和提升作用

【视野拓展】

飘向贫瘠土地的"彩云本草"——乌蒙山区种养殖领域的扶贫先锋

"彩云本草"针对乌蒙山区干旱缺水、土地贫瘠问题研究开发了"保水、保肥、可降解"的绿色环保保水剂，尝试改善乌蒙山区土地贫瘠、干旱缺水的状况，又不会对乌蒙山区脆弱的生态造成损害，大大提高干旱缺水地方药材的产量和品质。带领乌蒙山区老百姓种植中药材，"彩云本草"团队开创了一条政府引导、高校组织、企业配合、农户参与的市场导向农业生产合作社新道路，农户通过土地入股和土地流转方式参与合作社建设，占股40%，公司提供启动资金技术、种苗，占股60%。自2015年项目实施以来，带动千余户农户创业就业，其中包含17户建档立卡贫困户，值得一提的是，会泽合作社农户由原来的人均年收入3000元提高到了1.2万元，丽江地区直接与该项目团队合作的农户人均年收入由原来的2000元提高到了9000元。

为推动"彩云本草"项目进一步向前发展，2018年公司将完成转型，在中药材种植基础上完善产业链，一是开发研究中药材及农产品种植、加工技术，因地制宜发展种植业；二是拓展电商平台，使云南大山里更多的生态农副产品走向全国。

项目自2015年实施，至2019年，种植的白及、丹参、板蓝根等中药材规模已近5000亩，参与农户人均年收入由3000元提高到6000元，最高达到12万元，年产值有望突破1000多万元。截至2017年，该项目共带动121户农户创业就业，其中包括17户国家建档立卡贫困户脱贫。2018年5月，"彩云本草"团队根据当地生态环境优越、蜜源植被丰富的特点，将以前单纯的种植拓展为种养并举。在禄劝县委县政府的大力支持下，该团队于 2018 年在则黑、团街、乌蒙等 7 个乡镇，将中药材种植与中华蜂养殖相结合，为 1031 户建档立卡贫困户免费投放第一期中华蜂，有 5000 余窝。一方面帮助贫困户代养蜜蜂，产值的 40% 返给农户；另一方面开展养蜂培训，在教会农户蜜蜂养殖技术后，将代养蜜蜂赠送给贫困户。预计每窝蜜蜂年产值 3000 元，总产值 1500 万元，农户平均增收 6000 元。

（来源：以赛促教，以赛促创：中国"互联网+"大学生创新创业大赛指南［M］. 北京：高等教育出版社，2019.）

三、活动意义

"青年红色筑梦之旅"以青年为主力，以"红色"为主题，以"筑梦"为主旨，2018～2020 年共吸引和鼓舞了 302 万名大学生、58 万支团队深入乡村，立足红色传承、立足实际需求、立足强国建设、立足广袤大地，对接农户和企业，签订合作协议 4 万余项，为乡村振兴注入青春新动能，是一堂全国最大的思政课。

（一）传承红色基因

通过"青年红色筑梦之旅"活动，让广大青年学生追随先烈的脚步，走入延安、古田、嘉兴、井冈山、西柏坡、沂蒙山等全国各地的革命老区，体悟老一辈革命家坚定信仰、坚持不懈、勇于担当的奋斗姿态，为了人民幸福生活，把自己的青春、热血甚至生命投入其中的甘于奉献、勇于牺牲的精神。使青年学子真切地感受到了自己肩上的责任，把激昂的青春梦、创新创业梦融入伟大的中国梦，接过老一辈革命家的接力棒，用创新创业成果为中华民族伟大复兴奉献青春力量，红色基因的传承也由此变得更为真切。

【视野拓展】

**教育部致第四届中国"互联网+"大学生创新创业大赛
"青年红色筑梦之旅"活动全体学生的信**

第四届中国"互联网+"大学生创新创业大赛"青年红色筑梦之旅"活动的全体同学：

你们好！2017 年 8 月 15 日，习近平总书记给第三届中国"互联网+"大学生创新创业大赛"青年红色筑梦之旅"大学生回信，深切勉励青年学子把激昂的青春梦融入伟大的中国梦，用青春书写无愧于时代、无愧于历史的华彩篇章，为实现中华民族伟大复兴提供源源不断的青春力量。

今年，习近平总书记得知全国有 70 万名大学生参加第四届大赛"青年红色筑梦之旅"活动，学习革命精神、传承红色基因、助力乡村振兴，感到非常高兴和欣慰，专门委托教育部向参加"青年红色筑梦之旅"活动的 70 万名大学生和参加第四届大赛的 260 万名大学生转达亲切问候！

当代青年将成为实现中华民族伟大复兴的亲历者和见证者，生逢其时、重任在肩、大有可为。希望你们认真学习习近平总书记的重要回信精神，牢记总书记的亲切关怀和殷殷嘱托，充分展现新时代创新创业生力军的昂扬风貌，红色筑梦点亮人生、青春领航振兴中华。

希望你们遵循总书记的指引，传承红色基因、坚定前进方向。坚定一生跟党走的理想信念，同人民一起奋斗、同人民一起前进、同人民一起圆梦，把个人成长成才与国家命运紧密结合、与时代发展同频共振，接过前辈火炬，走好新时代青年的长征路。

希望你们践行总书记的要求，扎根中国大地，矢志艰苦奋斗。通过创新创业实践，练就敢闯会创的过硬本领，把时代的召唤、创新的力量、青春的活力注入广袤的中华大地，用每一个创新创业的生动实践汇聚起民族腾飞的磅礴力量。

希望你们不负总书记的殷切期待，奏响团结起来、振兴中华的时代强音。以社会主义建设者和接班人的使命担当，把报国之志转化为实际行动，以青春之我、奋斗之我，为民族复兴铺路架桥，为祖国建设添砖加瓦，以"青春梦"托起伟大的"中国梦"！

教育部

2018 年 8 月 31 日

（二）投身基层建设

中国共产党本身就是中国最伟大、最成功的"创业者"。在"青年红色筑梦之旅"活动中，青年创业者仿佛穿越时空与老一辈革命家"同频共振"，感受他们身上的百折不挠的创业精神和实事求是的工作作风。越是艰苦的环境中，越能练就解决问题的能力，将物质上的艰苦朴素转化为精神上的动力，不忘初心、牢记使命，方能行稳致远。新时代的青年创业者不应只盯着钢筋水泥的大都市，更应扎根基层、扎根乡村，将自己的知识才干用于精准扶贫、乡村振兴等祖国大业，在艰苦奋斗中锤炼意志品质，用知识、技能和创新创业实践服务，为民族复兴、国家富强贡献青春力量。

【视野拓展】

金银花开"金银"来——山东中医药大学"草芝源"团队的扶贫故事

"3 年来，项目团队已在临沂、延安老区推广种植将近 1.4 万亩，惠及农户 3487 户，平均每户每年增收两万元，带动 10 万老区人民增收致富。"项目负责人王玲娜说。日前，山东中医药大学"'草芝源'金银花精准扶贫——新品种与种植技术推广"项目在第四届中国"互联网+"大学生创新创业大赛全国总决赛中获得金奖。这是全国中医药院校自大赛举办以来首次摘得全国金奖。

张永清被誉为"金银花界的袁隆平"，是山东中医药大学"泰山学者"特聘教授、博士生导师，潜心研究金银花新品种培育与种植技术已有三十余年。自 1999 年起，他通过推广金银花新品种和种植技术，在沂蒙山区开展扶贫工作。

20 年来，张永清带领团队制定金银花生产技术体系，通过技术培训、讲座交流、田间指导等形式，免费为农户提供金银花种植技术服务，至今已经培训 1.6 万人次，惠及 12.7 万户农户、56 个贫困村。

2008 年，王玲娜加入张永清扶贫团队，目前已经博士毕业留校任教。团队独创出一整套包含十二大类的金银花生产技术服务体系，实现了五大技术创新，选育出 6 个金银花新品种。他们免费把技术送到农户身边，指导他们科学种植出高品质金银花，总服务面积已扩大到 46 万亩。

金银花花蕾期短、采摘难，如何攻克这一难题？ 2013 年、2014 年暑假期间，张永清团队到全国 20 个省市的金银花种植基地考察，采集金银花样本 100 多个，坚持不懈地进行金银花种植研究。2015 年，项目团队成功选育出金银花新品种"华金 6 号"。

"华金 6 号"品种具有花期延迟、花蕾期持续时间长等特性，药效指标成分"绿原酸"和"木犀草苷"远高于国家药典规定，且具有活性成分含量稳定、产量高、易采摘等显著优势，成为目前唯一一个通过花蕾期集中解决金银花采摘难问题的品种。

2017 年夏天，王玲娜团队来到山东平邑县郑城镇田间地头指导农户金银花种植技术。"我家承包了 10 亩地种植金银花，年收入超过 10 万元，家里盖了两层楼房，还买了一辆小轿车。"郑城镇史家庄村金银花种植户张玉平高兴地说。

如今，"华金 6 号"在全国许多地区也逐渐得到推广种植。"大赛金奖并不是终点。"王玲娜说，"我们还将在大面积推广种植'华金 6 号'的同时，继续进行技术升级，选育更多优良金银花新品种，研制金银花深加工产品，实现效益最大化，进一步促进农民脱贫致富，促进乡村振兴。"

（来源：《中国教育报》2019 年 1 月 8 日）

（三）培养家国情怀

"青年红色筑梦之旅"活动被誉为全国"最大的思政课堂"，是专业教育、创新创业教育与思想政治教育相结合的典范，是造就理想信念坚定、专业知识扎实、具有创新创业能力、德才兼备有为人才的实践平台。青年学生通过深入基层了解国情民情，主动接受革命传统教育和思想洗礼，坚定一生跟党走的理想信念，同人民一起奋斗、一起前进、一起圆梦，把个人成长成才与国家命运紧密结合、与时代发展同频共振，将个人价值实现之小我融入民族复兴之大我，成为创新创业、服务人民、建设美好富强国家的奋进者、开拓者、奉献者。

【视野拓展】

"稻+渔"产出百斤鳖千斤粮万元钱

我国稻田养殖模式由来已久，最早可追溯到 1200 年前。传统的稻田养殖模式主要以小型农户为主，放养鲤鱼、草鱼等常规鱼类。

第四届中国"互联网+"大学生创新创业大赛全国总决赛现场，"稻渔工程"项目负责人为大家普及传统稻田养殖模式的同时，也集成、创新、示范和推广出"稻鳖共作""稻虾连作+共作""稻蟹共作""稻蛙共作""稻鱼共作"和"稻鳅共作"六类综合种养新模式，使实验室的科研成果服务于乡村振兴，让老百姓的田间地头多了一份营收。

撸起袖子下田干

有人说，当代大学生"两耳不闻窗外事，一心只读圣贤书"；有人说，在城市里长大的孩子，都忘了根，不了解农村，更不了解农民，甚至都不知道自己吃的粮食和蔬菜是怎么从土地里长出来的。

以南昌大学水产养殖卓越班同学为主的"稻渔工程团队"，就迈出双脚走进农村，积极开展调查研究，走向农村，走进农民，扎根基层，证明他们并没有忘记生养自己的土地。

将水稻和水产动物放在一块田中，水产动物为水稻翻地，水稻则充当诱饵，为水产动物引来各种虫类充当食物，渔育稻生，稻促渔长，相得益彰。项目指导教师洪一江教授话锋一转强调："由于水稻田中有水产动物，一旦使用化肥和农药，就会毒死它们，所以既不能施用化肥也不能使用农药，那么就出现了如何防治水稻和水产动物病害发生、田间日常如何管理等一系列难题。"

创新种养法、自主选育水产养殖新品种、研发稻渔工程配套核心专利和循环生态养殖模式等便成了项目团队攻坚问题。

为了取得第一手的数据并应用于实际生产当中，团队每年到基层服务和推广时间超过 180 天，"我们下到基层去推广稻渔综合种养模式时，早上五六点就要起床下田，晚上八九点才能回来。"项目成员吴流政说，"虽然辛苦，但是能够帮助农民提高一些收入，再减少一些农村的贫困人口，就很值得。"

正是通过这般努力，项目团队注册成立"江西省厉害了我的渔科技有限公司"，致力于稻渔综合种养技术服务，以"政府+项目团队（公司）+合作企业+专业合作社+贫困户"的运作模式，对接龙头企业，提供技术服务，帮助龙头企业提升整体水平；企业则采取承包农民稻田、雇用农民在企业工作以及建立种养殖扶贫基地等方式，从而实现带动贫困户脱贫。

扎根基层勇担当

在井冈山推广稻渔综合种养模式走访调研时，项目团队还关注到一个特殊群体——留守儿童。

在与洪一江教授沟通后，项目团队决定把参加"善源益"筹集到的一些善款捐赠给井冈山毛泽东红军学校，希望能为这里的留守儿童尽一份绵薄之力。这群充满朝气和干劲的年轻人对广大农村既充满了向往也充满了期待，他们希望通过运用自己研发的技术，帮助农民提高收，改善生态环境，让更多的人想回到自己的家乡，不再有"空巢老人"和"留守儿童"。"要利用好江西的绿水青山，把江西的生态农产品销往全国。"江西省委书记刘奇在"稻渔工程"项目服务基地调研时嘱托团队成员，"扎根基层，继续努力，传承革命老区红色基因，承担新时代兴农重任。"

此外，作为全国首个稻渔综合种养院士工作站——鱼米农夫院士工作站团队的成员，"稻渔工程"团队还直接对该基地提供相关技术服务。"要真抓实干，努力奋斗。"中国科学院院士桂建芳如此勉励项目团队。项目成员柳志也信心十足表示："我们'90后'有理想、有干劲，用实际行动为乡村振兴作出自己的贡献。在我们的共同努力下，稻渔工程会走进千家万户，让生态乡村更加美丽、让脱贫致富更加容易。"

稻渔硕果普惠寻常百姓家

2017年5月，农业农村部印发《农业农村部关于组织开展国家级稻渔综合种养示范区创建工作的通知》，鼓励在全国适宜地区推广稻渔综合种养生态养殖模式。抓住时代机会、响应号召，"稻渔工程"项目依托南昌大学生命科学学院、江西省水产动物资源与利用重点实验室和江西省特种水产产业技术体系等科研单位，历经数十年技术攻关而成的六类综合种养新模式，拥有14项核心专利，创新"八字经"种养法，实现亩产百斤鳖、千斤粮、万元钱的同时，减少化肥使用量52.8%，减少农药使用量58.6%。与此同时，在水稻稳产的前提下，增收水产品收入，实现"一水两用、一田双收"，取得原来稻田5～10倍的收益。目前，在江西省内已推广稻渔综合种养面积超过100万亩。

截至目前"稻渔工程"项目技术服务企业超过20家，遍布江西革命老区20多个县（区），技术服务面积达15万亩，共同帮扶贫困户超5000人。

（来源：以赛促教，以赛促创：中国"互联网+"大学生创新创业大赛指南［M］. 北京：高等教育出版社，2019.）

第四节　大赛的意义与实效

一、大赛的意义

（一）以赛促学培养敢闯会创的创新创业生力军

1. 激发大学生创新创业热情　大赛采用校级初赛、省级复赛、全国总决赛三级赛制，包括高教主赛道、职教赛道、青年红色筑梦之旅赛道和萌芽赛道，全方位吸引国内外各级各类高校和职业院校的优秀本科生、研究生和高职学生参与创新创业活动。从2015年第一届到2020年第六届，参赛人数从最初的20万人，发展到全球4186所高校147.3万个团队631万人，呈现"井喷式"增长，成为所有创新创业比赛中参与人数最多，影响力最广的比赛。通过大赛产生了一批具有高价值的优秀创新创业项目，既有"顶天"的高科技项目，也有"立地"的精准扶贫项目；同时也涌现出一批优秀创新创业人才，他们的成功带动更多的大学生投入创新创业大潮。大赛已成为大学生实现创新创业梦想的理想实践平台，极大促进了大学生参与创新创业的热情，焕发出强大的生机与活力。

2. 坚定大学生理想信念　大赛与国家创新驱动发展、"互联网＋"、精准扶贫等国家战略及"一带一路"倡议相结合，是当代青年创新创业、服务国家和人民的良好平台。"青年红色筑梦之旅"引领大学生走进革命老区、农村地区，传承红色基因，了解国情民情，接受思想洗礼，助力乡村振兴和精准扶贫，用创新创业成果服务国家和社会发展。大赛中，青年学子自觉将个人命运与国家命运结合、创新创业梦和中国梦结合，在实践活动中坚定理想信念，在艰苦奋斗中锤炼意志品质，在创新创业中增长智慧才干，在为群众服务中实现自我价值，充分展现出有理想、有追求、有担当的精神风貌。

3. 提升大学生创新创业能力　参赛队伍通过大赛对创业计划书、PPT制作、路演、企业管理、融资等进行全方位、全过程的不断打磨和模拟训练，逐步将一个创意落实到具体产品，落实到具体商业行动中，不断提升从创意到产品到客户的实践能力。同时大赛也为大学生提供了高端就业创业资源链接平台。参赛大学生可以通过现场和网络平台展示创新创业成果，并了解相关政策和行业信息、寻找合作伙伴和创业投资者，可以得到来自校内外具有丰富实战经验的创业导师、企业家、投资家等多个领域专家指导和帮扶；与来自全国各高校的优秀项目和顶端创新创业人才互相学习借鉴，互相合作共赢，在比赛过程中产生更多的创新创业"火种"。大赛为大学生创新创业提供了实践机会，营造了良好氛围，从全方位提升大学生创新创业能力。

大赛是大学生实践创新创业理想、展示创新创业成果、促进创新创业交流、实现创新创业梦想的舞台。通过大赛，大学生的就业创业观念从"我能行、我会干"向"我敢闯、我会创"转变，其创新精神、创业意识和创造能力不断提升，逐渐成长为推动产业转型升级和经济高质量发展的新一代创新创业生力军。

(二)以赛促教,推动高校创新创业教育体系不断完善

1. 高校创新创业教育课程体系不断健全 大赛不仅需要学生团队具备扎实的专业知识和技能,也需要具备突出的创业知识和能力。为培养创新创业复合型人才,高校结合人才培养定位和创新创业目标,不断健全创新创业课程体系,挖掘和充实各类专业课程的创新创业教育资源,立足学科特色开设和研发创业基础课、创业实践课等创新创业课程,促进创新创业教育与专业教育有机融合。如武汉大学面向全体学生开设研究方法、学科前沿、创业基础、就业创业指导等方面的必修课和选修课,建设依次递进,有机衔接、科学合理的创新创业教育课程体系。此外,高校还积极开拓网络培训平台,推出一批资源共享的慕课、视频公开课等在线课程,打造线上线下创新创业教育课程体系。截至 2019 年底,全国已累计开设创新创业课程 2.8 万余门,选课人数近 630 万人次,推出创新创业教育精品慕课 52 门。

2. 高校创新创业教育指导能力不断提升 创新创业教育指导教师在学生创新创业过程中发挥着重要作用,高校也十分重视创新创业教育指导教师队伍建设和能力提升。参赛高校纷纷聘请知名科学家、创业成功者、企业家、风险投资者等各行各业优秀人才担任创新创业教育专兼职授课教师或创业导师,从专业知识、创业知识、企业管理、创业孵化、创业投资等各方面进行全方位、全过程指导和帮扶,共同为学生创新创业团队"把脉"。多途径加强创新创业指导教师的培育和实践,组织教师开展岗前培训、课程轮训、骨干研修,推荐教师到行业企业挂职锻炼,支持教师以对外转让、合作转化、作价入股、自主创业等形式将科技成果产业化,鼓励教师带领学生开展创新创业。不断改进教学方法和方式,广泛开展启发式、讨论式、参与式教学、小班化教学等教学方式的运用。推动教师把国际前沿学术发展、最新研究成果和实践经验融入课堂教学,注重培养学生的批判性和创造性思维,激发学生创新创业灵感。截至 2019 年底,全国已拥有近 2.8 万名创新创业教育专职教师,9.3 万余名兼职导师,其中 4492 名导师成为首批入库的全国万名优秀创新创业导师。

3. 高校创新创业实践体系不断加强 高校依托各类研究基地、重点实验室、创新创业孵化园、实践教育基地、创业示范基地、科技创业实习基地、众创空间等校内外资源构建"实验教学—创业实践—创业孵化"的创新创业实践体系,加强大学生创新创业实践训练,促进项目落地转化。如西安电子科技大学校园内设立普及实践层、创新提升层、重点扶持层——"三级众创空间"创新创业孵化平台,校外依托"西安——天朗科技梦想小镇",建设"西电——天朗大学生创新工场",为大学生创业项目和科技型初创企业提供全方位服务。此外,各高校根据《国家级大学生创新创业训练计划管理办法》,积极落实国家大学生创新创业训练计划的相关要求,以学生为主体开展创新性实践,截至 2019 年底共计有 1000 余所高校 106 万名大学生参与创新创业训练计划,累计立项约 26 万个项目,累计资助金额超过 43 亿元。

4. 高校创新创业文化不断丰富 各高校把创新创业文化视为大学文化建设的重要内容,不断丰富活动内容和活动形式,努力营造敢为人先、敢冒风险、宽容失败的氛围

环境。成立学生科协、创新创业协会、创业俱乐部等学生科技类和创新实践类社团，以讲座、论坛、比赛、成果展示等多种形式举办创新创业活动，传播创新创业知识，开展创新创业实践，宣传创新创业优秀成果，树立创新创业先进典型，营造良好的创新创业氛围，吸引广大青年学子积极投身创新创业活动。浙江大学自 1997 年开始通过举办"蒲公英"大学生创业大赛，选拔培育出一批又一批的优秀项目，在历年全国大赛中取得了令人瞩目的优异成绩。

大赛不仅是展示学生的创新创业能力，更是展示高校整体综合实力。大赛的举办是对高校创新创业教育阶段性成果的检验，也是推进高校创新创业教育改革的有力抓手。各高校通过大赛，互相学习，取长补短，不断完善各项工作机制和工作体系，实现教育理念从从业就业到就业创业的转变，形成新的人才质量观。

【视野拓展】

辐睿智配——全球分子影像全自动配药行业开拓者

核医学分子影像能够比普通 CT 早 3～6 个月发现活体疾病状态的异常，实现早期精准诊断，将患者生存率提高 2～5 倍。但我国仅有 8% 的二级以上医院有核医学科，分子影像市场现状与美国相比，每百万人显像例数仅为其 1/40，并且显像患者还需排队 10 天左右，在等待过程中很可能会出现癌症转移；此外我国从事放射性药物显像配制的工作人员极其稀少，配药全过程还会受到一定辐射伤害。因此，即使增加核医学医护人员数量也无法从根本上解决以上问题。智能化设备取代人工是核医学领域配药行业的必然趋势。

研发团队在我国核医学首席带头人李思进教授的启发及指导下，经过三年潜心钻研，采用国内首创先进技术，自主研发出一款国际首创的智能化全自动配药设备，有效解决医护人员辐射伤害及患者用药不精确双重问题，实现进口替代，填补市场空白。辐睿智配针对患者不同的病种，高效、精准、智能地配制 6～8 类显像剂，带来了核医学显像剂配制的革命，打破了欧美及日本的技术垄断，为国内外首次在这一领域的产品与技术创新。自主研发的恒压防漏针头，实现恒压抽吸、防止喷溅，在配药源头上有效解决药品喷溅、污染及辐射等问题；针对配药人员稀少、配药效率有限、显像患者需求大等难题，"辐睿智配"多容置腔转台设计可实现 6～8 种药品的连续不间断配置，各容置腔中的不同药品独立配置、互不干扰、同时进行，在整个配药流程中做到人员配置的极大优化，并将人工配药所需的 15 分钟缩短至 3 分钟；"辐睿智配"碲锌镉半导体研制而成的首创活度仪，极大缩小设备体积，操作便捷，精确度相比人工配药提高 20%；此外，"辐睿智配"设备全程运用药品识别及视频监控技术，实时复核处方信息，再一次保证配药精确度，实现全程溯源追踪。

"辐睿智配"团队紧跟科技时代的智能化脚步，实现了核医学领域放射性药物配制由智能化设备替代有害人工操作。目前拥有29项完全自主知识产权，已初步完成知识产权布局，逐渐形成了技术壁垒。辐睿智配二代机，前期已在山西医科大学第一医院完成了上千次设备稳定性测定及显像药物配制试验，试验结果稳定、真实、可靠。该设备不需审批医疗器械许可证明，拿到测试报告即可上市。在山西医科大学与西北工业大学、国内核药龙头企业中国同辐股份有限公司、中核高能（天津）装备有限公司等日益深化产学研用合作的背景下，医工结合、校企合作的深度和广度将不断实现新的进展，带动全球百亿市场的销售。

（来源：以赛促教，以赛促创：中国国际"互联网+"大学生创新创业大赛指南［M］. 北京：高等教育出版社，2020.）

（三）以赛促创，形成多方协同创新创业生态链

1. 创业带动就业，促进产业升级。大赛涌现出一批科技含量高、市场潜力大、社会效益好的高质量项目，产生巨大经济效益的同时为社会创造一批优质就业岗位，推动新技术、新产品、新业态和新模式的蓬勃兴起，促进产业转型升级。大赛金奖项目"红糖馒头"，两年时间开出136家"罗小馒"门店，为1312名员工创造了就业岗位；根据前四届获得金银奖的528个项目调研数据显示，实践类项目2018年的年收入在5000万元以上的占比为13%，最高的项目年收入突破2亿元。大学生作为社会上最具创新潜力的群体，为应对和引领新一轮科技革命和产业变革贡献了智慧。

2. 完善高校创新创业协同育人平台，形成产学研用一体化的创新创业生态链。大赛不断推动教育界与科技界、产业界、投资界深入合作，不断完善科教结合、产教融合、校企合作协同育人平台，促进高校人才培养与社会需求紧密结合，将高校的智力资源、技术资源、项目资源与企业和投资机构的金融资源、市场资源、社会资源等精准对接，形成产学研用一体化发展的创新创业生态链。以第六届大赛为例，大赛举办"1+6"系列活动，"1"为主体赛事，包括高教主赛道、"青年红色逐梦之旅"赛道、职教赛道、萌芽赛道。"6"为6项同期活动，包括"智闯未来"青年红色逐梦之旅活动、"智创未来"全球创新创业成果展、"智绘未来"世界湾区高等教育峰会、"智联未来"全球独角兽企业尖峰论坛、"智享未来"全球青年学术大咖面对面、"智投未来"投融资竞标会。大赛已成为连接高校、企业和政府之间的重要桥梁，成为落实国家创新驱动发展的切入点和突破口。

二、大赛的实效

（一）大赛的影响力

中国国际"互联网+"大学生创新创业大赛已被国内外社会各界广泛关注和高度认

可，被誉为"世界最大的路演平台"。李克强总理对首届大赛作出肯定和重要批示，刘延东副总理接待第二届大赛获奖学生、指导老师和专家评委代表，并与他们亲切交谈。作为全国"双创"活动周重要活动，大赛在我国高校创新创业教育深化改革中发挥着越来越重要的作用。2017年8月15日，习近平总书记给第三届大赛"青年红色筑梦之旅"大学生的亲切回信更是把大赛的影响力推向了新高度，也掀起了双创大赛的新高潮。越来越多的投资者通过大赛看到大学生创业者的潜力和巨大增长空间，逐渐改变投资理念，将校园视为新的投资热土。越来越多的大学生在大赛中展示创新创业实践成果，将大赛视为实现创新创业梦想的舞台。大学生创业观念从被动转为主动，创业形式从自主创业发展到师生联合创业，从自主谋生转向主动创新。

从第三届到第六届，国际赛道的增设和快速发展让世界创新创业教育之声在中国这片土地上汇聚。哈佛大学、剑桥大学等全球一流大学也来参赛，参赛范围覆盖五大洲高校，让大赛更像是一场"双创奥运会"，中国创新创业教育之声正开始影响世界，占据着越来越重要的国际地位。第六届大赛更名为中国国际"互联网+"大学生创新创业大赛，说明大赛已不单是一项赛事活动，而是促进国际创新创业教育发展的催化剂，更是一场创造、创新、创业、创未来的全球盛宴。

（二）大赛取得的经济效益和社会效益

大赛取得了巨大的经济效益和社会效益。先后有40多万个先进制造业、信息技术和现代农业类创业项目参赛，其中有些项目是我国高校产生的世界首创甚至是世界唯一的技术和产品。以第五届大赛为例，大赛累计达成406个投资意向，共计金额超过20亿。大赛引起了全社会高度关注，中央电视台、人民日报、新华社等40多家权威主流媒体和网络媒体进行报道，第五届冠军直播赛点击量超过300万，二强争霸赛和颁奖典礼直播点击量超过22万，累计关注人数超亿人次。大赛不仅体现高校综合实力，更体现区域整体经济实力，高校为区域经济发展提供了智力支撑，高校创新创业教育改革的不断深入带动了区域经济发展。

【视野拓展】

打造知识分享新平台——荔枝微课

来自华南理工大学的创业项目荔枝微课，通过网络平台售卖木耳种植课程，带动更多人以种植木耳走上致富路，顺利冲进了第三届中国"互联网+"大学生创新创业大赛四强争夺赛。

以问题导向深挖市场潜力荔枝微课，一个大学生创业团队的项目，在2016年6月正式上线，9个月内就获得近亿元融资。目前，这一在线教育学习平台已拥有超过1000万的用户，注册讲师100万人，孵化出月入10万的老师100多位。项目合伙人、荔枝微课项目CEO黄冠和CMO陈劢，带领最初只有19人的荔枝微课闯出了自己的一片天。"很多企业选择在微信群里授课，为员工培训。"体验并观察着这种微信群的培训方式，陈劢发现了问题所在，"一是人数受限，二是内容无法积淀和传播。这就意味着这一市场潜力还很大。"打造一个平台，使其能最便捷地实现在线教育培训，且能实现分享、评论、打赏等功能的想法在陈劢脑海中一直盘旋，而黄冠是陈劢首先想到的合伙人。

创业需要志同道合之人。"学校的创业氛围浓厚，尤其是我们计算机学院，创业学生非常多，有关创业的讲座和课程也多种多样。"同是毕业于华南理工大学的黄冠，在校期间也是创业的活跃分子，创办电影 FM 网站等互联网公司，毕业后又创办广州森季软件有限公司。两人之前就有过多次合作，彼此之间配合也比较默契，创办在线教育学习平台——荔枝微课，两人也是一拍即合。项目成立之初，资金和办公场地限制下，黄冠带领团队在广州大学城负责产品研发，陈劢则带领团队在深圳负责产品运营策划。两个团队各司其职、精诚合作。"一开始肯定会遇到很多困难，能坚持是最重要的。"陈劢说，"我们都不是第一次创业，读书期间就是学业和公司两头兼顾，辛苦是一定的，不过也都坚持下来了。"可传递的创业幸福感支撑荔枝微课一路走来的，不仅在于其对创新创业的追求，还在于他们在教育这一事业中感受到的幸福与满足感。"荔枝微课不仅仅是做纯知识的内容传播，也具有社会性功能。"黄冠介绍，他们渴望能利用互联网消除知识与人之间的鸿沟——教学双方只需通过手机，就能随时随地实现教学互动，最便捷地让用户获取和分享知识。荔枝微课的用户中，一位从事幼师工作的年轻妈妈，为安心照顾孩子而辞掉了工作。在接触荔枝微课平台后，这位年轻妈妈想将平时给孩子读英文绘本的语音录制下来，分享到荔枝微课平台。令她意外的是，每次的分享点击率都很高。受此鼓舞，她将亲子育儿英文绘本打造成系列课程，高质量的内容颇受年轻父母喜爱，她也有了每月十万元的固定收入。

"每每接触到这类老师，通过自己的课程给万千网友带来知识的提升，都会有无以言状的幸福感。"陈劢表示，这都坚定了他们将产品做强做精的信心和责任心。成立仅一年，荔枝微课在自身发展的同时，也更多地关注着公益项目，相继为地震受灾人群提供心理辅导课程、为单亲妈妈抚养教育孩子提供课程、对离婚家庭孩子提供教育课程等进行公益推广。这种从事教育行业不可或缺的责任感，还将促使荔枝微课在教育公益的道路上不断探索。

（来源：以赛促教，以赛促创：中国"互联网＋"大学生创新创业大赛指南［M］．北京：高等教育出版社，2018.）

【课堂互动】

案例分析：

北京大学OFO共享单车团队作为第二届中国"互联网+"大学生创新创业大赛金奖项目，是中国首家共享单车公司，开创了无桩单车出行新模式，致力于解决大学生校园出行和工作出勤最后一公里的问题，并积极为第三届大赛提供赞助与帮助，成为双创大赛的实习基地，为有梦想的创客们提供孵化基金。从参赛选手到投资机构，大赛实现了良好的循环。

同学们通过观看OFO共享单车项目全国总决赛路演视频，根据相应评审规则进行分组讨论10～15分钟，罗列出该项目的优势并各派代表进行汇报。

【实践探索】

课堂游戏一：根据本章所学知识内容开展想象，分组设计一个"互联网+"中医药的创业项目，并简单阐述该创业项目所具备的价值（商业价值等）。

课堂游戏二：结合本章第三节青年红色筑梦之旅相关知识和你所学专业，谈谈你能为革命老区、贫困地区等地区带来哪些帮助？

【本章小结】

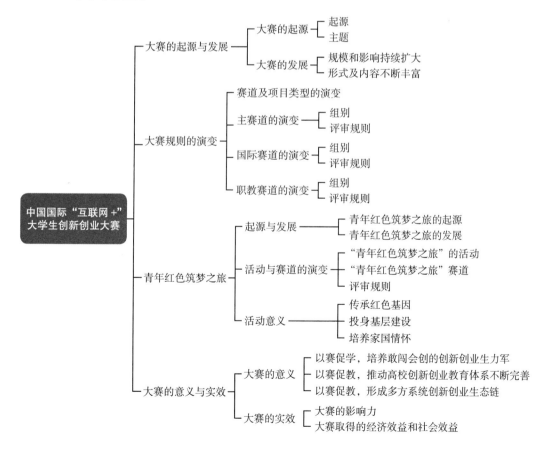

【思考题】

1. 第三届大赛增设的国际赛道对中国国际"互联网+"大学生创新创业大赛的举办有什么重要作用？

2. 了解你所就读高校、所学专业目前在中国国际"互联网+"大学生创新创业大赛所获得的成果？

3. 了解大赛相关赛道和细分组别后，在相关领域你是否萌发创业想法呢？

4. "青年红色筑梦之旅"活动和赛道在报名时有什么逻辑关系？

5. 为什么说"青年红色筑梦之旅"活动是一堂思政课？

6. 请试着书写一项"青年红色筑梦之旅"活动方案。

第十章　中医药创业指导 ▷▷▷▷

【创言创语】

中医产生于临床、植根于实践、服务于需求。

——［中国］张伯礼

【学习目标】

1. 掌握中医药创业的概念、能力要素和创业方向。
2. 理解中医药创业的背景意义和创业策略。
3. 了解中医药创业成功的典型案例。

【理论知识】

第一节　中医药创业概述

一、中医药与创业

中医药是对包括汉族和少数民族医药在内的我国各民族医药的统称，反映了中华民族对生命、健康和疾病的认识，是具有悠久历史传统和独特理论及技术方法的医药学体系。中医药是我国最具有自主知识产权的产业，几千年来，为中华民族的繁衍生息做出了极大贡献，随着中医药产业的不断发展和进步，在防病治病、增强人类健康方面发挥着极其重要的作用。

创业是创业者对自己拥有的资源，或通过努力对能够拥有的资源进行优化整合，从而创造出更大经济或社会价值的过程，是一种需要创业者组织经营管理，运用服务、技术、器物作业的思考、推理和判断的行为。

中医药创业即与中医药相关的创业活动。对于学习中医药专业的人来说，专业培养的是内在能力，需要熟悉和掌握本专业的知识体系和技能，而创业需求强调的是外部环境，目的在于实现顾客最为关注的、核心的、根本的利益。发掘中医药知识有效满足顾客健康需求，中医药院校大学生行业内创业要应和并浓缩传统中医药文化，激发蕴藏于普通百姓思想深处的中医药文化情结，找准某种物质化的产品或服务来承载和表现，这样才可以把产品或服务立足于顾客需求之上，赋予创业项目生命力。

二、中医药创业的背景与意义

党的十九大报告指出，中国特色社会主义进入了新时代，并明确提出创新是引领发展的第一动力，是建设现代化经济体系的战略支撑。面对新时代的要求，充分认识"大众创业、万众创新"的时代精神对于中医药发展的重要性，牢牢把握创新驱动战略、健康中国战略对中医药人才的多元化需求，坚持创新驱动、特色发展，把推动中医药的传承与创新作为实现中医药事业振兴发展的重大战略方向，为创新型国家和健康中国建设贡献力量。

（一）服务国家战略需求的必然要求

新时代高校大学生创新创业立足新时代中国基本国情，瞄准服务国家战略需求和经济社会发展，是我国高等教育领域中的一种全新价值追求。随着"创新驱动发展""健康中国""一带一路"等国家战略的深入实施，《中医药发展战略规划纲要（2016—2030年）》《中华人民共和国中医药法》等政策文件的颁布施行，中医药发展已上升为国家战略并融入国家发展大局。当前，我国经济发展进入新常态，国家大力实施创新驱动发展战略，迫切需要培育和形成更具长远竞争力的新经济增长点，中医药在继承原创优势的基础上不断创新，可以促进中医药产业提质增效；在加快推进健康中国建设的进程中，能够充分发挥中医药的独特作用；在推进"一带一路"建设的过程中，需要推动中医药海外创新发展。因此，中医药院校要自觉顺应新时代的发展要求，正确认识国内外经济社会发展形势，准确把握历史机遇，积极融入国家战略发展，主动服务国家战略需求，不断推动中医药事业持续健康创新发展。

（二）促进中医药产业发展的客观要求

中医药作为我国独特的卫生资源和优秀的文化资源，蕴含着巨大的经济潜力和创业商机。古代医者行医多为"自主创业"，一定程度上说明中医药专业具备自主创业的基本条件。目前，中医药产业资源仍然短缺，发展规模和水平不能满足人民的健康需求，但涉及产业链条长，吸纳从业人员多，拉动消费作用大，仍具有很大的发展潜力。随着大健康时代的到来，健康产业将成为新时代国家经济社会发展的重要增长点，中医私立医疗机构将进一步得到国家的鼓励和扶持；中药产业已成为中国经济发展的一大支柱产业；健康产业新业态将成为又一新的经济增长点并快速发展。中医药院校应以服务行业发展为导向，主动对接中医药产业发展需求，把中医药的经济、科技、文化资源优势转化为产业优势，助推中医药产业转型升级。

（三）培养高质量中医药人才的内在要求

中医药学作为中国传统医学，在发挥其原创优势的基础上，更需要培养具有创新精神、创业意识和创新能力的优秀中医药人才来适应时代需要，促进时代发展。传统意义上的中医药人才已无法满足新时代的需要，迫切需要大批能够引领中医药事业发展、具有创新创业能力的拔尖中医药人才。进入新时代，中医药事业迅速发展，中医药产业需求旺盛，急需大批的创新创业型中医药人才，中医诊所、中医馆、健康养生中心、健康管理中心、医药新产品开发与销售机构等市场主体的发展将吸引大批的中医药人才参与其中。

三、中医药创业能力要素

创业很难，创业成功更是难上加难。创业者想要取得成功，除了拥有资金和商业头脑外，还需要具备较强的能力。对于中医药创业者而言，应该具备下列能力。

（一）中医药知识与产业需求对接能力

专业知识是指一定范围内相对稳定的系统化的知识。对于学习中医药专业的人来说，自然需要熟悉和掌握本专业的知识体系。而产业需求强调的是外部环境，在于实现顾客的利益。通过中医药知识有效满足顾客健康需求的对接能力，应是中医药院校大学生创业竞争力的核心要素之一。更进一步说，中医药院校大学生行业内创业要了解中医药文化，并懂得运用中医药文化找准某种物质化的产品或服务。

（二）资源整合能力

资源整合能力是指大学生创业者在新企业创建与成长发展过程中，对组织内外可获得的一切资源进行选择、吸收、配置与利用的能力。由于大学生创业者的专业背景、行业知识、经验、网络关系等初始资源禀赋的差异，创业不同时期，需要对不同类型的资源进行组合与配置，用最优化的方式和最小的成本实现效益最大化，以发挥资源的最大效能。资源整合能力是初创企业的一种有利于获得持久竞争优势的动态能力。内容既包括微观层次地对创业资源的置换与配置、激活与融合能力，也包括宏观层次的战略预见能力和对组织的支撑与协调能力。资源整合能力蕴含着对已知人群的驱动力和对未知人群的吸引力。

（三）项目标准化管理能力

创业项目标准化管理是提升初创企业核心竞争力的基础，是初创企业获取效益的源泉，整体形象的窗口。创业项目标准化管理能力的高低，直接关系到初创企业的生存和发展。随着中医药标准化理论体系逐步完善，中医药初创企业更需要标准化管理，一方面有助于促进中医药事业健康可持续发展，中医药标准化是中医药产业化的前提，只有标准化了才能走特色、高品质、连锁发展道路；另一方面有助于创业者建立衡量事物是非、品质的标准和工作指标标准，使初创企业发展更加通畅、快捷，能够有效降低成本与经营风险。中医药创业项目标准化管理能力对尝试中医药创业项目的大学生尤其重要。

（四）精神品质自觉内化能力

大学生创业必备的精神品质主要包括坚定的创业信念、积极的创业心态、顽强的创业意志和鲜明的创业个性。坚定的创业信念是建立在理性分析基础上，内化为一种敢于担当的责任感和永不言败的创业精神。积极的创业心态来自创业前的充分准备，选择创业项目应该按照自己的兴趣、能力以及对市场前景的了解程度，做出综合评估后而做出的决策，积极的创业心态是控制创业心灵平衡的法宝。顽强的创业意志表现在创业目的明确、决断果敢、具有恒心和毅力等方面。大凡创业成功者，一般都有鲜明独特的个性品质，如敢冒风险、痴迷、独立自主。具体表现在一旦锁定目标，将全身心融进创业行动之中，独立自主地解决困难和问题，不受各种外来因素的干扰。

第二节　中医药创业方向

中医药院校大学生创业方向应立足自己的核心专长——中医药专业知识的实践应用。在中医药行业中，适合中医药院校大学生创业项目有中医诊所、养生保健服务、中药材种植、中药材加工、医疗器械产销、保健产品产销、医药产品贸易、健康管理、健康咨询等，这些项目都属于与人类健康紧密相关的生产和服务领域，具有巨大的市场潜力。中医药院校大学生应自觉产生行业内创业的警觉性，当商业机会与自己的核心专长吻合时，更易形成自己的创业核心竞争力。在创业过程中，更能坚守道德，推动行业价值回归。

一、互联网＋中医药创业方向

在信息科技高速发展的今天，互联网无疑是深刻影响社会发展的关键因素，人们生活的方方面面都因为互联网的发展而发生着深刻的变革。在政府倡导"大众创业、万众创新"的背景下，"互联网＋"的概念也开始走进每一个人的生活。互联网＋中医药领域创业以中医药与互联网融合发展为实践，以解决现实问题和探索未来发展方向为重点，以云计算、大数据、物联网、移动互联网、人工智能技术体系为支撑，重点方向围绕中医医院信息化建设、远程医疗、健康管理等具体领域。

（一）智慧医院——新时代中医药信息化建设

"智慧医院"是一个新颖的概念，自概念提出以来，有些医院就进行了探索，把互联网技术、智能技术、人工智能的一些技术都用在了医疗服务领域。在建设智慧医院的过程中，智慧型信息平台是最为关键的建设内容，其功能主要可以分为三种类型。

第一个领域是"智慧医疗"。以电子病历为核心的信息化建设，促使电子病历和影像、检验等其他系统互联互通。同时具有信息的推送功能，医院能够利用信息平台向不同的受众群体进行医院相关信息的推送，也可以针对性地对患者与患者家属进行化验结果、疾病注意事项、相关疾病学术界最新成果等相关信息的推送。

第二个领域是"智慧服务"。充分利用"互联网+"时代背景下的大数据、云计算等技术，建成医院主体互联网信息平台，有效保障多方主体间的实时信息传递和相关参与人员的实时互动，进而形成一个公众、患者、医疗机构等多方参与的立体化、多角度的信息交互系统。患者能够利用信息平台完成预约挂号、预约诊疗、医疗信息检索查询等事项。很多医院的一体机、自助机，包括手机结算、信息提醒以及衍生出来的一些服务，比如停车信息的推送、提示等，让患者感受更加方便和快捷。

第三个领域是"智慧管理"。用于医院精细化信息化管理，该领域主要应用于医院内部的管理，医院通过蓝牙技术、网络技术等，有效实现实验室信息系统、医学科研系统、医院管理系统、医疗仪器设备系统的紧密连接，促使各个系统成为作用、功能相互关联，工作任务、目标相互独立的智慧医院信息系统共同体，管理者用手机或电脑就可以看到全院运转的状态，大幅提升医院的工作效率，促进医院智能化、信息化发展。

（二）远程医疗——中医医疗服务的新模式

远程医疗可简单理解为远距离治病，即通过网络通信技术来扩充就医途径和医疗信息以改善患者的治愈效果。由于远程医疗本身处于高速动态发展的襁褓期，所以各种定义叙述以及所涵盖的范畴都处于变化的状态中。创业以中医药远程医疗的广义应用为重点，围绕视频会议下的远程诊断咨询、医疗图像的传输、包含客户端口的 E-Health 系统、远程信号监控、医疗教育培训、客户无线应用以及护士呼叫中心等展开。

围绕其功能，创业主要可以分为以下几种。

1. 以患者健康为中心，提供多样化的远程医疗服务。按照医疗服务直接接受方的不同，现有的远程医疗服务模式可以分为两大类：D2P 的医生－患者模式（Doctor-To-Patient）和 D2D 的医生－医生模式（Doctor-To-Doctor）。D2P 的医生－患者模式是直接对患者提供的远程医疗服务，包括远程监护、紧急救护、网上咨询、特殊场合的远程医疗（如航班、灾难、航空等环境下）。D2D 的医生－医生模式提供远程医疗服务方专业医疗人员之间的交互，包括远程咨询、远程会诊、远程放射分析、远程病理分析以及远程培训学习。随着通信技术的发展，逐步衍生出了新型的远程医疗服务，如 M-Health 无线移动医疗服务、虚拟医疗中心等，为进一步发展更有效的以患者健康为中心的多样化远程医疗服务，提供了有意义的启示。

2. 下一代的集成远程医疗系统。欧洲远程健康信息协会在欧盟未来远程系统的规划报告中，明确提出了"European2020"的集成远程医疗系统的概念。集成远程医疗系统包括两个层面的集成：一是各种信息系统、网络技术和医疗影像设备的集成，也就是实现各种医疗信息化系统、各种网络系统以及各种医疗影像设备之间的数据集成。而更高层面、也是更重要的集成概念，则是远程医疗系统和传统医疗体系的集成。在新一代集成远程医疗系统中，远程医疗系统不再是传统医疗体系中独立存在的附加增值元素，而是将远程医疗系统设计为数字医疗环境下、依靠需求拉动的可持续性发展的 E-Health 医疗体系。这是传统中医学在网络信息环境下全新的医疗体系模式，是对现有医疗体系的一种结构性改革，是为了大幅提高医疗系统效率及资源利用率的业务流程再造。

3. 远程临床教学。应用远程医疗会诊系统，打破地域和空间的限制，进行疾病的诊疗或临床教学。假如这里有罕见疾病一例，应用远程医疗会诊系统，远方的医师们可以实时观察并进行相关指导。举行临床病例讨论会或特殊医学操作的示范表演，不同地方的医师们可以实时参与。

（三）健康管理——中医药健康生活保障新模式

健康管理是对个人及人群的各种健康危险因素进行全面的监测、分析、评估和预测，并进行计划、预防和控制，调动个人、集体和社会的积极性，有效利用有限的卫生资源来满足个人的健康需求。"互联网+"健康管理是通过云计算、互联网、大数据等先进技术，实现对健康数据的采集、计算、分析，从而提供定制化健康管理服务，实现精准的个性化医疗，包括健康教育、医疗信息查询、电子健康档案、疾病风险评估、在线疾病咨询、远程医疗和康复等多种形式的健康服务，代表了医疗行业新的发展方向。2016 年国务院办公厅发布《关于促进和规范健康医疗大数据应用发展的指导意见》与《"健康中国 2030"规划纲要》，大力支持大数据技术和产业的创新发展。

1. 数据化进行健康管理、追踪和咨询。当今社会，伴随人们的工作节奏加快，不健康的生活方式带来了各种健康问题，人们对于健康管理的需求越来越高。健康管理机构在进行健康管理时，主要是基于健康体检进行健康分析，体检出问题再去医疗机构就诊，无法满足人们时刻关注健康问题的需要，特别是对慢性病跟踪管理的需要。"互联网+"健康管理要解决既往"重治疗、轻预防"的传统就医模式，发挥中医药"治未病"和"整体观念"的优势，在对居民健康状况进行检测、分析、评估、预防和控制的同时，探索生活方式与疾病之间的相互关系，提前干预，做好预防保健。在"互联网+"健康管理模式下，患者能随时进行健康咨询，从而更好地达到健康管理的目的。

2. 健康管理系统的应用与服务。运用健康管理信息系统，采集、上传健康数据至健康管理系统区域信息平台，获取实时健康数据信息或其他医疗机构的就诊信息，通过健康管理系统实现对居民分散的健康数据的集中整合管理，并对其提供个体化中医药健康指导服务和专业的健康促进方案，还可以实现远程会诊、双向转诊，同时方便医务人员和患者，以提高工作效率。

二、实体中医药创业方向

中医药产业历史悠久，很早以前便拥有实体产业，其经历几千年的发展和磨难后仍能留存且不断发展扩大，恰恰证明中医药实体极具韧性，是中医药创业很好的方向。

（一）中药饮片产业

据国家工业和信息化部统计（消费品工业司数据），近年来在医药体制改革和人们健康观念的转变下，中药饮片行业市场规模呈现不断增长趋势，截至 2016 年底，中药饮片整体市场规模达到 1956.36 亿元，同比增长 8.64%。除传统中药饮片产业外，当前中药饮片产业创业可以围绕中药饮片生产和饮片研究两个方面展开。

1. 中药饮片智能化生产　传统中药饮片生产的产业链形成历史悠久，涵盖饮片原材料的生产、加工、出售。目前中药饮片生产的智能化水平还不是很高，解决具体的生产问题，使中药饮片生产过程标准化，并在实现标准化的基础上进一步实现自动化是当前热点创业方向。中国中医科学院曾提出创建"中药饮片区域性、专业化生产模式"，建议主要从中药药用部位的产地加工、饮片生产加工机械的智能化升级改造、中药饮片区域性专业化生产线建设等方面，进行中药饮片生产模式变革。最终基于大数据的积累，通过生产设备智能化控制，才能逐步实现真正的智能化生产。可以预期，随着生产技术科学化、现代化的发展和中药饮片区域性、专业化、过程程序化生产模式的逐步建立，中药饮片的智能化生产必然成为产业发展的远景目标。

2. 中药饮片质量评价方式开发　中药饮片生产过程还主要依赖于经验把控，现有中药饮片的质量评价体系由性状鉴别等感官指标和理化检测等内在指标构成，缺乏明确的定量特征，且因人而异，主观性强。探索饮片质量评价模式、中药饮片规格分级方法至关重要，运用现代科技手段对中药饮片感官评价进行数据量化处理，挖掘其与内在质量的相关性，建立实用的反映中药饮片特色、饮片质量的评价方法以及饮片质量实施"身份证"制管理，以更好地服务中药饮片产业的发展。

（二）医养结合产业

随着人口老龄化程度的不断加深，社会对医疗养护服务的需求越来越旺盛，对医疗卫生保健与社会保障体系也提出更高的要求。国家应大力提倡医养结合模式，该模式是集生活照料和医疗护理、健康咨询、健康检查与康复关怀为一体，将养老机构和医院功能相结合的新型养老模式。针对医养结合产业，中医药创业具有以下几个方面。

1. 丰富医养结合实践形式　目前，各地推行医养结合的实践，实践模式最多的是机构内开设专业医疗部门，充分发挥中医治疗及调理的作用。为共同需求、共同关注相关病种的人群组建线上健康圈了，加强分类指导，提供健康咨询、个性化健康疗养等服务。

2. 推进医养结合服务信息化建设　运用互联网向健康养生产业延伸，发展面向养老机构的远程医疗服务，逐步实现对老年人医疗健康信息的动态管理，向家庭宣传培训发展老年电子商务，提升人们对健康知识的认识水平，普及中医药养生知识。

（三）中医馆连锁与品牌产业

中医类门诊部及诊所作为中医医疗服务体系的重要一环，作用越发显著。中医类门诊部及诊所的数量、中医药人员数量及诊疗量均呈现不同程度的增长态势。传承千年的医馆模式在保留原来优势特点的情况下，被新时代赋予了新的创业要求。

1. 贴合基层个性需求，发展个性诊疗模式。大多数门诊部与诊所为民办性质，其发展情况受市场经济影响，中医类门诊部与诊所数量的不断增长一定程度上表明了中医诊疗服务"基层个性需求"的不断增长。所谓"基层个性需求"即指社区卫生服务中心

（站）、乡镇卫生院及村卫生室不能满足居民的其他符合居民特性需要的中医诊疗服务。"十三五"规划时期里，建立健全覆盖城乡的中医医疗服务体系仍是一项攻坚工程，作为中医类医院、综合医院等其他类别医院中医药科室、社区卫生服务中心（站）、乡镇卫生院及村卫生室以外的重要补充，中医类门诊部及诊所这一环节所显现的作用日益显著。发展针对百姓需要的个性化诊疗模式，根据患者的具体情况，制定专属诊疗方案，解决百姓挂号难、就医难等问题，方便百姓看诊就医，同时提升诊疗效果。

2. 进一步提升中医药特色，医养结合。相较于大型公立医院、社区卫生服务中心、乡镇卫生院，患者选择中医类门诊部与诊所是出于对中医药安全副作用少的信任。中医提倡整体观念，与西医疗法不同，中医注重治未病。将中医药此特点与养生行业相结合，倡导医养结合，打造中医馆看诊与养生一条龙服务，发挥中医药特色。开发中医药周边产业，如中药香囊、熏香等，将中医药特色融入百姓生活。

三、中医药其他创业

中医药创业除医疗领域的互联网创业和实体创业外，中医药本身作为中华民族的瑰宝，具有十分重要意义，存在极高的商业价值，与其相关的经验传承教育、文化传播及相关产业等都是创业的极佳选择。

（一）中医药经验传承教育

中医药学是中华民族在长期与疾病做斗争过程中逐渐形成的经验的升华，是古代哲学和古代科学相交融的结晶，是理论与实践相结合的产物。其哲学观继承吸收了历代中医先进的学术观点和临床经验，不断适应时代和环境变化。结合中医理论、前人经验与当今临床实践经验的传承，可以开展相关培训、教育、实践、出版等形式多样的创业项目。

1. 传承内容　中医药经验传承的主要内容包括传承医术、医理和医道三个层。围绕基础理论、学术思想、思辨特点、临床经验、医案医话、成才轨迹、师承授受等多个角度探析和挖掘经验传承的有效途径。名老中医临床诊疗经验、学术思想、医德医风是重点内容，包括其诊疗策略、诊疗技术、学术渊源、学术脉络、文化背景、人格品行等。

2. 传承模式　中医学的发展历程源远流长，在历史的长河中植根于传承，在不断继承和创新中延续着旺盛的生命力，故而传承模式从古到今，形式多样，呈多元化态势。从古代家传相学、业师亲炙、私塾等基本形式，逐步发展转变为现代名老中医师承带徒、院校教育、研究生教育、优秀人才研修项目、名老中医传承工作室、科研立项传承、中医药学家经验传承博士后、国医大师称号设立等新的传承模式。古代及现代的传承模式都有利于中医理论中由经验积累和人文内涵发展而来的"只可意会，不可言传"的隐性知识的传授，为隐性知识的显现提供了保障。

3. 传承方法　古人云："事必有法，然后可成。"名老中医学术经验传承中不同的工作也需要选择相应的方法。对于目前的经验传承研究方法归纳为以人为线索的总结，以疾病为线索进行总结，以方剂为线索的总结，以思维方法为线索的总结，以临床流行病学方法进行的临床观察和总结和以现代数学和计算机技术相结合进行分析、归纳和总结。传承学术思想主要通过研读中医论述论著，倾听学术访谈与学术经验推广会；传承临床经验应结合现代的科学技术，应用"临床信息采挖—挖掘提取经验—临床应用验证—机理机制研究—理论指导临床"模式，选择运用描述性分析、聚类分析、关联分析、因子分析、判别分析、决策树方法、模糊集、粗糙集和人工神经网络等数据挖掘方法来得出客观结果。传承医德则唯有通过临床跟师，言传身教，细细领悟。跟师学习，传承者应对老师主要的学术思想、临床经验加以总结研究，深入把握，从而达到"知师"的层次。

（二）中医药文化传播

中医药文化是中华民族的国家文化符号之一，是国家文化软实力的重要组成部分。习近平总书记指出，"中华优秀传统文化是中华民族的突出优势，是最深厚的文化软实力"，作为中华优秀传统文化的重要组成部分，中医文化集中体现了中华民族的核心价值、思维方式，是体现综合国力、提高国家竞争力的重要因素。因此中医药文化传播相关的创业会是很好的创业方向，可遵循中医药文化传播方式，寻找切入点开展相关创业活动。从古至今中医药文化传播的具体模式可以归纳为：

1. 口耳相传式 口耳相传式是最原始的中医文化传播实践活动。通过口耳相传，流传下来的神话传说在文字诞生后被记载下来，代表作有中医经典古籍《黄帝内经》等。

2. 文字记载式 文字是中医药文化传播的主要载体之一，从古至今的医药经典著作广泛运用在各类文学体裁中，代表作有《汤头歌诀》《濒湖脉学》等。

3. 印刷传播式 随着造纸术、印刷术的诞生，中医文化传播的重要载体——医籍文献得以广泛流传。一方面大批的医家开始著书立说，另一方面，官方层面也开始组织编写中医药著作，极大地推动了中医药事业的发展。

4. 电子传播式 美国于1844年开通了全世界第一条电报线路，标志着人类社会进入电子媒介传播时代。随着电子传播技术的发展，电报、广播、电影、电视等电子传播方式纷纷登上历史舞台，这也使得中医文化传播效率产生了新的飞跃。

5. 数字传播式 近年来，互联网技术与新媒体技术的空前发展，传统传播媒介已经不再能适应当前时代发展的潮流。中医药事业需要以与时俱进的姿态开启新媒体时代的传承与传播方式。在此背景下，不同层面的中医人充分利用网站、微信、腾讯等互联网平台，及时发布中医药类资讯，信息内容丰富、覆盖面广、传播便捷。

（三）中医药保险

国务院办公厅印发的《关于加快发展商业健康保险的若干意见》提出，到2020年，基本建立市场体系完备、产品形态丰富、经营诚信规范的现代健康保险服务业。意见明确，丰富商业健康保险产品，开发中医药养生保健、治未病保险产品，满足社会对中医药服务多元化、多层次的需求。《意见》提出，要坚持以人为本、丰富健康保障，坚持政府引导、发挥市场作用，坚持改革创新、突出专业服务，使商业健康保险在深化医药卫生体制改革、发展健康服务业、促进经济提质增效升级中发挥"生力军"作用。所提出的加快发展健康保险的具体举措，也为创业者提供了创业的目标和方向。

大力发展与基本医疗保险有机衔接的商业健康保险，鼓励商业保险机构积极开发与健康管理服务相关的健康保险产品，加强健康风险评估和干预，提供疾病预防、健康体检、健康咨询、健康维护、慢性病管理、养生保健等服务，降低健康风险，减少疾病损失。支持商业保险机构针对不同市场设计不同的健康保险产品，根据多元化医疗服务需求，探索开发针对特需医疗、药品、医疗器械和检查检验服务的健康保险产品，以适应人口老龄化、家庭结构变化、慢性病治疗等需求，大力开展长期护理保险制度试点，加快发展多种形式的长期商业护理保险。开发中医药养生保健、治未病保险产品，满足社会对中医药服务多元化、多层次的需求。积极开发满足老年人保障需求的健康养老产品，实现医疗、护理、康复、养老等保障与服务的有机结合。鼓励开设残疾人康复、托养、照料和心智障碍者家庭财产信托等商业保险。

第三节　中医药创业典型案例

中医药是一个伟大的宝库，在我国传承了几千年，默默地为人类健康发挥着独特作用，其治病救人的重大功效是西医无法替代的。国家先后提出"一带一路"和"中药走出去"的发展战略，2015 年以来"中药材生态种植技术研究与示范"被列入科技部十三五重点研发计划，故而当下正是中药前所未有的发展机遇，尤其是 2019 年国务院向十三届全国人大二次会议做政府工作报告时强调，要"支持中医药事业传承创新发展"。因此，现今中医药的发展正处在一个非常好的时期，如何以中医药为基础，进行创业项目的开发，本节将从中医药创新药创业、针灸推拿创新疗法创业、中医药消费品创业、互联网＋中医药创业和中医药文化创新创业等几个方面带来一些介绍。

一、中医药创新药创业

（一）中医药创新药创业的概念

创新药一般指创新药物。创新药物是指具有自主知识产权专利的药物。相对于仿制药，创新药物强调化学结构新颖或新的治疗用途，在以前的研究文献或专利中均未见报道。随着我国对知识产权现状的逐步改善，创新药物的研究将给企业带来高额的收益。

中医药创新药创业是指企业研发具有自主知识产权专利的中医药药物，并将其进行销售的过程。各类中医药企业致力于研发中医药创新药，如人们广为熟悉的宛西制药六味地黄丸、江中制药复方草珊瑚含片和以岭药业的连花清瘟胶囊。现以宛西制药为例，对中医药创新药创业做简单的介绍。

（二）案例——仲景宛西制药股份有限公司

仲景宛西制药股份有限公司，创建于 1978 年，公司以仲景牌六味地黄丸、逍遥丸、月月舒牌痛经宝颗粒、天智颗粒为主导，是全国最大的浓缩丸生产基地。该企业多年名列中国制药工业百强榜和中药企业 50 强。

在第一任创业者孙耀志的带领下，宛西制药厂由一个濒临倒闭的国有小企业，发展成为一个颇具实力的股份公司，不但为无数人带来了健康的福音，还为西峡县一半农民带来了丰厚的经济收入，为西峡县一半企业职工创造了就业机会，西峡县将近一半的财政收入也来自它。

1998 年，为消除国有企业的弊端，孙耀志开始对公司进行股份制改造，实现了企业股权的多元化。2001 年，为了稳定企业核心骨干人员，进一步推进现代企业制度改革，又对公司进行大规模的增资扩股改造。经过两次股份制改革，企业经营取得明显成效。2002 年，孙耀志提出第三次改制设想：收购国有股和法人股。几经努力，最后在对国有股一次性买断的情况下，完成了国有股和法人股的全面退出。至此，宛西制药通过三个阶段的逐步改革，不但顺利实现了民营化，而且取得了巨大的经济效益和社会效益，为国有工业企业民营化改革提供了一个很有价值的"模本"。这个"模本"被专家学者称为"宛药模式"，并指出，"宛药模式"不是一个单方面的改革"处方"，而是一套"综合治疗"的解决方案，其特点是农业工业化、工业民营化和资源区域化，其基本思路是把农业改革、国有及工业改革与地方区域经济发展结合起来，实现农业、工业、区域经济三者的对接。

同时，孙耀志致力于天然药材基地的建设，与当地政府一起帮助药材产地农民创收，引进先进生产线，走中药创新自主研发的道路，并与多所科研机构联合生产研发。在南阳市区投资 1.5 亿元建设总部基地，其中投资最高、占地面积最大的是研发大楼；在占地 1650 亩的宛西中药百草园里，有斥资 4000 万元建设的、具有五星级标准的博士后工作站。实行药材生产产业化经营和规范化管理，确保中药材的质量，成为宛西制约的上下共识。宛药人克服困难，不惜代价，义无反顾地打响了"从源头抓起"的攻坚战役。宛西制药从 1998 年起就扶持 20 万药农在西峡建立了 20 万亩山茱萸生产基地，此举比国家正式采用 GAP 标准提前近 3 年时间，超前意识得到有关领导部门和人士的肯定。

经过 27 年的发展，宛药的品牌从灌河牌、太圣牌到 2001 年注册的仲景牌，终于找到了真正定位，即依托医圣张仲景，利用中医药文化博大精深的内涵，塑造真正的民族品牌。

（三）案例分析

在中国有很多像宛西制药这样的民族企业，致力于中医药药品的研发，并取得了不错的成绩。在创业的路上，只要能找准位置，必将产生良好的经济和社会价值。

二、针灸推拿创新疗法创业

（一）针灸推拿创新疗法的概念

针灸推拿是中医学中的一颗璀璨明珠，蕴含着鲜明的中华民族文化与地域特质，凝聚着中华民族强大的生命力与创造力，是基于中华民族文化和科学传统产生的宝贵遗产，同时也是全人类文明的瑰宝。从《黄帝内经》成书算起，针灸推拿已有 2500 余年历史。

目前，针灸推拿已繁衍出具有异域特色的针灸推拿医学，为保障全人类的生命健康发挥了巨大作用。

2010 年 11 月 16 日，中医针灸申遗成功，这不仅说明针灸是在世界范围内被认可的有效治疗手段，更是有着深厚文化内涵的中医文化代表。针灸文化的可持续发展，需要遵循其自身的特点和规律，通过坚持不懈的针灸实践，在知识积淀的基础上挖掘出更具时代特色的诊疗方式。

针灸推拿创新疗法创业是指在原有的针灸推拿基础之上，针对其某一方面的疗法，进行改进创新，最终实现创业。现今江西中医药大学陈日新团队开创的热敏灸疗法在此领域做了比较好的尝试。

（二）案例——江西中医药大学热敏灸疗法

热敏灸疗法是江西中医药大学陈日新和他的团队经过大量的科研攻关和临床试验创立的。团队从 1988 年开始，历经 26 年的长期探索，在继承《内经》腧穴敏化理论的基础上发现了热敏穴位，创立了"辨敏施灸"的热敏灸技术，建立了"敏消量足"的灸量标准，提出了"腧穴敏化""灸之要，气至而有效"等学说，构建了热敏灸理论体系，为临床灸疗和科学研究带来了新的生机和活力。

热敏灸技术是在传统艾灸疗法的基础上，创造出的腧穴热敏化艾灸新疗法，通过采用点燃的艾材产生的艾热悬灸热敏态穴位，激发热敏灸感和经气传导，并施以个体化的饱和消敏灸量，从而提高艾灸感传激发率和临床疗效，其特点在于不用针、不接触人体，安全有效、适应证广、无毒副作用，疗效较一般临床针灸更加显著。在临床上对支气管哮喘、过敏性鼻炎、功能性消化不良、肠易激综合征、功能性便秘、原发性痛经、慢性盆腔炎症、阳痿、面瘫、颈椎病、腰椎间盘突出症、骨性膝关节炎、肌筋膜疼痛综合征及缺血性中风等常见病有着独特的疗效。

该项技术开创了一条治疗疾病的内源性热敏调控新途径，形成了"北看天津针、南看江西灸"的发展格局，每年带动全国灸疗养生保健、艾条和灸具研发、生产及销售等近千亿的产业发展。目前全国已有 27 个省、市、自治区的 500 余家医院应用了热敏灸技术，治疗患者 350 万例。2010 年，热敏灸技术在上海世博会上成为联合国开发计划署唯一向全球推广的传统医学项目。2011 年，江西中医药大学创办了全球首家热敏灸医院。2014 年，江西省中医康复（热敏灸）联盟组建成功，探索建立中医医疗联合体，吸纳了江西省 20 家医院成为该联盟成员单位。2015 年，江西中医药大学与葡萄牙传统医学院签署了共建热敏灸系合作协议，与葡萄牙仁和堂中医药股份有限公司签署了共建热敏灸葡萄牙分院的合作协议。同年，世界中医药学会联合会批准成立世界中医药学会联合会热敏灸专业委员会，理事成员覆盖 20 多个国家与地区。

陈日新教授团队还创造性地提出了"热敏灸＋"计划，即"热敏灸＋各临床科室"，让热敏灸技术走进各临床科室，与肛肠科、骨科、妇科等临床科室优势病证相结合，通过充分发挥热敏灸的疗效优势，构建科室核心竞争力，推动医院各科室学科专科建设和学术发展。2015 年 12 月，江西中医药大学省外合作兴办的第一家热敏灸分院——江西热敏灸医院枣庄分院在山东枣庄市中医院正式揭牌，标志着"热敏灸＋"计划正式启动，这必将是推动针灸临床发展的又一重要举措。

（三）案例分析

江西中医药大学热敏灸疗法从研发到目前开设热敏灸医院、打造热敏灸小镇，树立了热敏灸品牌的知名度和美誉度，创造了百亿级的经济前景，堪称针灸推拿创新疗法创业的典范。同样，浙江中医药大学的创业项目汇成堂针对传统铺灸用量不定、温度难控、容易烫伤的缺点，发明了汇成堂铺灸器，并进行了介质创新，研发了粉质介质"汇成益元散"和油质介质"汇成草本精油"。其相关产品受到了业界的认可，未来该项目也将会产生较高的经济价值。综上所述，针灸推拿创新疗法创业在中医药创业中大有可为。（图 10-1 ）

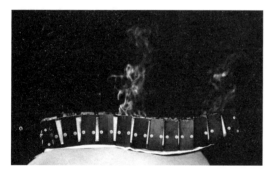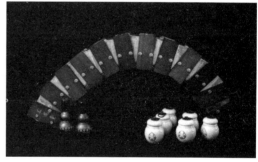

图 10-1　浙江中医药大学汇成堂铺灸器和铺灸套装

三、中医药消费品创业

（一）中医药消费品创业的概念

中医药消费品是指最终由消费者购买并用于个人使用的中医药产品。传统中医药如何在现代社会释放能量、焕发光彩，中医药企业除了做好制药业的主业之外，如何在消费品行业上得到突破，是每一个中医药企业需要考虑的问题。

中医药消费品创业是指以中医药消费品为公司产品，进行销售的过程。目前市场上的产品有很多，如家喻户晓的王老吉凉茶、柳州两面针股份有限公司出品的两面针牙膏、上海中医药大学的相宜本草系列护肤品等。

（二）案例——上海中医药大学相宜本草

"相宜本草"品牌创立于 2000 年，其创始人封帅，生于医药世家，母亲是药剂师，外祖父杨继田曾在泰山脚下创办"博爱医院"，医术造诣深厚，医德馨名远扬。封帅女士自幼深受中医文化熏陶，秉承对中医文化与汉方美颜的一份责任，一直崇尚自然朴实、平衡健康的生活，"相宜"的诞生正是缘于她的这种生活理念。一直致力于本草系列美容护肤品的研发、生产与经营。

相宜本草在产品开发上注重根植于中华传统文化及三千年的中草药智慧，坚信真正的美，是身心和谐，健康之美。多年来，公司与上海中医药大学联合研发中药调理肤质肤色、标本兼治肌肤问题的产品，已获得 16 项中草药发明专利，研习本草典籍，发掘七大可溯道地药材，建立了六大专属草药种植基地，为消费者提供产品。如相宜本草红景天系列受到消费者的广泛认同。

2007 年，电子商务蓬勃发展，相宜本草看准了网络渠道的潜力，进入电商运营，结合良好的线下渠道、合适的包装定位，采用了新网络的营销模式。2008 年，相宜本草在 KA 卖场、专营店渠道的增幅均超过了 100%，其网络销售渠道的增长幅度已达到了 150%。彼时是相宜本草涉足电商领域的第二个年头，发展势头喜人。2019 年，相宜本草完成网上销售额 1.99 亿元，占总销售额的 15%，也为相宜本草的发展注入了新的生命力，在国内化妆品牌排名前 20 名。

（三）案例分析

中医药消费品创业涉及领域较为广泛，凡是有中医药元素的消费品都属于这一范畴之内。相宜本草作为护肤品方面的代表，20 年的企业发展让人们见证了中医药的魅力。浙江中医药大学毕业生张强创办的浙江坤极生物科技有限公司，主打产品石斛年糕是将石斛放入年糕制作中，生产出的年糕在口感上与众不同，深受消费者好评，此类产品的一般功能符合消费者的需求，必将在消费品市场有一席之地。

四、互联网 + 中医药创业

（一）互联网 + 中医药创业的概念

近年来，我国政府陆续颁布了一些鼓励和支持中医药产业发展的政策。从政策出台的密集度和力度来看，国家层面对于中医药产业的支持态度愈发明晰，支持力度也不断加码。2016 年 2 月出台的《中医药发展战略规划纲要（2016—2030 年）》提及了中医信息化，要大力推动"互联网 +"中医医疗。

互联网 + 中医药创业是指发展中医远程医疗、移动医疗、智慧医疗等新型医疗服务模式，逐步建立跨医院的中医医疗数据共享交换标准体系。探索互联网延伸医嘱、电子处方等网络中医医疗服务应用，利用移动互联网等信息技术提供在线预约诊疗、候诊提醒、划价缴费、诊疗报告查询、药品配送等便捷服务，加强中医药大数据的应用。目前在这一领域做得较好的是微医集团（浙江）有限公司。

（二）案例——微医集团（浙江）有限公司

微医集团是目前国际上规模最大、最具成长性的数字健康独角兽之一，曾获腾讯、国开金融、康星医药、晨兴资本、友邦保险、新创建集团、中投中财等知名机构投资。

集团创始人廖杰远将集团的发展分为三个阶段，第一阶段是以 2010 年创建挂号网起家，逐步成为国内流量最大，用户最多的数字化医疗健康服务平台。第二阶段是以 2015 年创建乌镇互联网医院为分水岭，微医建立起新型的智能健康医疗服务和远程医疗协作平台，跑通线上线下问诊全流程。第三阶段，以 2018 年为新起点，微医开始以地域为单元，跑通"市、县、乡、村，医、药、保、养"，创建以数字化为引擎的"健共体"。

目前，微医在行业内开创了中国互联网医院的新业态、开创了"互联网＋医疗健康"精准扶贫模式，打造了数字健康新基建。同时，微医也致力于在中医药领域的发展，2017 年 11 月，乌镇互联网国医馆成立，开启了中医药互联网服务的新时代。2019 年 1 月，华佗互联网国医馆在萧山信息港小镇揭牌，小镇居民将足不出镇，即可享受便捷、个性化的中医药服务。实现了医馆运营、线上诊疗运营、中医药运营的模式。（图 10-2、图 10-3）

微医集团在互联网＋中医药医疗领域提出中医辨证论治平台，提供了悬壶台中医智能诊疗系统，建设了中医健康档案和名医共享平台两大运营中心。开创了互联网＋中医药创业的良好模式，为中医药的互联网诊疗提供了创业的范本。

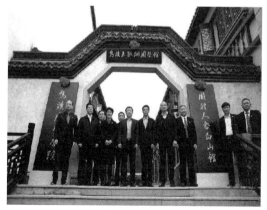

图 10-2　乌镇全国首家互联网国医馆

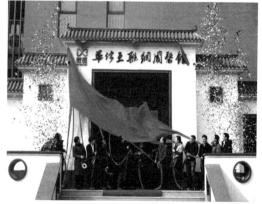

图 10-3　杭州华佗互联网国医馆

（三）案例分析

互联网时代的到来，势必会对各行各业产生影响。中医药行业作为传统行业，如何在互联网时代找到自身的发展方向，微医集团做了较好的解读。结合大健康产业，互联网＋中医药创业在未来将大有可为，在这一领域也必将产生千亿级的经济市场。

五、中医药文化创新创业

（一）中医药文化创新创业的概念

中医药文化的发展关乎中医药事业全局的发展，将中医药与文化产业相融合，推动中医药文化产业发展，将在新的健康产业中发挥重要作用。中医药文化产业主要包含中医药文化服务和中医药文化产品两大类。中医药文化服务是有益于人们身心健康的各种养生保健服务项目及服务平台，如中医药文化养生旅游、养生服务、药膳食疗、教育培训等。中医药文化产品指中医药文化内容的广播电视、广告、文化艺术、演出等产品。目前，中医药文化产业尚属于新兴产业，中医药文化产业规模较小，缺乏品牌效应，尚未形成完整的产业链，市场竞争力较弱。

中医药文化创新创业是指以中医药文化产业为基础，进行创新并且创业的过程。目前，随着中医药文化日渐深入人心，许多创业团队都在做这一方面的尝试，如北京中医药大学创业团队钱思妍团队创作的本草孤虚录具有较好的代表性。

（二）案例——本草孤虚录

《本草孤虚录》是北京中医药大学钱思妍团队为了让中医药被更多人认识和关注，弘扬博大精深的中华文化，创作的一部玄幻类漫画作品。

在创作作品之初，创作人钱思妍只是在学校动漫社认识了有共同爱好的李逸潇。"最初只是想做一个短期内能完结的中药拟人绘本。"在指导老师的建议下，钱思妍和李逸潇开始构建《本草孤虚录》。之后，职业画师"青哥"与"十一"加入团队。在大家的合作中，《本草孤虚录》逐步成形，成为一部连载漫画。钱思妍团队的奇思妙想为读者建立起一个独特的本草世界。在《本草孤虚录》的世界中，除人以外，又将本草与疾病分别拟人化处理，称为"魁"和"罹厄"，"魁"牺牲自己为人类驱散"罹厄"。在中药人物设定上，以人物性格特点，来表现中药独特的药性，如主人公名为凌桐，实为甘草，虽为"魁首"，但性格平易近人，体现出甘草性平和，可调和诸药的药性特点，不负"国老"之称。《本草孤虚录》还以"小剧场"中人物间的幽默搞笑互动，为读者介绍中医药知识，这种活泼的风格，让中医药知识深入人心。

《本草孤虚录》漫画现连载于微博@岐黄小神龙，微博粉丝已超 14 万人，阅读量达 4500 万余次。随着《本草孤虚录》影响力的不断扩大，钱思妍团队受中央电视台纪录片频道（CCTV-9）邀请，参与拍摄"中医药文化现代化推广"纪录片，并签约中文在线数字出版集团，作为重点打造 IP（Intellectual Property，知识产权）项目。另外，团队还收到了多家影视媒体版权合作邀约。

（三）案例分析

从最初的因为共同爱好结缘，到一步步创作出一份成熟的动漫作品，钱思妍团队的创业经历证明只要有创新点，结合中医药文化，突出创新点，都将会产生一个不错的创业项目。中医文化博大精深，中医药文化中很多内容诠释了强身固本的理念，因此中医药文化创业中还有一块是中医药文化服务。目前治未病理念不断深入人心，未来也会是中医药文化创新创业领域中可产生较高商业价值的方向。

【课堂互动】

1. 古往今来，有很多在中医药领域创业成功的典型人物，你最敬佩的中医药创业人物是谁？你觉得他创业成功的三个最主要因素是：

因素 1：

因素 2：

因素 3：

2. 如果你也进行中医药创业，你觉得你创业成功的三个最主要因素是：

因素 1：

因素 2：

因素 3：

3. 说说以中医药创业为基础的创业类型有哪些？

创业类型 1：

创业类型 2：

创业类型 3：

创业类型 4：

创业类型 5：

4. 除书上提到的中医药创业类型外，你觉得还有什么类型？试着举例 2 种。

类型 1

案例 1：

类型 2

案例 2：

【实践探索】

活动一：寻找身边的创业榜样

探寻本校中医药创业榜样，对其进行创业人物生涯访谈，了解他人创业历程，总结他人创业经验，归纳整理成案例与班级同学分享交流。

活动二：我的中医药创业

结合自身专业和实际情况，整理出适合自己的三个中医药创业项目。

【本章小结】

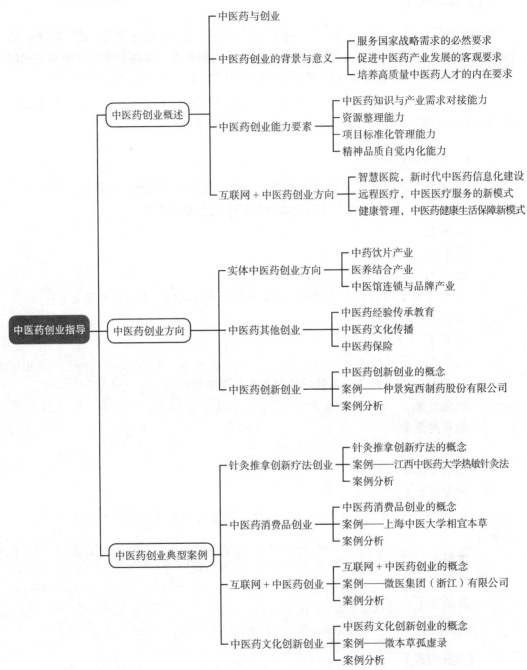

【思考题】

1. 中医药创业与其他创业相比有何区别，如何把握中医药创业特点?

2. 当代大学生应当如何识别和把握中医药创业机会?

3. 中医药院校有哪些培养中医药创业人才途径?

4. 你所学的专业有哪些中医药创业机会?

5. 中医药创新药创业的最大困难是什么?

6. 中医药消费品创业的特点是什么?

7. 如何将针灸推拿这一产业推向国际? 途径有哪些?

8. 互联网 + 中医药创业的创业机会在哪些方面?

9. 中医药文化创新创业的创业目标是什么?

主要参考书目▷▷▷▷
∙∙∙∙∙∙∙∙∙∙∙∙∙∙∙∙

［1］熊彼特. 经济发展理论［M］. 北京：中国社会科学出版社，2009.

［2］彼得 F. 德鲁克. 创新与创业精神［M］. 上海：上海人民出版社，2002.

［3］孙敬全，孙柳燕. 创新意识［M］. 上海：上海人民出版社，2010.

［4］侯光明，李存金，王俊鹏. 十六种典型创新方法［M］. 北京：北京理工大学出版社，2015.

［5］高志宏. 知识产权：理论、法条、案例［M］. 南京：东南大学出版社，2016.

［6］支苏平，张晓月，郑莹. 知识产权读本［M］. 2 版. 北京：经济管理出版社，2019.

［7］李秀丽，刘海. 知识产权挖掘与申报［M］. 北京：北京理工大学出版社，2016.

［8］潘灿君. 著作权法［M］. 杭州：浙江大学出版社，2013.

［9］隋洪明. 知识产权法律应用研究［M］. 北京：知识产权出版社，2019.

［10］孔军民. 企业知识产权运用实战百例［M］. 北京：知识产权出版社，2016.

［11］孙志伟，王春艳，金桩等. 创新创业知识产权教程［M］. 北京：经济科学出版社，2019.

［12］王卫红，杨悦，陈锋等. 创新创业基础［M］. 北京：北京师范大学出版社，2018.

［13］杨印山，刘敬霖. 大学生创业基本素质与能力培养［M］. 沈阳：辽宁民族出版社，2006.

［14］曹俊娜，闫建勋，张瑞祺等. 当代大学生创业精神培育研究［M］. 北京：经济日报出版社，2018.

［15］张学平. 股权结构设计与调整［M］. 北京：经济管理出版社，2007.

［16］王艳茹. 创业资源［M］. 北京：清华大学出版社，2014.

［17］阳飞扬. 从零开始学创业大全集［M］. 北京：中国华侨出版社，2011.

［18］李家华. 创业基础［M］. 2 版. 北京：清华大学出版社，2015.

［19］贺尊. 创业学概论［M］. 2 版. 北京：中国人民大学出版社，2015.

［20］施永川. 大学生创业基础［M］. 北京：高等教育出版社，2015.

［21］刘丹. "互联网" + 创业基础［M］. 北京：高等教育出版社，2016.

［22］张玉利，陈寒松，薛红志等. 创业管理［M］. 4 版. 北京：机械工业出版社，2018.

［23］李俊. 创业实践：做中学创业［M］. 北京：北京师范大学出版社，2018.

［24］刘志迎，徐毅，洪进. 众创空间：从"奇思妙想"到"极致产品"［M］. 北京：机械工业出版社，2016.

［25］编写组. 以赛促教，以赛促创：中国"互联网 +"大学生创新创业大赛指南［M］. 北京：高等教育出版社，2018.